U0211252

启真馆 出品

新史学译丛

主编 蒋竹山

中国医药与
治疗史

（插图版）

[美]艾媞捷　[美]琳达·巴恩斯 编

朱慧颖 译

Chinese
Medicine and Healing
An Illustrated History

ZHEJIANG UNIVERSITY PRESS

浙江大学出版社

总　序

蒋竹山（台湾"中央大学"历史所副教授兼所长）

当代历史学新趋势：十个热门及前瞻议题

每个时代都有每个时代的新史学，这个时代新史学的变化应该算是历史学的"文化转向"与"全球转向"。若细分的话，可划分为十个主题。

（一）全球史视野下的历史研究

近来史学界继"文化转向"之后，掀起一波对全球史的关注，有学者形容为史学界的"全球转向"（global turn）。全球史的视野提供了史家跨越民族国家的疆界取向，在课题上涉及了分流、合流、跨文化贸易、物种传播与交流、文化碰撞、帝国主义与殖民、移民与离散社群、疾病与传染、环境变迁等。全球史的研究取向并未否认民族国家的重要性。相反地，通过强调对跨越边界渗透至国家结构的行动者与活动的探索，全球史跨越了国家、地方及区域。然而，全球史或全球转向不应该只是提供给学者们一种更广及更大的历史研究视野，还必须提供一种更好的研究视野。虽然全球史在研究课题上是跨国的，但国家研究不该被抛弃，国家史值得根据全球化的力量是如何影响民族国家的而进行再探。

全球史不意味着就是要以全球为研究单位，而是该思考如何在既有的研究课题中，带入全球视野。在研究方法上，可以采取以下几种模式,例如:(1)描述人类历史上曾经存在的各种类型的"交往网络";(2)论述产生于某个地区的发明创造如何在世界范围内引起反应;(3)探讨不同人群相遇之后,文化影响的相互性;(4)探究"小地方"与"大世界"的关系;(5)地方史全球化;(6)全球范围的专题比较。在研究课题上,研究者可以透过全球视野,探讨本计划的十个主题,也可以就以下几个子题来思考其他议题,例如帝国、国际关系、跨国组织、物的流通、公司、人权、离散社群、个人、技术、战争、海洋史、性别与种族。

尽管全球史有以上研究特色,但史家也提醒我们,全球史取向对于史学的冲击或许被过于夸大。无论我们如何思考民族国家过往的道德,或者其未来的可行性,无疑地,民族国家仍然代表一种重要的社会及政治组织的历史形式。总之,在推崇全球史研究特色的同时,我们不用把民族国家史的叙事弃之不顾。民族国家虽然已不再是史家分析历史的最常见分析单位,但仍是相当重要的研究课题。全球取向可以提供给那些国家史研究者以有效的修正方向,而不再只是视民族国家史为一种特定历史。

此外,美国著名法国史学者林恩·亨特(Lynn Hunt)认为"全球史或新全球转向"不应该只是提供给学者们一种更广及更大的历史研究视野,还必须提供一种更好的研究视野。1979年,英国史家劳伦斯·斯通(Lawrence Stone)发表《叙事的复兴》("The Revival of Narrative")一文揭示微观史学与叙事史学的回归,近来大卫·阿米蒂奇(David Armitage)有意无意地仿效斯通的方式,也写了一篇《长时段的回归》("The Retreat of the Longue durée"),似乎在暗示大历史与全球史时代的到来。阿米蒂奇认为,史家是众所周知的流浪者,相对于其他学科的学者,他们更乐于左右转弯。在过去五十年间,美国内外的史学界出现过好几波历史转向。刚开始的变化是社会转向："自下而上"地审视历史，远离精英的历史，并转向普通人、平民、被边缘化或被压迫的人的经历。在这之后有了语言学转向，又可称为文化转向或文化史的复兴。

最近的一波则是塞巴斯蒂安·康拉德（Sebastian Conrad）的《全球史的再思考》（*What Is Global History*）所探讨的超越国别史的变化，例如跨国转向、帝国转向以及全球转向。在阿米蒂奇看来，在这些史学变化中，有些可能转向更好的方向，但有些人认为会朝更坏的方向转变。不管你是支持论者还是怀疑论者，不可否认地，"转向"这一词语包含了思想的进步。作为一位世界公民，我们不仅要跳脱传统的民族国家史观，将自身的历史放在世界史的脉络下来看待，更要多加接触全球史著作，以了解世界历史的演变。

（二）帝国与国家：比较与关联的视野

人类历史的政治发展上，民族国家是常态，还是帝国是常态？事实上，帝国是古今中外最无所不在且最持续不衰的权力形式与政治单位。在新帝国史的影响下，过去的中心与边缘不再是固定的，值得重新思考传统帝国如唐、元在东亚与世界史中的新的定位与意义。透过域外文献来看明清帝国也是跳出中国中心观的取向之一，比如，大量的《燕行录》就为我们提供了很好的观察数据。传统帝国的课题除了关注边界之外，亦可从帝国内部的角度探讨政治、制度、社会与文化的问题，例如易代时期的士人际遇、忠义、遗民、文人书写等课题。

此外，研究者可以思考近代帝国的发展对某一国家或地区的日常生活、社会组织及社会运动史的影响。更可以从帝国的框架来探讨技术与近代东亚发展的关系，例如：牛乳的使用，甚至母乳代用品豆浆的出现；日本帝国殖民统治地区的蔗糖技术发展；又或者是肥皂、味精、农药的制造及其在东亚的流通与近代日本化学工业的密切关系。

近来新帝国史研究也为我们提供了一种结合世界史与社会史的角度去思考19世纪到20世纪的转变。例如19世纪末期出现的一种新观点："规训"帝国臣民意味着使大众文明化（从卫生学、大众教育的角度来说），而不仅仅是培养精英阶层。帝国的规训既会带来普遍性的政策也会引起反抗，研究者可以将社会史与宏大叙事联系起来，所探讨的不再仅仅是资本主义的扩张，也不再是资本主义加快现代国家的构建。研究帝国的历史，不该只是一个偏向一边的单方面的故事，永远只独厚一个声音，而是该把帝国看成一个充满互动的整体，一个内部互相关联的大世界。

（三）跨文化交流

跨文化交流是近年来快速成长的研究主题之一。许多研究主题受到"文化相遇/文化碰撞"（cultural encounters）方法论的影响，课题和以往的中西交流史或中外关系史研究的视角不同，涉及区域、文化边界与文化交往，文化碰撞中产生的误解也成为这类研究的重点。此外，我们也看到学者有时会用"文化传译"（cultural translation）来置换或取代。

有关这个课题有两个重点分析方向，一是"他者"的问题。有学者认为"强调欧洲对'他者'的建构，也有可能受到'他者'以及'他者'针对欧洲人的自我建构的形塑。因此，我们会发现，中西文化接触的研究中，文化的流向并非单纯地由欧洲中心转向地区文化而已。需要思考的是，在获致平衡观点的结果，强势的地区文化该如何处理"。二是文化史研究的理论。学者认为近年来蓬勃发展的中西文化相遇的研究，以及在过去与未来如何让跨文化的研究丰富历史学的方法论，不可避免地要从西方历史学方法论转向文化史的取径上做理解。此外，"相遇"（encounter）一词的深远含义，应该是指向一种世界史概念的文化之间的接触，以及意识性与随机性的跨文化互动，而这也应是我们对整个跨文化交流历史研究的期许。

这方面的课题有：图像与跨文化交流、人物流动、中国与周边国家、海洋史、贸易与知识交流、知识与帝国、博物学与物质文化。

（四）环境与历史

尽管环境史的问题意识架构常受限于民族国家的框架，但有时还是会超越边界，将焦点集中在气候、疾病、海流、资源商品的流通。当我们开始逐渐关心全球气候变迁、稀有能源资源、生物多样性及干净的水资源时，可以将视野扩展到以往环境史较少关注的外交或世界史的视野上。

研究者可以关注全球环境史的议题，例如以下四种类型。一是世界环境史，例如约翰·麦克尼尔（John McNeill）、唐纳德·休斯（Donald Hughes）的作品。二是以某个专题为主，从世界的范围进行研究，如理查德·格罗夫（Richard Grove）、约阿希姆·拉德卡（Joachim Radkau）、彭慕兰等人的著作。三是把环境史与世界史融为一体的著作，例如麦克尼尔父子合著的《人类之网：鸟瞰世界历史》（*The Human Web: A Bird's Eye View of World History*）、英国环境史教授菲利普·费尔南德兹－阿迈斯托（Felipe Fernandez-Armesto）的《文明的力量：人与自然的创意关系》（*Civilizations: Culture, Ambition, and the Transformation of Nature*）及《世界：一部历史》（*The World:*

A History)、阿尔弗雷德·克劳士比（Alfred Crosby）的《人类能源史：危机与希望》(*Children of the Sun: A History of Humanity's Unappeasable Appetite for Energy*)。四是强调"大历史"，把人类史放在大爆炸以来的地球环境演化中研究，例如大卫·克里斯蒂安（David Christian）的《时间地图：大历史导论》(*Maps of Time: an Introduction to Big History*)、弗雷德·施皮尔（Fred Spier）的《大历史与人类的未来》(*Big History and the Future of Humanity*)。

此外，环境与历史关心的议题还有水资源、战争与环境、动物的历史、疾病与环境、能源、森林、国家与环境、工业化、污染等课题，亦可结合传统中国史研究中的历史地理（制度、交通）、农业史（水利）的研究成果。

（五）科学、技术与医疗

除了医疗社会史或文化史的取向之外，也可以参照"全球视野"的主题，探讨全球医疗史。医疗史学者哈罗德·库克（Harold Cook）认为如果我们借鉴全球史研究的一些方法，可以从不同的角度看医学史。他认为关于植物学和医学的数据，以及针灸医术，都像商品一样，也会沿着贸易路线从亚洲传入欧洲。贸易公司和传教机构促成人员、技术、信息、商品甚至疾病的相互流通，说明了史学全球观的重要性，相对地，国家与"文明"并非主角。战争与医疗的课题，可探讨的有战争的危险、战争在医学进步中所扮演的角色、战斗人员的医疗照顾、战争与精神医学，以及战时平民的健康与照护。

受到新帝国史的影响，学者们也开始探讨殖民的脉络，拒绝中心与边缘的二分法，认为它不仅促成热带医学等新学科的发展，也影响了欧洲的实做与观念。我们探讨的课题有种族与医学、帝国与疾病、殖民医学、热带医学、西方医学与开发中世界。

此外，近来科学史研究也开始注意到技术史的层面，尤其是技术的历史与近代东亚社会现代性的形成之间的关联，例如日本帝国在近代殖民过程中的技术史就是热门的研究课题，其中如与公共卫生防治有关的除虫化学药剂的问世，或者是与食品卫生及健康有关的味精的制造，都与化学技术的变革及产业的推动有关。

（六）情感的历史

情感史的开展将历史研究的重点，首次从理性转到感性（爱情、愤怒、激情、嫉妒等）的层面，有学者认为这代表"历史研究的一个崭新方向"。举例而言，性别史的研究很自然地引起的史家对爱情和婚姻的研究兴趣，成了情感史的一个重点。当今史家更关心的是如何在各个单一的文化中，将情感的种种表现"深度描写"，找出其中的文化含义，而不是居高临下、品头论足。更有学者注意到了"情感的团体"，探讨人们在家庭、教会、学校和单位等场合的情感表现差异。

有关情感史的研究可参考《美国历史评论》（*American Historical Review*）在 2012 年 11 月的"情感的历史研究"的对话专号。学界关注的课题有心理疼痛、抑制疼痛的阿司匹林与情感，以及近代生产的产育之痛。有的学者则以跨学科的方式讨论如何透过物质文化，例如纺织品、肥皂或绘画等来理解情感史，这部分可以参考 2013 年举办的国际研讨会"Emotional Objects: Touching Emotions in Europe 1600—1900"。此外，战争与情感也是学界关注的重点，透过爱、悲伤、憎恨与恐惧等情感，探讨与战争有关的修辞、经验与记忆的联系。

此外，可以探讨的重点包括：日常生活中的情感、电影与艺术中的情感再现、情感与记忆、情感与资本主义市场、身体与空间中的情感。这部分可以参考彼得·盖伊（Peter Gay）的关于19世纪资产阶级的五卷本研究，特别是《感官的教育》（*The Education of the Senses*）这一册。研究者也可从情感延伸至感觉的文化史，例如嗅觉、味觉与听觉的感官历史，可参考法国史家阿兰·科尔宾（Alain Corbin）的关于气味的文化史名著《恶臭与芳香》（*The Foul and the Fragrant*）。

在中国史方面，已有学者开始从历史角度，描述一个以情感为中心的都市群体如何从20世纪30年代的媒体事件中获得巨大的道德力量。为什么"情"在20世纪30年代中国的公众的形成中发挥作用？情感、家庭美德及性爱等私人领域在国族、城市公众、现代公义理念、性别化的主体的建构中扮演什么样的角色？

不只在近代，有关情的讨论可上溯到传统帝制时期的中国，例如明清帝国崇尚贞节，通过四处为节妇立牌坊、撰写传记、封赏家属乡亲的方式来纪念和弘扬妇女的贞节美德。而朝廷也通过对忠臣孝子的奖赏有效地表明，男性为孝而引起的悲伤和哀悼之情是可敬的情感形式。因而，在某些情境下，伦理情感比法律更具有道德优越性。例如有学者探讨晚期帝制中国时发现，朝廷在处理血亲复仇案件时，将孝行当作是豁免杀人罪的依据。

（七）历史记忆

法国史家皮埃尔·诺拉（Pierre Nora）曾说记忆研究不是要复原或建构历史，也不是回忆过去的历史，而是关于过去的现在记忆，与过去发生关联的感情只残存在一些"场所"中，他称为"记忆所系之处"。如何透过"历史与记忆"的课题来书写国史成为当代史家关注的焦点。在法国史的例子中，我们可以见到"7 月 14 日"、《马赛曲》、"自由、平等、博爱"、圣女贞德、埃菲尔铁塔、环法自行车赛及"普鲁斯特之《追忆似水年华》"等课题。记忆不仅是思念消逝的往昔，还是对自身主体的确认。怎样记忆？怎样忘却？记忆从一个个体传递到另一个个体，如此不断扩散与互动，使得记忆由个体的变成集体的，在此意义上，莫里斯·哈布瓦赫（Maurice Halbwachs）称个人记忆就是集体记忆。

研究者可以透过仪式、纪念物、纪念碑、博物馆、纪念馆、墓葬、公园、博览会、战争之旅等主题，研究如何透过地景或空间来记忆过去。此外，战争与记忆也是记忆研究的重点，可以探讨民众如何透过重要的政治与军事物品或个人的传记与日记，来记忆与见证战争的公与私领域。例如二战期间的重庆大轰炸、台湾空袭记忆，内战，或者是历史上有关战争与屠杀的课题（纳粹、亚美尼亚、非洲及伊拉克种族屠杀等）。又或者研究电影如何作为一种媒介，形塑过去与再现历史事件？在塑造公众对过去的感知上，电影充当的是什么角色？此外，也可以从记忆与文化资产、记忆与日常生活、记忆与创伤等角度探讨历史记忆的课题。

（八）阅读、书籍与出版文化

阅读史与出版文化是文化史研究的重要课题之一，强调阅读的"接受"问题。阅读史的界定一方面与写作史区隔，另一方面又与过去的书籍史（书籍商业史、书刊检查史）相比较。学者们注重研究读者的角色、阅读习惯的变化，以及印刷的"文化用途"。有的学者则探讨个别读者对文本的反应，还有学者通过宗教审判所审讯的回答来进行研究，甚至探讨阅读行为的改变，像是 18 世纪的"阅读革命"。

研究者可以关注书籍史家较少关注的出版活动与书籍文化层面及其时代，像是图书出版与销售活动、旅行指南的书写及出版与旅游文化的关联性，甚至性别、阅读与出版的关联。像是 2015 年美国亚洲研究协会（The Association for Asian Studies, AAS）的约瑟夫·列文森图书奖（Joseph Levenson Book Prize），就颁给了加州大学戴维斯分校的何予明（Yuming He）教授。得奖著作是《家与世界：16—17 世纪刻本中对"大明"的编写》（*Home and the World: Editing the "Glorious Ming" in Woodblock-Printed Books of the Sixteenth and Seventeenth Centuries*），讨论的是晚明的书籍与出版文化。

此外，除了印刷文化外，传统中国在印刷术出现前的写本文化，亦可用来思考阅读与书籍的关系。

（九）大众史学／公共史学

史家约尔马·卡莱拉（Jorma Kalela）近来在《公共史学评论》（*Public History Review*）探讨了当代史家制作历史的新渠道，文章开头引用的海登·怀特（Hayden White）的一句话相当引人深思："没有人拥有过去，也没有人可以垄断如何研究过去，或者是如何研究过去与现今的联系……今日，每个人都是历史学家。"在这个人人都是史家的年代，历史已成为商品，历史消费者可以透过物质媒介接触历史。大众不仅可以透过学院史家掌握历史知识，也可以借由大众文化发展趋势下的虚拟转向（virtual turn）与视觉转向（visual turn）接触历史，以及发展他们自己的叙事、故事及历史经验。

非学院或非专业历史——所谓的大众史学——是种复杂的、动态的现象。然而，史学界对与过往接触有关的大众史学，却缺乏全面性的探讨。这常是因为专业史家不重视各种通俗历史，这从对大众的批判与强调上下层对立二分的模式上可以看出。专业史家偏向以理论来讨论历史的角色与本质，以致大众史家以及通俗媒介对历史的理解，长期来一直处于边缘位置。

近来华文世界相继关注 20 世纪 70 年代以来就在美国发展起来的大众史学，虽然名称用法不同，但都反映出这波学院史学之外社会实践走向的变化。研究者可以探讨的方向有博物馆、口述史、大众史家、学科发展、地方史、网络、影像、历史记忆、文化资产及出版市场等。

（十）新史料与历史书写

新史料与历史书写有密切关系，尤其是考古与新发现资料对古代史研究颇为重要。近来的新史料与历史书写的课题有：马王堆画帛、考古墓葬与西周时代礼器制度研究，《里耶秦简》与秦代史研究（官制、历史地理、社会史、文书、邮驿制度），魏晋南北朝的墓葬、墓志与壁画，明抄本北宋《天圣令》《至正条格》与法律史研究，明清域外汉籍与跨文化交流研究。在近代史新史料方面则有"蒋介石日记"的开放。

除了考古数据与新史料的发现之外，数字时代的历史学的一大特色是数据库的使用，如何透过数据库的妥善利用进而发展出新课题与新视野，值得深究。近来各个图书馆与研究单位都在积极开发历史资料的数字化。例如，台湾"中研院"的"汉籍电子文献"，台湾"中研院史语所"的"内阁大库档案""拓片典藏数据库"，台湾"中研院近史所"的《妇女杂志》《英华字典》，台湾"中研院台史所"的"台湾研究古籍数据库""台湾日记资料库"，台北故宫博物院的"清代宫中档奏折及军机处文件折件全文影像数据库"。地理空间方面的数据库有台湾"中研院人社中心"的"中华文明之时空基础架构数据库""台湾历史文化地图"。

目前学界透过这些数据库进行历史书写的例子相当多。除日记外，另外引起学界重视的是"申报数据库""晚清民国期刊数据库"及"中国近现代思想史专业数据库"，尤其是后者吸引许多学者进而利用数据库中的"关键词"研究"观念史"。报刊数据库也是近现代学者研究社会文化史课题的重要数据源，例如国外妇女史学者已经在利用"Chinese Women's Magazines in the Late Qing and Early Republican Period"数据库中的几种报刊《玲珑》《妇女杂志》来研究近代中国的性别史、社会文化史。

研究者可从以下几方面提出探讨课题：数字数据库的挑战与可能、新技术与新文献、新数据与新叙事（日记、关键词）。除了数字化的数据库外，亦可以从新出土或新发现的资料着手，例如考古出土资料、政治外交档案等。

启真馆的"新史学译丛"即在上述的十个课题中，挑选出近来的重要著作进行翻译，第一批的主题有旅行、医疗、历史记忆、城市文化及科举考试。通过这些既有新视野又有新史料的作品，我们期待能为历史研究注入一股活水，进而开创出一些新的研究主题与方向。

致　谢

本书包含了诸多不同的文章、作者和插图，因此堪称为一项极其复杂的工程。美国康奈尔大学的许多本科生和研究生，如（按时间顺序）林大伟（Lim Tai Wei）、本杰明·王（Benjamin Wang）、凯瑟琳·郝（Catherine Hau）、索尼娅·迦勒特（Sonia Jarrett）、德鲁·格罗斯曼（Drew Grossman）、吴伊万（Wu Ifan）、杰克·贾（Jack Meng-tat Chia），协助我们组织、编辑本书，使我们获益匪浅。我们尤其要感谢翟湘（Zhai Xiang）、皮特·拉威尔（Peter Lavelle）和西尔维亚·赵（Sylvia Zhao），他们非常仔细地审阅了书稿，找出了许多错误。尼伊·托特斯瑞（Nij Tontisirin）绘制了地图，米纱（Misha Kanai）和杰克·贾帮我们做出像样的表格和大事年表。在波士顿大学，织田惠美梨（Emiri Oda）、玛格·哥德斯基（Margo Godersky）和奥布里·魏斯曼（Aubrey Wissman）协助我们翻译和整理了参考书目。

不仅是马克·西姆（Mark Seem）和范家伟（Fan Ka-wai），法比恩·西蒙尼斯（Fabien Simonis）、爱德华多·库尼亚（Eduardo Cunha）也在编辑方面提供了及时、宝贵的建议。

许许多多的医生分享了各种有关中国的医疗传遍全世界的故事，他们每个人都代表了这些传统、文本、口头经验的传播和实践的生命力的延续。

我们也感谢所有的朋友和家人，他们非常重要，无法忽略，但在此不再一一列举。我们尤其要谢谢德文·蒂博（Devon Thibeault）和爱德华多·库尼亚（Eduardo Cunha）在家中一直不断给予的支持与耐心。

目录

导 言

琳达·巴恩斯、艾媞捷

编者按：因为我们平分了与本书有关的概念形成、发展、写作和编辑工作，所以我们在封面和导言中的排名互有先后，以示我们的付出不相上下。

……

在过去的 20 年里，中国医疗研究蔚然成风，产生了一个瞬息万变的跨学科领域。本书不是单个作者的专集，而是汇集了世界各地处于领先地位的学者的文章，涉及的时期与主题均为这些学者的研究专长。

为什么本书书名选用"中国医疗"而不是"中国医学"？因为本书力求收入医史学者和人类学者的研究成果，他们早已跳出"医学"的狭小范围。医学是治疗的专业化形式，因为它来自书面文献，处于享有特权的正统地位。但是，形塑治疗的除了清晰的理论路线，还有治疗中令人手忙脚乱的意外事件；除了医生，还有医生、患者和护理者之间的复杂互动；除了病房里的紧急情况，还有受复杂的制度和经济环境左右的制约因素。治疗的形塑不仅发生在执业医生的专属领域，也发生在不同类型的治疗者之间的竞争中；不仅发生在疾病危机之时，也发生在日常保健和对救赎和启蒙的追求中。为了更全面地认识中国的医疗，我们把面铺得更广，把一些诸如行气对于增进健康的作用、诊断中卜筮的作用、食疗与仪式性医疗的作用等主题涵盖了进来。

历史学家已指出，被尊为属于"医学"范畴的观念、实践和从业者的领域一直在变化和争论中。这一点同样适用于漫长的中国历史。本书的一个目标是揭示医学领域产生变化的历史过程，这种医学改变了何为更有效或合乎伦理，有时也致力于确定和强化正当的"医学"的界限。医学的划分以其自身的逻辑同时划定了非医学治疗的界限。在某些时期，医家热衷于贬损那些被视为"巫"和"方士"的治疗者——人们经常把医家和这两类人混为一谈。医家这样做忽略了他们自己和这些治疗者共有的治病手段和观念，如草药疗法、驱邪术和阴阳学说，而强调了彼此的不同或一味指责竞争对手为庸医。

某些时期医学领域出现了身份差别。在帝国晚期，儒医们自认为是饱读诗书、精于把脉开方的典型。在他们占上风的几百年里，现在看来"传统的"中医里最独特的部分——针灸，被蔑视为原始、粗鄙的技术。当20世纪日益由"西医"界定何为最佳医疗时，"中医"成了四面楚歌的"他者"，其鼓吹者将它改造为更现代（合理化）的同时又更中国（突出了一些独特疗法如针灸的作用）。在朝鲜王朝时期（1392—1910），朝鲜本土的医学被称为"东医学"，以区别于"中国的"医学，而在全球语境下，"东方医学"通常指"中国医学"。

如果我们以某些治疗传统为主线，那么我们自然必须追索它们
3　的出现、传播，以及随着时间的流逝在全球流传时的不断重构。

早在19、20世纪之前，医学实践的全球性交叉影响就开始了。对不同语系之间互相作用的历史研究从根本上说是困难、落后的，但是只要情况许可，本书就会介绍中国和其他国家的治疗传统如何互相借用技术、观念和物质，由此揭示"中国的"医学和治疗并不仅仅是"中国文化"的产物。最后几章完全聚焦于中国的治疗手段在

全世界的传播，将会介绍近十年才出现的许多学术成果。

我们没有在书中运用某些概念框架，虽然它们曾经引导早先的医学研究，但是后来发现它们遮蔽的比阐明的更多。除了最近极少数的活动，很难把中国的哪一种治疗归入二分法中的神圣或世俗、科学或宗教的某一方。许多概念在人类历史上的大多数社会中都没有准确的对应词，而且甚至也常常不适用于现代生物医学，后者常被当作世俗的医学科学的范式。与此相似，大约从19世纪开始，为近来技术变化的速度而兴奋不已的历史学家们往往庆贺科学和医学的进步，但是到了20世纪中叶，显然大家已难以在用什么参数来有效衡量进步的问题上达成共识。而且，学者们逐渐认识到，在他们对科学发现产生兴趣时，他们经常把自己的科学观投射到过去，而忽视参与者们自身对其所作所为的认识，小看许多过去有影响但已不符合现代科学模式的事物，高估一些名不见经传者的重要性。这些无名小卒的观点曾饱受漠视，但在某种程度上重塑了现代的理论。

为了避免以现代人和局外人的视角造成的曲解，我们密切注意人们如何用他们自己的语言理解自己的行为：根据他们自己对知识和功效的表述；根据彼时情境之下他们对个人和公共之"好"的评价。因此在本书中我们对中国的概念进行直译，而不是比附现代生物医学术语。

最后要说的是，本书建立在陈邦贤、范行准、李约瑟、鲁桂珍、 4
席文（Nathan Sivin）、文树德（Paul Unschuld）和凯博文（Arthur Kleinman）等学者奠定的坚实基础上，本书的许多作者正是他们的弟子。在这里，我们通过本书把这些老师的影响传递下去。

第一章 汉之前

柯鹤立

由于在黄河中游地区发现了公元前 1200 年左右出现的中国早期
文字，所以学者们习惯上把中国的历史和史前史追溯到那里。中国
自己的史学传统发端于黄河中游地区的商（约前 1600—前 1046）、
周（前 1046—前 256）、秦（前 221—前 206），因此又进一步巩固了
这一习惯做法。

商、周、秦时期，人们普遍认为疾病是由超自然，尤其是诅咒
造成的。自然世界里日常的相互作用、远祖或近祖的不满，都有可
能使人得病，因此古代的治疗者对于地方传说、病人的家世和医学
技术不得不了如指掌。治疗者主要的治疗工具是占卜，主要的治疗
方法是驱邪逐祟。随着周代宗法制度及相应的变化莫测的祖先神灵
的等级制度渐趋衰落，尤其是在春秋时期（前 770—前 476），对病
因的解释逐渐从超自然的力量转向自然的因素。

在名副其实的战国时期（前 475—前 221），其特点是大国征服
小国，传统形式的社会政治权威与组织迅速崩塌，积极追求延年益
寿的热情进一步高涨。精英们向范围日益扩大的专家，不仅包括巫
师、卜人、降妖驱魔者，还有长于不同养生之道的方士和医家，寻
求健康指导，求医问药。这些专家发展了以"气"为基础的宇宙论，
所谓"气"，指吸到体内构成所有物质的精华的气体。根据补充性的
动态的阴阳观念，气有阴阳之分。阴、阳最初分别指山的背阳与向
阳，后来延伸到这样的对立物，如暗与明、女与男、死与生。阴阳
也用来描述空间方位（如北方为阴，南方为阳；西方为阴，东方为
阳）和周而复始的日、月、季节、年。公元前 3 世纪，古人已用不

同的"行"阐释这些体系，到了帝国时代（始于前221年秦国吞并六国），"行"被归纳为标准的"五行"。这些自然主义的宇宙论有力地重新勾勒了健康和治疗问题的全貌，从诊断疾病、预测病情的占卜到生理学理论，从致病的精神或自然领域到仪式性治疗和医学治疗。

社会的精英阶层留下了最丰富的文字和实物遗存，我们最早的证据最能反映他们的情况。根据这些历史遗存，在多种能致病的鬼神中，鬼和祖先尤其令人焦虑不安。从五千多年前，即早在文字出现之前的新石器时代的墓葬中出土的证据表明，死亡在很长时间内被看作是一个连续统一体，人的亡魂——并不总是无害的——会被转移到灵魂的世界。死去不久的人会在下葬之后，但尚未成为祖先神灵之前的阶段徘徊，此时他们对生者尤其危险，因为如果他们死后没有妥善地各归其位，就会带来疾病和其他灾难。后来的文本述及一则命令：子孙后代要举行一系列仪式，帮助死者从人转变为祖先神。甚至已被妥善安置的祖先神也会诅咒其子孙，假如他们对子孙的行为或者用以维持其在神鬼世界的地位的祭品不满。生者所关注之事亦需要死者的关怀。

例如，商人一得病就通过占卜确定病因（也许是祖先不悦）、预后和合适的治疗方法（通常是驱邪）。为了和鬼神沟通，为王室服务的占卜者会用上来自东南的龟甲，以及野生或家养动物的骨头。他们用肯定和否定的形式交替提出问题——牙痛是×引起的吗？牙痛不是×引起的吗？然后通过把灼热的小棍放在龟甲或兽骨的特定地方，使其产生裂纹来获取答案。裂纹就像是一种征兆，由人"解读"。占卜者经常把所问之事和贞人身份刻在龟甲或兽骨上（见图1.1），以便向鬼神证明已经做出了努力，献上了祭品。之后卜辞和龟甲兽骨被埋在窖穴或坟墓里，因为它们发挥完在俗世的作用后就

中国医药与治疗史（插图版）

变脏了，可能会有一种邪恶的力量，造成更多的疾病。直到 20 世纪 8
初学者们才意识到，几个世纪以来被挖掘出来，磨成粉后做成药的，
刻有图案的"龙骨"其实是古老的商代档案和亚洲最早的文字。

　　其他证据则来自青铜祭器。商周时期喜欢用龙、虎、鸟和其他 9
野生动物来装饰青铜器，一些学者认为，正如动物骨头，这些动物
也被作为巫术的工具用在沟通人神、上天入地和治疗疾病的仪式中。
后来叫作饕餮纹的变形纹饰部分为人、部分为兽或鸟（见图 1.2），
它和治疗者及灵魂转变有关（张光直 1983；Childs-Johnson 1987,

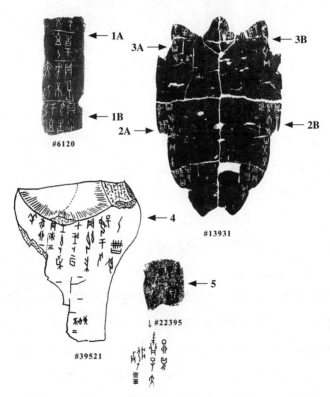

图 1.1　商晚期的甲骨。拓片下面的数字及手绘图（按原图
缩小）与出处同：胡厚宣主编《甲骨文合集》（北京：中华书局，
1978—1982），#6120（第 3 册，第 898 页），#13931（第 5 册，
第 1974 页），#22395（第 7 册，第 2912 页），#39521（第 13 册，
第 4908 页）。由中华书局提供

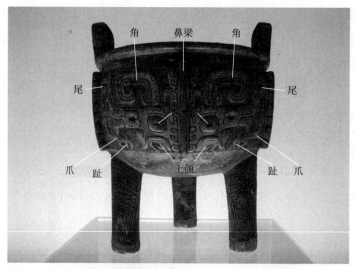

图 1.2　上海博物馆藏晚商青铜鼎上的饕餮纹图解（部分）。本图片采用知识共享署名—相同方式共享 3.0 未本地化许可协议授权

1995，1998；Whitfield 1993）。当整个青铜器以动物为造型，或状如动物在象征性地吞食遍体有龙、鸟文身的人，或青铜器身铸有人面纹时，青铜器为灵魂之容器、物化之身体的观念尤为突出。马王堆西汉墓中出土了一面引导灵魂的旌幡，上绘死者亡魂从尸身变成在上空飞翔的龙尾神灵的各个阶段，四周动物环绕，构成了一个 T 形（Major 1999，125—127；Cook 2006a，119—124；见第二章）。该旌幡印证了这一观念。

　　商朝负责用龟甲兽骨和神鬼世界沟通的官吏包括卜人、祝、巫。这些掌管礼仪的人员处于社会的最高层，也为人诊治疾病。或许是因为他们和商代王室先人及尘世的礼仪有关联，周人成为黄河流域的政治霸主后，巫沦为社会地位较低的专业人士。

　　周人珍视青铜器和青铜钟胜过了甲骨，他们在礼乐活动中用前者献祭，和先祖沟通。周代职司疾病诊断的人有卜、尹（掌管从王室事务到公共工程等一切事情的官员）和史，其中史也占卜和观星象（Harper 1999；Lewis 1999）。公元前 489 年发生在一位南方国君楚昭王身上的故事，反映了时人对这些专业人士的尊敬。是年，楚昭王有疾，尽管此时周人已完全丧失占卜上的权威性与权力，楚昭王还是派人请周太史卜问病因，太史自然说是黄河（在楚境北，楚人对其有军事野心）之神在作祟。

疾病的治疗由觋（巫的一种，指男巫）和医负责，两者之间 11 有时区别不大。觋更有可能从事祝祷、禁咒（林富士 2008；蒲慕州 2008，288；Kalinowski 2008，359），而医用石针、骨针或许还有玉刀来放血、刺痛脓、去腐肉，其他的治疗方法包括烧灼、熏蒸和"吮"脓肿（韩非子、王先慎 1991，卷 5，83，196，206）。巫、医均研药，卜筮，生活在祠庙，也都驱邪逐魅（张炜 2005，124—127；林富士 2008；李建民 2008）。巫、医不能诊断或医治自己的疾病，但可以要求别人代表他们驱邪。两者可能都会御气，他们不仅自己亲身实践，也指导别人做肢体运动、冥思静想和长寿之法，这些活动统称为"修神"或"养神"，目的是聚气、行气，练成不死之身（Harper 1999，874—883；Roth 1999；罗维前 2001b；Puett 2002；Graziani 2008；林富士 2008，405）。此外，只有巫觋能在地坛祈求神灵保护，此事有潜在危险，医不会冒此风险。这可能是因为历史上巫觋就和地祇、圣地及葬礼联系在一起。

虽然商代和西周时期（前 1046—前 771）的治疗者生活在统治者左右，后来的医家却往往流动无定，辗转于不同的赞助人之间——只要那个人拿得出粮食、衣服来养他们，或者至少是提供得起马匹。他们和国家的官员共事，与师（长于军事或礼仪的长者）、尹、卜、祝、巫合作。正如史，医通常比较有文化，而且越来越专业化。迄至秦时，已有根据季节来安排饮食的食医；医治急性病的疾医，如春天的头痛、夏天的痒疥、秋天的疟寒、冬天的咳嗽（咳嗽被认为会使气向上逆行）；治疗外伤如肿疡、溃疡、金疡、折疡的疡医。疡医不仅要善于破痈、去死肉等外科治疗，还必须熟悉求神、配药的古代技艺。

到了战国晚期，治疗者与鬼神的谈判演变成了一种诉讼，这一点我们可以从公元前 3 世纪的一个事件中看到。根据近些年来从华山（位于陕西南部）出土的玉版上的铭文，秦国公子秦骃于孟冬十月病倒，久病不愈，从腹心到足髀都极不舒服，以致夜不能寐。他认为自己生病是因为漠视周代典章，也没有用正确的方法（周代之法）祭祀天地、四极、三光、山川、神祇、五祀（中雷、灶、户、门、行）和先祖，因此触怒了神明。除了向神明献上牺牲和玉帛，秦骃还从秦国东方召来任"刑法家"一职的士陉，请他转告神明他是无辜的，原谅他因为心神烦乱而无意中犯下的过错。士陉断定诅咒来自华山，因此向华山神提出了许多建议。这些事情朱书于玉版，然后裹以丝帛，和牛羊等祭品一起埋在华山的北面和南面，要求华山神礼尚往来，让病人完全康复。为了确保华山神不会忽视此要求，他还在玉版上提到，这个情况也会报告给高一级的天神"太一"和"大将军"（仙女座的一颗星星）（侯乃峰 2005）。

自我与族群的身体

商周时期人们看待个人的生命时，总是把它与家庭、政治实体或者自然和超自然的环境联系在一起。根据商代的甲骨文记载，外敌进犯、庄稼损毁、饥荒和自然灾害就是各种形式的疾病，是国君与四方、天地、黄河、先祖和始祖神关系破裂的迹象和症状。正如治疗者治疗国君身体的病痛，他们也治疗族群的病体（许小丽2001，63—67；Lewis 2006a，13—76）。西周末期，正如当时庙中陈设的特殊甲骨往往会记录祥瑞事件，青铜器铭文也开始增加让先祖对"天"进行干预的请求，因为是"天"把死亡带给了遭受外敌入侵、饥饿和瘟疫的国家。

从《左传》中保存的春秋时期的故事可知，为了存活，一个政治实体需要有一个包含社稷和宗庙的神位。通过社稷可以接触自然神，有时它本身也被视为行为不端的超自然体。先人用血和酒祭社稷；社稷也会受到侮辱、抚慰和保护，社稷被毁后叫"尸"。

一个人的身体或自我是一种——无论过去、现在或未来——与其宗族分享并以其宗族的福祉为重，也以国君和国家的利益为重的物质，这一观念在商代甲骨文和西周青铜器铭文上清晰可见。和甲骨文一样，青铜器铭文是向先祖做的证明或报告。甲骨文特别关注国君身体的各个部位——躯干、胫、股、目、首、臂、肘、鼻、耳、口、舌、腹、骨、髋，也关注为国君诞育继承人的妇人的健康。卜辞显示，商王后妇好的分娩与骨疾曾得到特别关注。

丧葬祭仪是社会得以繁衍生息、延绵不绝的手段，注目于妇女的骨骼和生殖健康反映了对这种仪式的痴迷。商代用兽骨沟通先祖不是事出偶然，而人死后灵魂变得邪恶是因为尸骨掩埋不当，一直没有安葬（尤其是因为淹死或横死）或没有享用过祭品（或许是因为子孙怠慢，或许是因为没有后人）。礼葬亲属有重要的社会价值，也是健康的关键。

由于各种各样的妖魔鬼怪栖身于山水之间，治疗者不仅需要知晓病人个人的历史，也要知道地方的历史。在《左传》讲述的一些故事中，与其说导致疾病和死亡的是某一个神灵，毋宁说是整个宗族的在天之灵针对某个人的谴责。例如，楚国某贵族得病后死于"咎"，因为他虽然作为战争的胜利者而崛起，但使某个村子的大批年轻人为此送命（孔颖达1965，卷6，501）。

个人之德：养生与长生之道

个人之德也被认为取决于其祖先与德的最高来源"上帝"或"天"的关系的亲疏远近。王室德行最厚，贵族近亲次之，远亲再次之。到公元前6世纪，天下大变，老的国家土崩瓦解，新的集团，尤其是南方诸国，和黄河中游民族的接触越来越多。治疗者对病原的旧有认识混杂了与各种地方神祇有关的新内容，其中一些神祇最后取代了作为超自然影响力的主要来源的商周旧神。以楚地为例，到了公元前4世纪，至高的天神是与北极有关的"太一"，他亦可以以晦暗的形式出现，名"蚀太"。不像旧时的天或上帝，这一至高神和祖先世系没有明确的关系，其双重性则有可能反映了阴阳概念的日益流行。

尽管周代的青铜器铭文聚焦于族群而不是个人的健康，但它们确实记录了个人为了修德而举行的仪式。对周人而言，德要通过扩张国家势力的军事行动和仪式来赢取。德来自天，由周王一脉世代累积。青年人欲成为"师"，需要在一个有音乐的典礼中根据仪式打开心扉，掌握祖先的德，通过终生"帅型祖考之德"，就能体现祖先之德，把自我融入族群。这一过程名为"型"，同于使器"成型"中的"型"——这证实了青铜祭器也象征着祖先—子孙关系的观点。

到了战国时期，修德意味着要培育的不仅是外在的可见之"德"，还有内在的道德品质。这一传统形式的修德和周礼以及已崩解的开国先王先公宗族等级旧制相系，它虽然和涉及形、性、心、身、神、知的，以气"养生"的新做法相抵牾，但是最终还是与之相融合。养生也涉及一个人的子女、父母，老人，人民，兽类，万物乃至"德"这个抽象概念本身。养生就是治疗的一种形式，治疗者通过用药，用稷、麦、稻或其他谷物混合水果、韭酿制而成的酒以及肉来"养"病人，达到治病目的（合情合理地，"治"也指治理国家）。养生通向"长寿"，对那些能以气养生的人而言，可能会走向"永命"。从公元前9世纪到整个战国时期的所有青铜器铭文都记录了祈求家族多子多孙及个人"眉寿"的祷词，到战国末期，自己和家人长生不死已是共同目标。

战国末期的禁欲者如庄子（约前369—前286），鼓吹以气养生。他们把疾病和死亡理解为身体形变的不同阶段，是自我自然地化为道之气；倘若通过特别的做法加以控制，他们的灵魂可以脱离肉体飞升上天，最终"尸解"（Harper 1999，881—883；Cook 2006a，22）。从新石器时代早期以来的墓葬遗存中可以推断出，有权有势的人能在摆脱"尸身"后继续活着的观念古已有之。战国时期的文本解释说，生者在上供时必须按照仪式切断自己和尸首的关系。权势者的尸体被紧紧捆绑，用布层层包裹，装殓在多重木棺椁中，然后深埋地下。密封的内棺四周有小室供灵魂出入，一开始灵魂可能对生者非常危险（Cook 2006a；来国龙 2005）。

四季更替、星辰移位时气的运动或者风，也可能有害，会增强负面的或邪恶的力量（李建民 2008，1005，1112—1113）。战国晚期，治疗者需要了解各路神明，以及与时间、味道、颜色、自然物质（土、木、火、金、水）和音乐相对应的气的形势（Sivin 1987，46—80；Allan 1997，66—70；Harper 1999，860—866）。气血向下运行，沿周身经脉循环不已。健康意味着气血的环行与宇宙运动保持一致，不"虚"、不逆行或者阻滞于身体的任何部位（Sivin 1987，117—171；Harper 1998，69，77—90；1999，876—879；2001，99—100，115—118；罗维前 2001b，27—31；许小丽 2001，83—85；李建民 2008，1103—1104）。因为公元前4世纪，"上气"曾作为病证被记载了下来，所以学者们相信战国时期的早些时候已出现这个体系的雏形（Harper 1998，78；1999，877—878；Cook 2006a，29—32，71—

72，111—114）。公元前 3 世纪的《日书》规定了"盈日"和"除日"，它是汉代关注阴脉、阳脉虚实问题的先声（Harper 1998，80—81）。

战国时期身体的表里

公元前 4 世纪的墓葬中出土的文本聚焦于以皮肤为分界线的身体表里，其中躯干的内部和外部尤受重视。里面的器官，即"心腹"，与食物的摄取和排出有关。心主"思"，思需"动"，后来也用"动"这个词指称气血在全身经脉的流动（Harper 1998，80 注释 1；许小丽 2001，75—76）。躯干的外在方面和病人的"足骨"可以一起从疼痛的角度来讨论（Cook 2006a，71）。

16　　战国时期的文本也谈及"性"，它可以为身体活动或礼乐舞蹈所"动"——这些活动可以上溯至商代（McCurley 2005）。因为这些活动触动人的情感，而情感为一个人内在天性的外在表现，因此必须小心控制情感，否则易染疾患（李建民 2008，1106）。虽然身体活动可以使全身充满"神明"——它代表最旺盛的活力，甚至是超自然力的产生，但是涵育神明的方法缺乏或不当，如听俗乐、纵情吃喝淫乐、行为暴虐，就会导致神明衰竭，如果不治疗就会死亡（Cook 2006a，19—25）。

诊治方法

商代，占卜者首先要确定所卜之事为疾病、伤害或蛊毒（一种疾病，原意不明；关于后来对蛊的认识，参看本章《蛊卦》）。如果是疾病，问题则为是否病笃到要向祖先报告。占卜时特别关注的一个问题是疾病会不会迁延，是否源于祖先神的诅咒或责备，是由哪位祖先神造成，生病时是否会有大雨（商人认为雨是超自然的代理）。甲骨卜辞不仅记录了疾病的严重程度和时间长短，也提及疾病是否已"正""克""瘳"或得到鬼神的"宠"（张炜 2005，95—97）。

疾病有其外部症状和内部症状，例如噩梦，尤其是梦见某些祖先，此时需要诊断治疗。占卜者和治疗者要判断做梦的人是否无意中招惹了鬼神，为此需要祛除邪祟。此外，有的梦见多个鬼或有预兆性的动物，如群鸟、石麋、白牛、大虎，甚或是化身为鬼怪的疾病本身。其他识别出的症状很可能与身体的内在状态相关，包括头痛、眩晕、发热或内热、腹胀、虚软、腹痛、心脏病、痞块、水肿、黄疸鼓胀、关节炎、酒精中毒、中风、呼吸问题如呃逆或咳嗽、尿路感染、瘿瘤和侏儒症（张炜 2005，99—103）。鬼神作祟也使身体表面出现疮疡痈疽、男性乳房发育症、生殖器疾病、痔疮、烧伤、兵创、蛇毒和皮肤病的症状（张炜 2005，103—104）。

要正确诊断和计算哪个祖先可能是作祟者，关键不仅在于利用甲骨的本领，也在于关于日历的知识（见图1.3）。每位商王都和十天干的某一个联系在一起。十天干与十二地支相结合，构成了一个六十天的礼仪日历，供定期祭祀、驱邪之用（Keightley 1978, 2000；Allan 1991）。及至公元前3世纪，治疗者也根据《日书》断定祟源，预测病情（Harper 1999；杨华 2000；Cook 2006a，86—91）。这些手册显示，日子的影响和方位、颜色、五行之气有明确的关系，生生死死的每个方面都受特定日子的影响。甚至身体也被绘制成图，标明十天干随着季节和性别的不同，影响身体的不同部位（《睡虎地秦墓竹简》2001，206）。

有证据表明，早在商代，或许与青铜器的浇铸、利用同时，筮占——大抵是将干草茎抛掷于地，"读"其落地后形成的图像而占——已作为龟卜之外的另一种方法。到了战国时期，干草茎形成的图像所预示的征兆用分行排列的数字来记录。至公元前4世纪，

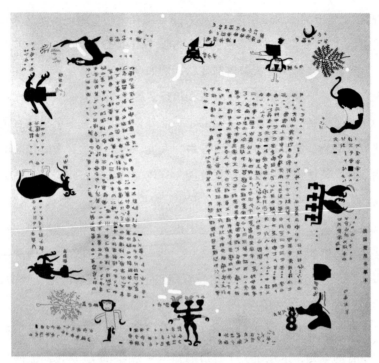

图 1.3　公元前 5—前 4 世纪的楚国《帛书十二月神图》（湖南长沙子弹库出土），图中的文字描述了宇宙和时间的创造。由纽约赛克勒基金会（Arthur M Sackler Foundation）提供

筮人用三、六数字组合体预测吉凶。迨至汉代，数字演变为大家熟悉的卦中的阴爻"– –"和阳爻"—"（见本章《蛊卦》）。东周的文件提到了卜、史反复掷卦，阐释不同卦之间的变化活动，作为预测休咎祸福，包括治疗结果的方法。

22　　　正如医家，占卜者也越来越专业化，他们使用的工具也更复杂。筮占者使用几本不同的易书，其中包括《周易》，也叫《易经》。虽然出土的几个版本均包括名称大致相同的六十四卦（由八卦组合而成），卦爻或爻辞却大相径庭，表明它们有不同的源流。到了秦朝，筮占者也用天盘或式盘来断定星宿的影响，他们通过转动北斗柄，使其指向二十八星宿中的某些星来预测吉凶（Harper 1999，833—

843；杨华 2000；Cook 2006a, 33—34，108）。龟卜依然是一门专业，正如其他方法，可能也在家庭内部代代相传。有权有势的统治者可能有多达十二人的卜筮团队为其诊病，他们有十种不同类型的卜筮法，交替使用龟卜、筮占，以便使诊断结果更准确。占卜者也通过观察身体上的印记、云气和唾沫预测吉凶祸福。不同的季节采用几种不同的方法，虽然整年都有疾病的急性发作，但也需要占卜、祭祀和驱邪，因为夏季需要全力以赴治疗慢性病，所以夏季正是每年驱邪的时候（Cook 2006a，101—109）。

周代，吉日和礼仪日历中特定日子的联系变得比和祖先鬼神的联系多。不过，尽管和干支有关的产生影响的事物已有变化，但很明显日期和干支依然是一种超自然的力量。战国末期，疾病的诊治需要复杂地计算干支以及它们与天象、祖先鬼神，还有其他影响因素如方位、颜色、五行之气的关系（Harper 2001），它们之间的关系反过来又受男日、女日和气的升降的影响。如果某人在"女日"生病，他或她要到下一个女日才能康复。从公元前 3 世纪开始，鬼神作祟可能依然是致病原因，但病人也有可能只是受取决于日子、季节、岁星所居位置的天上或地上的某些力量的影响。

祭祀与驱邪

公元前 2000 年，疗疾的方法包括驱邪除祟和以血祭回报所请神灵的帮助，两种方法均与礼仪日历紧密相连。占卜者不仅根据先祖取自十天干的名字、性别和等级选择可乞援者，也要考虑祭祀用牲（偶尔也用俘虏）的牝牡、种类及祭祀的方法、仪礼。治疗者在礼仪日历中的黄道吉日向特定的神灵献上肉或珍贵物品，试图以此治愈病人的顽疾。

商代的驱邪包括召请祖先神灵，例如商朝的开国君主汤、以干日为名的男性先祖（偶尔也有女性先祖），或者患者已故的父母、兄长和堂兄弟。祭祀用牲包括数量不一的牛、羊、豕、犬以及类似于蜥蜴的不明生物。不同的用词指明了祭祀用的是圈养的小雄畜或小雌畜，也说明了这些牺牲是被火烧、切、砍或割，是在釜里烹煮后设宴上供还是和用黍酿制的特殊的酒一起奉上。席间通过请神仪式召请祖先神灵，或许还对其做出书面或口头的承诺（姚孝遂、肖丁1989，卷1，143—156）。

虽然因为甲骨上的记载过于支离破碎，我们难以了解旨在治疗某些疾病或身体部位的仪式的细节，但是我们确实知道，驱邪被当作一种武装追击，其结果不是抓住入侵的力量，就是将其从具体、实在的领土，即人体或政治实体的神圣界限内逐出。商周人不仅用"御"字指驱邪的御祭，也指田猎时"追赶"野兽、"驾驭"战车、"清除"新征领土上的其他民族和鬼神。治疗国君的身体即治疗族群的政治实体，反之亦然。商王后妇好分娩后为她举行了驱邪仪式，对健康的家庭和国家而言，其身体和分娩过程中发生了污染的空间必须重新净化，消除妖邪鬼魅的影响。

驱除疾病或污染和击溃敌人之间的这些联系贯穿了整个周代，占卜和驱邪依然是诊治个人和国家微观及宏观层面上的疾病的主要24　方法。生殖繁衍给予女性的并不总是正面的影响，虽然早在商代，女性已能担任军事、祭祀和政治领袖。除了关注王室女子在分娩过程中会不会死，生育的结果好不好外（在高度父权制的商代社会，或许指生下男性继承人），人们对于恶毒的女性先祖尤其充满焦虑。

驱鬼逐祟的工具包括用特殊的木材（桃木、桑木、枣木）制作的木棒或特定的物品（鞋子、狗屎、席子、麻布），它们用来涂抹创口，埋在房子附近，或象征性地抽打病人的身体。在某些情况下，鬼可以刺，可以煮，可以吃——虽然没有记载提及如果可以吃的话会是什么物质。恶鬼会附在人或动物身上，使其行为古怪，时忧时怒时饥，有时动物还会说话。鬼怪可能看得见，也可能看不见。他们会喊叫、击鼓、骂人，会命令人给他们食物或让人跨过门槛。他们会幻化成人、兽、虫或者像风那样看不见的力量。"风"有可能是"寒疾"的原因，公元前 4 世纪晚期—前 3 世纪晚期的哲学家孟子曾提到过寒疾，得了寒疾的病人需要隔离（孔颖达 1965，卷 8，72—73）。一些看得见的鬼，尤其是化身儿童的鬼，会闯入别人家里，成年的鬼怪则喜欢骚扰睡梦中的人们，与其交合或使其做噩梦。一家或一地出现疾病，一个人皮肤上长皮疹，那都是因为妖魔鬼怪（《睡虎地秦墓竹简》2001，179—255；Harper 1995；李建民 2008，1112—1113）。

药物与汤液

对于汉代以前的草药制剂，除了知道它是医家和一些巫师的治疗方法之一，别的我们了解不多。据马王堆发掘的公元前 168 年的汉初医书（见第二章）判断，草药曾和多种其他类型的药物一起使用。公元前 2 世纪使用的 394 种药物的来源非常广泛，包括 31 种矿物药、180 种植物药（分为 62 种木类药、87 种草类药、19 种谷类药、12 种菜类药）、116 种动物药（又可分为 10 种人部药、49 种兽类药、16 种禽类药、6 种鱼类药、35 种虫类药）、8 种衣着类药、33 种香料或加工食品类药、8 种日用品类药和 30 种待考药（马继兴 1992，123—126）。汉代以前的文献偶尔会提到某种草药，表明汉代的这些草药有悠久的历史。例如，孟子曾云"七年之病求三年之艾"（孔颖达 1965，卷 8，132；Mengzi and Legge 1972，卷 2，301）。从公元前 3 世纪的《日书》可知，由虫、头发、粪便、胞衣、灰和其他物质制成的药水和酒混合，可用于吞服、洒到身上或泼向想象中的鬼怪

25

（Harper 1985，1998，1999，2001）。

药剂中一种活生生的成分是某类虫，尤其是有毒的爬行动物如蛇或蝎子。蛇和诅咒的联系由来已久，可能被用来制作蛊毒。在商代的甲骨文中，"蛊"代表一种即使其他症状已改善，但疾病仍迁延不去的状态。它可能被认为是一种传染或感染，出现在牙齿等部位，或者可能与性有关（姚孝遂、肖丁 1989，卷 2，1025；张炜 2005，115）。蛇及其超超自然的表亲龙是主要的艺术化形象，它们起源于新石器时代早期，以这种或那种形式流传至今。战国时代到汉初的墓室中保存的貌似巫师（通常带着动物面具）的人物画像中，描绘了他们执杖御龙，驾龙车，操纵蛇或吞食蛇的情景。这些画暗示了两点：蛇被用来震慑鬼邪；蛇自身即是象征疾病与死亡的鬼邪（Major 1999，129—133）。漆绘木雕屏风，以长舌头和长犄角为特征的龙、鸟雕塑，顶端有长舌头伸出做抓捕、制伏蛇形鬼怪状的木杖，被放在墓室里。巫师也用这些东西，某些情况下也会放在病弱者面前（Cook 2006a，134—143）。作为一种反意象（counterimage），鸟在战国时代和汉初肖像研究中，在世俗的一面代表了捕蛇者，而在隐喻意义的一面则代表超越疾病与死亡。至少从西周时期开始，治疗者和不死之人被描绘成半鸟半人的形象（见图 1.4）（Childs-Johnson 1995，1998，2002；朱福平 1998；许小丽 2001，51—55）。

新石器时代已用药酒和肉滋补病人和老人（张炜 2005，48—51）。几千年来，工艺精良的饮酒杯、贮酒器和献酒器是贵族墓葬的一个特色。商代甲骨文和西周青铜器铭文记录了用鬯或爵鬯祭祀祖先神灵，"鬯"可能是用黍和药用添加物如山楂、花粉或其他香草一起酿制的酒。西周时期，这种盛在铸造精美的带盖青铜器中作为礼物进献的特殊的酒备受珍视（见图 1.5）（Cook 2005，18—19）。

除了酒，肉对于老人的治疗和滋补也是必需的，而且它被视为

中国医药与治疗史（插图版）

奢侈品。一般情况下，猎取和饲养牲畜是为了宗教盛宴。用牲畜或 26
人牲的哪些部位做祭品，如何宰杀，如何烹调，都反映出不同仪式
和治疗的特点。以商代为例，牛、马、豕、羊、鹿、犬、鸡，用多
种截然不同的方法宰杀，包括淹死和烧死。正如新石器时代有权势
者的骸骨，后世墓穴里的牲畜总是缺少了某些部位，说明它们曾被
用在葬礼上。在公元前 4 世纪的卜辞和仪式性治疗的文献中，上述 27
牲畜（除了鹿和鸡）用年龄、颜色、牝牡来区分，然后根据祭祀对
象的等级做成菜肴或煮成大锅的汤。公元前 2 世纪的文献记载说明

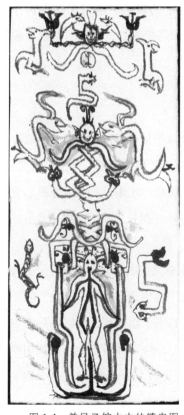

图 1.4 曾侯乙棺木中的镇鬼图
像。由柯鹤立提供

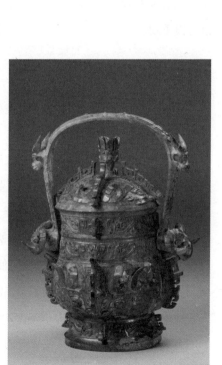

图 1.5 早期盛酒的青铜礼器"伯格
卣"。由陕西宝鸡青铜器博物馆提供

了当时牲畜的肉、毛、脂、骨、器官、脑、皮、血、角、胎、卵和人的骨头、油脂、头发、尿液和乳汁的利用情况。牲畜用颜色和雌雄来区分，可用部位根据具体的疾病和添加的其他成分用渍、晒、燔、炙、爨、置（即混合）或其他方法进行加工处理（马继兴1992；Harper 1998）。

肉被用来取悦不高兴的神明，某些东西，如花椒，则用以将其赶走。花椒不是发现于墓穴的"餐厅"里，而是在衣物中或是在留着用来祭祀中雷、灶、户、门、行五种神的物品旁边（Chard 1999；Cook 2006a，20，60）。珍贵物品（如玉器、贝壳、宝石）或衣物（如特殊剪裁的礼服和垂挂着绳子的帽子）也用来起保护作用，或感谢神灵帮忙治愈了病人。正如祭祀用牲，它们的形状和颜色也很重要。

慢性病的防治

对统治阶级而言，治疗慢性病需要一个能制定治疗策略来驱邪除祟的礼仪团队。这些策略包括占卜、巫术（使用武器、弓箭、符咒、药水等）、驱邪、祷祝、祭祀、击鼓、跳舞、吐沫，或通过静思冥想和用潘汁沐浴来净化身心等。有些专业人士擅长击鼓、歌唱、发出鸟兽声，有些则善于使用木石礼器（斧、杖、弓箭）或其他驱邪工具，以便"解"病人所中之邪祟或"除"鬼魅之影响。公元前4世纪的竹简提及的程序包括"攻""命"或"使"邪祟离开身体——这可能要用到咒语、鼓或杖、箭这样的工具。《日书》里提到，可以用鸡的羽毛和牡棘做箭，以桃木为弓（Cook 2006a，84）。治疗者也可能使用锋利的石头和针灸出现前的其他较短的尖状物（Harper 1998，90—94；罗维前 2002a，105—111；罗维前 2002b，208—209）。

其他类型的疗法，如按摩和运动，也用来治疗和预防疾病（张炜 2005，128—129）。到了战国晚期，彭祖之道（"道"意味着是从古时候流传下来的神圣的知识）已包括有季节性的长醒不眠和每天练习类似瑜伽的"引"术。这些锻炼常常用到一些小道具，如杖、玉璧和其他早先和治疗联系在一起的物品。许多肢体活动专为消除某些症状或疗治某些疾病。此时，反映不同的先祖之道的舞蹈表演已有漫长的历史（McCurley 2005）。歌舞并举的音乐表演作为成仙或传递"德"的方法延续到了战国时期，并成为贵族子弟必须掌握的"六艺"之一。到了秦代，通过邑门后走"禹步"成了一个防护措施。禹最早作为创始祖出现大概是在公元前 9 世纪晚期，战国时期则成为平治水土的神话英雄（Cook 2003；Lewis 2006b）。他还和音乐盛事有关——成年的贵族子弟学完周朝创立者们编制的比较舒缓的舞蹈后才能学习歌颂大禹的乐舞。早期的舞蹈和运动似乎在治疗中发挥着多重作用——驱邪、净化、强身、成仙，这些作用又取决于它们与某个神话传说中的祖先、创始祖或其所行之道间的关系（Cook 2003，2006b，2009）。

至秦朝，创始人被归入神话史，治疗者能操纵气的流动，巫师则继续提供神奇的保护，并用咒语和祭祀驱除鬼怪（Harper 1985），鬼怪的身份各色各样，既有一般的鬼，也有远古历史上的具体人物，他们并不像一般误以为的那样邪恶（李建民 2008，1111）。

结论

早期社会的特征是黄河流域、北方草原、西部四川盆地和南方长江流域的各个民族之间，无论是合作（如贸易、会盟）或冲突（如战争），互动日益频繁，致使交流（如观念、货物和技术）增多、社会动荡（因为战争和旧传统的崩塌）、政治制度日趋复杂、社会结构迅速变换。在此背景下出现了大的骚动与发展，后者如专门的养生实践，医、巫之间不断明显的区隔和认识健康的自然主义框架的形成。这些变革虽然没有取代生命由祖先赐予，疾病为鬼神作祟的观念，以及通过卜筮诊病，用驱邪和仪式疗病的行为，但它们确实影响了这些旧疗法的运作方式，增加了病人和治疗者可以援用的手段。随着秦汉帝国的崛起，跨文化的互动和社会政治变化加剧，但是商周遗绪没有被清除，而是又一次朝着新方向发展，并被整合到新的体系中。

29

商晚期（约前 13 世纪—前 11 世纪）的甲骨

高岛健（Ken Takashima）

下面抄录几条已转化为现代汉语的甲骨文卜辞（见图 1.1），请 8
注意例 1—例 3 中用肯定和否定的语意进行卜问的方式。括号里为
原文中隐含，实则没有，但译成英文时必须有的词，方括号里则是
为方便理解上下文或解释时而增加的内容。

（1A）告于祖乙　　（我们）[为甲骨上未提及的某人之疾] 向
祖乙（的灵魂）祭告。

（1B）贞小疾勿告于祖乙　　[为下面之事向龟灵] 卜问：就此
小病，（我们）不该 [为此] 向祖乙（的灵魂）祭告。

（2A）妇好其延有疾　　妇好 [商王武丁的一位著名的配偶] 的
病会迁延不愈。

（2B）贞妇好不延有疾　　妇好的病不会迁延不愈。

（3A）[同 2A]

（3B）[同 2B，唯多占卜日期与贞人名"争"]

（4）甲戌卜亘贞御妇好于父乙𢽾　　甲戌日占卜，[贞人] 亘卜
问：因为妇好（生病），（我们）将用（先前）保证（会献上）的俘
虏，在（先）父乙（的灵魂）前举行驱邪仪式。

（5）丁卯贞妇凡（？）子大疾死　　丁卯日卜问：妇凡的儿子病
重将死。

晋侯之梦

柯鹤立

18   《左传》所载东周时期晋国国君的疾病说明了治疗与诊断的复杂性，以及卜、巫、医多位人物的作用。其文曰：

> 晋侯梦大厉，被发及地，搏膺而踊（"踊"为丧礼中的一种活动），曰："杀余孙，不义。余得请于帝矣！"坏大门及寝门而入。公惧，入于室。又坏户。公觉，召桑田（占卜的圣地）巫。巫言如梦。公曰："何如？"曰："不食新矣。"公疾病，求医于秦。秦伯使医缓为之（"缓"可能是个双关语，因为"疾"亦指"快"或"烈"）。

19 > 未至，公梦疾为二竖子，曰："彼良医也。惧伤我，焉逃之？"其一曰："居肓（心脏与横膈膜之间）之上，膏（心脏上的脂膏）之下，若我何？"医至，曰："疾不可为也。在肓之上，膏之下，攻之不可，达之不及，药不至焉，不可为也。"公曰："良医也。"厚为之礼而归之。

> 六月丙午（干支的第四十三日），晋侯欲麦，使甸人献麦，馈人为之。召桑田巫，示而杀之。将食，张，如厕，陷而卒。小臣有晨梦负公以登天，及日中，负晋侯出诸厕，遂以为殉。（孔颖达 1965，卷 6，450；Legge and Ming 1972，卷 5，374；Kalinowski 2008，361—362）

根据《左传》中较晚的记载，另有一位晋侯（即晋平公——译者）因为得了慢性疾病而做了逼真的梦，行为也很怪异，其左右采取了多种手段，包括释梦，试图找出致病缘由，最后认为是鬼神作祟。但是，在晋侯梦见厉鬼之后，邻国郑国的官员，能预言自己的死亡的子产，用比较新的观念重新解释了鬼神。他先讲述历史上的神话故事，后又谈起阴阳。在晋侯卧病三个月不见起色之后，子产谒见晋侯，后者梦见过厉鬼化为黄熊入于寝门。通常，厉鬼象征"危险的情况"，《易经》认为应该为此卜卦，以断定其是否为得咎之象。不过，子产不以黄熊为厉鬼，而是解释说，著名的神话人物鲧死后，其神化为黄熊。鲧是夏王朝的创立者禹的父亲，在子产的时代，禹和驱邪仪式及具有保护作用的步法仪式联系在一起（即禹步，一种重复三个舞步的表演，旨在避免恶鬼缠身和出门时除道）（Harper 1999，872—873；Lewis 2006b；Poo 2008，301—309；李建民 2008，1109）。子产解释道，因为晋国占有了夏之故地，因此欲治好晋侯，必须恢复祭祀夏郊，以抚慰这位被冷落了的神灵（孔颖达 1965，卷 6，762）。

因为祭祀无效，另一位卜人断定晋侯之疾实因两位名字晦涩的神灵作祟，于是子产改善了他自己的治病良方。他说，这两位神灵是神话人物帝喾的两个儿子（同父异母）的后裔（作者的理解与中文原文有出入——译者），这两位神灵因互相攻打而受到惩罚。帝迁其中一位于参星，此星与晋国的命运相系（Pankenier 1999）；另一位，昧之子，因为很勤劳，帝便使其掌汾水。因为晋国占领了这些古老的地方，这两位神灵应该会起保护作用，不过他们应该飨以祭品。作为星辰、山川神，他们不会影响晋侯个人的身体，所以子产诊断其疾另有原因。

子产说晋侯在宫殿内出入无常，吃肉饮酒失时，他还打破同姓不婚的古老禁忌，有四个同姓姬妾。晋国召来医和视疾，医和诊断说，此疾似蛊疾，它使人心志惑乱、行为失常，听节律不正、令人心神激荡的音乐会加重病症（Craziani 2008，467—479）（另见《蛊卦》）。由于文章接着解释了有关五行的理论，特意反驳了传统的鬼神致病说（孔颖达1965，卷6，705—709；Legge and Ming 1972，卷5，580），有人怀疑该故事为后世所加（前3世纪之后）。尽管如此，有些观念十分古老，如音乐影响心脏，荒淫无度削弱元气等。

蛊卦

邢文

秦国的医和用卦分析晋侯之疾，这是不同诊断中的一种（孔颖
达 1965；李学勤 2001）。卦共有六十四个，每个卦都由八卦中的两
个卦组合而成，包含了不同的阴爻、阳爻。每个卦各有其名，代表
不同的事物，如乾卦代表了天（见图 1.6）。经过不断阐释后，它们
发展为丰富的卦象体系，用来解释现象的动态变化。某个特定情况
如何出现，将会如何演变，可以通过观其近似于哪个或哪些卦象来
分析。通常，抛掷蓍草茎会出现卦中的爻。

对医和而言，诊断晋侯的疾病不难：近女色引起的类似于蛊疾
的毛病而已。蛊为心智惑乱，伴有腹胀症状的疾病。他解释说，晋
侯"如蛊"之疾并不像先前诊断的是由鬼神或饮食造成的，而是因
为沉湎于肉欲。接着他用上艮（山）下巽（风）的蛊卦进一步将其
释为风落山之象。由于下面的巽卦亦代表长女，上面的艮卦则为少
男，因此蛊卦意指年长的女子在引诱她上面的年轻男子。纵欲会生
内热或蛊疾。

医和对卦象的分析还延伸到了"蛊"字，它出现在甲骨文中的

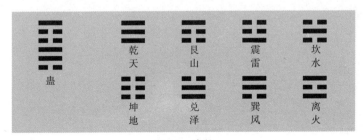

图 1.6　蛊卦

时间早至公元前14世纪，其形如器皿中的虫子。引申开来，蛊可以指由虫造成的人体里有害的内热。在后来的几百年里，蛊字一直更多地指色诱、女性的巫术和有腹痛症状的疾病，但它和由蛇、蜈蚣等爬行动物制作的邪术的联系也越来越紧密（Feng and Shryock 1935）。

第二章 汉代

罗维前

虽然秦朝开创了帝国时代，但寿命更长的汉代（前206—公元 31
220）才是该时代许多独特事物发展的重要分水岭。汉朝的政体和
文化基于以前的模式，但是也有意识地采取了新形式，试图借此拉
开汉室与诸侯割据的战国及暴秦的距离。文人学士和政府官员希望
本朝繁荣、有序、统一，由职业文官实行中央集权的管理，这意味
着一切将按照被后世理想化为黄金时代的周代的礼仪价值、责任观
和敬天思想运转。实际上至汉末，王朝已形成了拥有5800万人口
的多元性文化，他们散居的帝国疆域远达中亚，控制了丝绸之路
（Whitfield 2008）的东端和远至罗马帝国的贸易通道。

从对医学和治疗态度的转变，亦能窥见转型的痕迹。汉代的医
疗从业者继承并保持了熔家庭用药、浅表外科、急救术、驱邪逐祟、
健身、性修炼、呼吸吐纳于一炉的医疗保健传统，一些人通过仪式
传递其知识，抬高了秘学和古老传说的声望。整个汉代四百年，一
些医疗传统成为由气（为宇宙提供动力的基本物质）、阴阳、五行
观念架构的新医学的组成部分，所有现象均可根据阴阳五行属性归
类。[1]关于新医学的知识记载见于大量的简帛文献中。

通过连续不断的编纂与广博的综合，范围甚广的医疗实践逐渐被 32
整合为比较统一的正统说法。与此同时，各方共同尝试将医学知识

---

[1] "行"的不同译法反映了该词的多义性。欧洲把"行"译为相当唯物主义的
"elements"，突出了每一"行"（木、火、土、金、水）的力量；"phase"指的是五
行即一年或一个收获季节中的五个时节，而"agency"指它们在用动态的相互作用
来解释现象世界的变化时的能力。

纳入无所不包，视万事万物——星辰、神灵、四季、帝王、政府、人体——皆有天道的信仰体系。礼敬祖先和远古时期传奇式文化英雄的仪式铭记着昔日的传统，对传统的尊重与因袭令人觉得关于世界统一性的思想共识的背景并未改变。然而，新的考古学证据挑战了汉代的综合性医学知识广见成效的历史认识，告诉我们，大量古老的治疗实践延续到了汉代。在崭新的、体系化的医学思想的表象下，反映各种医疗知识与实践的方书与汇编仍存活世间（Harper 2010）。

皇权与权威医著

中国的第一位皇帝秦始皇（前 259—前 210）死后不久，秦朝覆亡。短暂的混战后，前汉（西汉）建立。秦始皇野心勃勃，意图吞并六国，一统华夏，最终从群雄中崛起。他顾盼自雄，死后用大量兵马俑殉葬，充分表明了其统治的专制性。秦始皇用详细的成文律法的严苛规定和完全中央集权的官僚政府取代了各国的世袭职位，从而控制了各国。中央集权还涉及旨在使管理和生活的许多方面标准划一（如币同制、车同轨、书同文）的宏大计划，这些计划得到了不同程度的实施。为了垄断知识，秦始皇下令焚毁学者珍藏的书籍，因为他不信任某些学者。不过，他也对某些他认为基本的和有实用价值的书网开一面，其中包括医药书籍——他对医学非常重视，医学有令其长寿的价值。

新兴汉王朝的统治者大体采用秦制，沿袭了秦始皇时期中央集权帝国官僚政府的军事和法律行政。同时他们也和秦始皇的暴政拉开距离，以史前乌托邦世界的圣主贤君所代表的文明为崇高理想。同样地，医书作者声称医学知识来源于传奇中的偶像——圣人、文化英雄以及神话中的帝王。试吃药物（实为食物，部分药物亦为食

中国医药与治疗史（插图版）

33

物）的传统被认为始于炎帝，即神农（传说生活于约前3000年左右），据说他鞭打所有植物以便识其基本特性，尝其滋味，然后根据其价值分为食物和药物两类。从《神农本草经》（约1世纪）开始，许多本草经典（研究药物的疗效）均认可此说。其他似为医药鼻祖的神话人物或半神半人还有巫彭、神秘人物白氏、博学的医家扁鹊（相传生活于前5世纪—前4世纪）。扁鹊甚至更为神秘，如今山东出土的东汉画像石"扁鹊针刺图"所示（见图2.1），有时他被描绘为人首鸟身。

古代圣贤中最著名的是黄帝（Yellow Emperor，也译作 Yellow Thearch 或 Yellow Lord，其中 Thearch 表达了"帝"字所包含的神圣之意），传统上认为他生活于约公元前3000年左右。许多革新被归功于黄帝，这些创新把天道思想和刑法、历法、仪式、占卜和医学相连（Lewis 1990）。有一条医学逻辑很引人瞩目：它揭示了这样一个宇宙——在其之中，健康的身体本质上与天地运行的周期与阶段同步，不一致就会生病。医生通过识别具体的有问题的违和，就能诊断、预测病情的发展并用比较复杂的手段施治。

整个汉代，大量医学知识托为黄帝所传，并主要以黄帝与其臣子雷公、岐伯等相互问答的形式出现，其中岐伯精通针灸和各种玄奥问题。此外有一些受到尊敬的长于房中术的女性，如素女、玄女，她们传授了有关强精益气的知识。"精"是一种最精粹最微妙的气，关涉生育能力和抗病能力。对话是汉代流行的阐述思想的方式，它既能展示针锋相对的观点，又能统一不同的见解。

以《黄帝内经》为名的书汇集了汉代医学理论家对于"气"在 34 人体十二经脉的运行，以及医家如何在体表有脉动处切脉的不同解释。在综合前代成就的汉代政治、思想著作中，战国时期的气血、阴阳观念被移用于有关身体的脉诊理论与实践中。"脉"可以翻译为

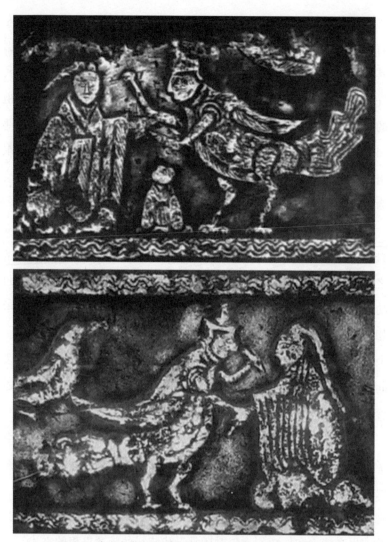

图 2.1 今山东微山县两城山出土的扁鹊像。由黄龙祥提供

35 "channels""vessels"或"pulse",最初它指连接身体内外的线状结构的一部分；每条经脉都有其阴阳属性（太阴或太阳，少阴或少阳，等等），它们犹如一张时空地图，为后世理论家想象气的循环运行奠定了基础。根据语境，脉可能指皮肤下面的经络（在肌肉群之间的

凹处能看出来）、血管或脉象。

陈述这些古典主题的主要著作都托名传说中的黄帝，在《汉书·经籍志》中最初题为《黄帝内经》和《黄帝外经》。随着时间的流逝，编纂者把《内经》分为三个独立成书的部分:《素问》《灵枢》和《太素》。合而观之，它们探讨了针法和灸法，前者指用石或针刺入人体，以便调节"气"，后者则指利用热疗法达到此目的，其中多用燃烧的艾叶。本章描述了四百年来，《内经》的无名氏作者在怎样的医学社会和文化中思考身体、疾病和治疗的本质。

其死可解剖而视之

汉代的医学知识和实践不仅来自对于有形身体的组织、骨骼和脏腑的观察，也源于对天人相应、与天地运行一致的身体的自然节律和社会政治现实的想象，这已是老生常谈。尽管如此，我们必须跳脱并看清古典医著的证词。例如，《黄帝内经》确实细述了消化器官的尺寸，并称不难得知人体脏腑的大小、长短、坚脆及受谷多少等情况。虽然在古代世界的任何地方，为了医学目的解剖活体均非常有的事情，但在动荡不安的两汉之际，所谓的篡位者王莽（从另外的角度说或可谓改革家; 9—23 年在位）下令刳剥已处决的叛军首领王孙庆（死于 16 年），察其脏器，包括仔细丈量五脏并称其重量。正如整个古代世界，深部手术在其他地方也几乎没有引起历史记载的注意，但是富有传奇色彩的华佗大夫（2 世纪）的传记告诉我们，他在做手术时用麻沸散使病人"如醉死，无所知"。如果这些叙述有一定的事实依据，那么华佗或者像他那样的医家很可能是在处理伤兵的腹部伤口。在 19 世纪引进有效的消毒剂之前，深部手术当然有很大的风险。当其他介入性小、有学术渊源的手段，如药物治疗和早期形态的灸法、针法足资利用时，那些雇佣兵不高的社会地位以及非常真实的危险感，可能使这种干预显得粗暴、粗糙。至于浅表手术，当然是处处可见。

医书写本

汉代的大多数时候，医学文本享有很高的地位，光是拥有手抄本医书就能扩大个人的势力与影响力。这一点不仅适用于撰写、编纂和利用医书的学者、医家或者医书的抄写者，赞助和收藏医书的贵族也不例外。西汉的早期医疗从业者最初似乎通过口头传统获取知识，即老师通过口述将知识传授给精挑细选的徒弟。不过在汉代，在广搜方技类书籍的朝廷的鼓励下，将医学知识撰写成书是个既受尊重，又成定例的做法。

这些医书作为一种圣典被推崇备至：它们所谓的古老和不著撰人赋予了书中知识以不可挑战的权威性。这些写在一卷卷的丝帛或竹简上的医书自身也是有特殊力量的珍贵物品，从医者拥有这些医书就能获得很大的名气。在大多数医者都是四处行医，为了应付多变的顾客需要想方设法尽快成名的世界里，名气非常重要。医家可以通过传授知识，最终以秘密的仪式将医书本身授予徒弟，来增强他们的权威感。如此一来，医书倍显珍贵，传承有了排他性，也突显了师徒之间的密切关系。

《灵枢》（约成书于前1世纪—公元1世纪）中虽然有段话说的是两位神话人物黄帝与雷公的活动，但通过它可以窥知西汉师徒授受典籍的过程中可能会有的仪式：

黄帝乃与俱入斋室，割臂歃血，黄帝亲祝曰："今日正阳，歃血传方，有敢背此言者，反受其殃。"雷公再拜曰："细子受之。"黄帝乃左握其手，右授之书曰："慎之！慎之！"（《黄帝内经灵枢》1997，卷8［禁服第四十八］，1a—b；英译文见Harper 1998，63）

这就是医书的地位。它们也作为非常重要的生活用品，以及可以提高家庭地位和维持死者死后生活的炫目物品，和死者一起入葬。这意味着大量医书幸存于精英家庭的墓葬中，近些年的几次重大考古发现已揭示这一点，其中最重要的墓葬有马王堆三号墓（长沙国，在今湖南；前168年下葬，1973年发掘）、张家山247号墓（南郡，在今湖北；前186年下葬，1983—1984年发掘）、睡虎地秦墓（湖北云梦，约前217年下葬，1975年发掘）和武威汉墓（甘肃，1世纪下葬，1959年发掘）。

这些出土的手抄本医书往往与刊本医学经典迥然有异，记录了形式更为丰富，有鲜明的地方特色或宗教色彩的治疗。墓葬里还发现了哲学、天文学、占卜、政务、战术方面的书籍——这一点突显在所有知识中，医术被给予了一定的重要性。实际上，在马王堆三号墓的大约30种简帛书中，有7种与疗术有关，这个数字令人惊讶。

这些文献提供的大量信息填补了汉代创新历史上的巨大空白。例如，它们包含了现存最早的阴阳配属，并记载在马王堆汉墓出土的哲学论作中。事物按阴阳属性被分为两列，为我们提供了一个简单的机会，去探察人们从相对立的两面思考问题时，在主要的划分上哪些具有普遍性，哪些没有：下／上、外／内、夜／昼、暖／冷、女／男、秋／春、冬／夏、少／长、无事／有事、地／天、主人／客、默／言、受／予、死／生、贱／贵（《马王堆汉墓帛书》1984）（见表2.1）。虽然开始的几对阴阳配属看起来可能比较"自然"，但是罗

38

列到"主人／客""有丧／生子"时，文化特性就越来越浓厚了，它们的对立引人注目，让现代读者不由质疑其产生的社会和文化环境。

表2.1　马王堆汉墓中最早的阴阳配属

阳	阴
天	地
春	秋
夏	冬
昼	夜
大国	小国
重国	轻国
有事	无事
信（伸）	屈
主	臣
上	下
男	女
父	子
兄	弟
长	少
贵	贱
达	穷
取（娶）妇姓（生）子	有丧
制人者	制于人者
客	主人
师	役
言	黑（默）
予	受

马王堆出土医书中有关于导引、呼吸吐纳、性技巧、草药、浅表外科和巫术方的著作。这些医书提到了祝由疗法，这是一种长盛不衰的关于身体是神灵居所的信仰，也是一种避免触怒祖先或与鬼怪结怨才能保持健康的观念。此外也有治疗从痔疮到癫痫的各种疾病的日常医方，其中后者被形容为有马、羊、蛇的特征，这可能是

39

因为患者发作时发出的声音或不自主的行为与这些动物类似。在医书建议的疗法中有符咒、驱邪、多种热疗法和基本的外科术，马王堆汉墓中还有已发现的最早的中草药样本，包括佩兰、花椒、桂皮、高良姜——所有这些中药师现在还在使用。

出土文献描绘了早期中国医学的实际情况，它远比以前仅根据公认经典推断的丰富多彩。它们揭示了医学图景的复杂性，公认经典中的医学理论正是由此产生。这些证据也支持了这样的假说：战国末期至秦汉初期是后来被吸收并编入《黄帝内经》中的、构成古典医学理论的著述的形成关键时期。

经典化

经典文本俗称"经"，其意近似"标准的"或"主要的"文本（与"传"相对），一般翻译为不无问题的"canon"。如我们所见，它们是包含了关于中国医学理论基本原理的精选作品。

上文已介绍，《汉书》首次明文提及《黄帝内经》和《黄帝外经》。由于皇家目录学家的记载，《汉书》为经典的创造增添了几分官方认证的色彩。但是，这些冠名黄帝的书籍没有一本以其原始面目流传下来，存世的是在随后几个世纪中经过编辑、修正、改动，最后于12世纪刊印的版本。因此，我们只能指望通过将公认文献同古代手抄本中的段落、确为西汉之前的著作中的引文进行比较，来部分地重建它们在西汉时期的内容。

不同医术传统的师徒收集医学文本，然后以声誉和仪式意义兼备的手抄本形式传给后人。即便是对当时的读者而言，文本的内容也常常是晦涩不清，相互矛盾的。注疏的目的在于阐释疑义，写的时候尚易于区分，但是经过一次次的编纂后，学者的注疏开始嵌入正文，结果增加了混乱的程度，使现代的学者更为困惑。或许是偶然，或许是有意，尤其是在一千多年后印刷术发展起来时，这些文本不再变动，成为我们现在所知道的受到推崇的经典。因为那些标准文本（也叫作"经"）著录于古代的目录和序文中，公认的医学经典和它们有何关系是个还在进行文献学分析的棘手课题。

直到接近汉末，古代的经典著作才从秘传（或者至少是秘传的理想）的遮掩下走出，进入公共领域。这一时期的特点是个体作者越来越倾向于把知识系统化，以及序文的兴起——它能说清作者的意图。这些因素指向了更广泛的读者和更高的文化素养。成书于2世纪初的《难经》开始评价、分析、解释《黄帝内经》中的许多推想，它依然采用问答形式，代表了这一古老形式的顶点与终结。

至此，博学的医家开始越出经典文献的框架，表达他们自己的个人意见并因此获得赞誉。他们不再托名传说中的人物，而是在著作中署上自己的名字，有力地公开挑战了医学文本通过仪式秘密传授的传统。例如，张仲景（活跃于196—205年）在其家乡疫疠大作之后写了两本关于热性病的著作，他在书中将伤寒病势的发展解释为三阴三阳受病，并提出了每个阶段的疗法。后来，两部著作合并为《伤寒论》。因为公认的和手抄本医书都曾多次提及张著，可见《伤寒论》在中古时期广泛流传。11世纪，因为国家把《伤寒论》作为瘟疫医治领域理论和实践重大革新的基础，《伤寒论》进一步复兴（见第四、六章）。

此时越来越多的医家不再四处行医，而是在固定的地方诊治各种疾病。因此，名气的大小逐渐由出生于哪个医学世家决定，而与所谓的渊源关系不大。除了这一变化，此时方书开始勃兴。这些方书也通过提及大量被广为接受的古代文本，而不是传说中的文化提供者，来树立权威，由此进一步与通过仪式秘密授受的传统决裂。

家庭和个人可以通过自行抄写或者新兴的图书行业积聚起数量可观的医学文本。

让气畅流：针法乎？

马王堆汉墓中的三种医书——在风格和内容上——呼应了公认 41 针灸经典中的论述，不过，它们与这些经典的歧异也很明显。马王堆的医书将重点放在灸法，而不是针法或砭法。书中所描述的脉不是遵循公认的相连径路，与脏腑不相联系，也无涉于任何针刺穴位，而是在体表和足臂独立循行。这些医书也没有提及气的循环或像五行学说那样的对应体系，虽然公元前 2 世纪五行学说已在仪式领域得到良好发展。

不同于在汉代晚期著作的基础上形成的普遍认识，张家山出土的《脉书》和汉初墓葬中的四种医书指出了人体有十一条脉。奇怪的是，除了涉及呼吸问题或者腹部受风，它们很少提到"气"。不过也有一个重要的例外，《脉书》中就有一段话说起砭刺脉以影响气的运行：

> 气者，利下而害上，从暖而去清，故圣人寒头而暖足。治病者取有徐（余）而益不足，故气上而不下，则视有过之脉，当环而久（灸）之。病甚，而上于环二寸益为一久（灸）。气一上一下，当郄与肘之脉而砭之。（张家山汉墓竹简《脉书》，简57—58）

如果我们认为此处提出的治疗即针法，因其涉及刺身体以调节气的流动，那么此次提到就是现存最早的一次。相比之下，（马王堆）墓葬中的医书清楚地证实了有汉一代灸法已广泛用于"引气"

（《马王堆汉墓帛书（肆）》），而且重要的是，在描述脉的循行路径的三种马王堆古医书中，它是唯一明确提出的疗法。

马王堆和张家山的出土医书都指出人体的十一条脉，到 2 世纪末 3 世纪初，医学经典已将脉定为十二条，它们和脏腑、身体功能相关，此外还有任督二脉。它们和许多支脉一起成为古典针灸的基础。不过，数百年来对于这一新医学的核心部分莫衷一是，例如，十一条脉的名称和对它们的描述均有所不同。如《国语》和《左传》所载，数字十一可能源于与"天六地五"有关的数术体系；根据早期的礼仪日历《月令》，十一也是六气五行之数（孔颖达 1965，708 ［昭公元年］，26b ;《国语》1983，卷 3《周语》）。在后来的医学经典中，五脏六腑为十一，但是没有出土医书将二者联系在一起，也没有指出脉与身体内部的联系。

让气畅流: 房中术

有趣的是，绵阳小雕像没有生殖器。汉代的医家在论述身体系统时，一般不区分性别，相反他们对男女一视同仁。例如，男女都有"精"，表现为与生殖有关的液体：男人的精液，女人的月经、滋养胎儿的血和乳汁。在《史记·扁鹊仓公列传》（仓公即淳于意，活跃于约前 170—前 150 年）所记载的 25 个医案中，无论是描述疾病还是治疗，都没有特别强调性别差异或者是本质的阴阳属性（Furth 1999 ; Raphals 1998a）（见本章《医治妇女》）。但是在房中术这个重要的健康问题上，性别差异成为突出的问题。出土文献表明性器官的功能和刺激备受关注，马王堆出土的一部文献被现代人命名为《养生方》，该书有一幅包括"赤珠"（阴蒂）和"麦齿"（阴毛）在内的女子外阴部位图，而且该书还指导人如何增加女性的房中之乐。

　　阴、阳、气的概念被用于女子的性满足和男性雄风问题。现代人命名为《合阴阳》的马王堆出土文献说，因为男女交合时"气"流遍女子周身，使其通神明，女子的快感越多，阴精越易得，所以男子可以借由使女子达到性高潮来采阴补阳，达到阴阳平衡（《马王堆汉墓帛书（肆）》1984，［天下至道谈］，图版12—67，尤其是图版39；李零2006，315，图版7；《黄帝内经灵枢》1997，卷2［终始第九］，10b）。根据马王堆出土文献，如果呼吸吐纳和房中术修炼得当，就会有如下效果："一动毋泻，耳目聪明。再而音声章（彰），三而皮革光，四而脊胁强，五而尻髀壮……九而通神明。"（《马王堆汉墓帛书（肆）》，1984，［合阴阳］，图版133；［十问］，图版15—41）

　　在这些医书中，我们能看到最早的关于影响体内阴阳平衡和活动的观念。这些医书往往语言优美，但相当晦涩，它们委婉地提到了许多技巧，这些委婉语让人捉摸不透。幸运的是，为免大家把房中术想象成完全秘不可宣的事情，幸存于世的实用疗方告诉我们，"通神明"和增加性乐趣的技巧密不可分。例如，春药在疗方中占有重要地位，马王堆汉墓中出土的公元前2世纪的帛书，建议用如下方式激发女子的性趣（帛书中的许多文字漫漶难识，此处用省略号表示。尽管如此，大意尚明）：

　　　益甘
　　　……茯苓去滓，以汁肥豯，以食女子，令益甘中美。取牛……燔冶之，……干姜、菌桂皆并……囊盛之，以酰清之，入中。
　　　一方：……汁，以牛若鹿……殻，令女子自探入其戒。
　　（Harper 1998，336；另见Harper 2005a；罗维前2005，165—170）

助气流动

关注性刺激的医书和其他描述阴阳交合和气功导引技巧的简帛书放在一起。性的刺激需要仔细观察兴奋的外在迹象，通过身体的训练协调好内部感官。不同的实践一定程度上使"气"这个医学观念产生变化并向前发展。有时气被认为像洪水那样向下流遍全身，或是随着呼吸循环往复（栗山茂久 1999，102—104，223）。日常的身体锻炼和呼吸练习很可能就是马王堆帛画中描绘的那些（见图 2.2—2.4），它们被认为有助于气的流动，若气滞于脏腑，人就会生病。人体的关节可能会阻碍气的流动，因此治疗常常特别关注这些部位，如肘部和膝盖背面。张家山出土的《引书》描述了使气向下流向四肢的技巧，其中提及如何治疗宿醉：

> 病瘳，引之之方，右手把丈（杖），乡（向）壁，毋息，左足踱壁，卷（倦）而休。亦左手把丈（杖），右足踱壁，亦卷（倦）而休。头气下流，足不萎痹，首不踵尵，毋事恒服之。（张家山汉墓竹简《引书》，简 36—37）

流水的意象影响了早期对气功的想象，对于河流和其他水道的自然流向的认识开始应用于对气的生理机能的认识，人们也借鉴预防水旱的措施，来达成养身的目标——保存所有的精华（Allan 1997）。到汉末，针灸理论和穴位名常常涉及水，如气海穴、曲泉

穴、天井穴。房中术书籍尤其喜用有韵味、有诗意的词给人体的部位命名，刺激这些部位有助于气血的流动（罗维前 2001b；《马王堆汉墓帛书（肆）》，[合阴阳]，图版 102—105）。在 2—3 世纪的医学经典中能找到对身体的气和阴阳的阐述，但是从汉墓出土文献可知，

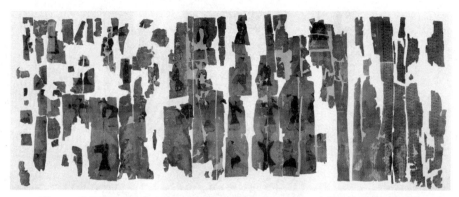

图 2.2　马王堆汉墓（前 168 年下葬）出土帛书《导引图》。由伦敦维康图书馆提供

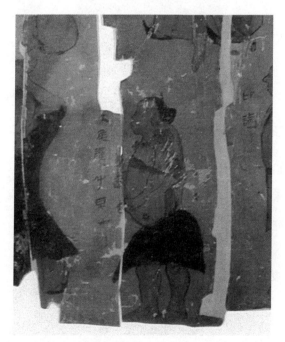

图 2.3　"沐猴灌引灵中"，出自《导引图》。由伦敦维康图书馆提供

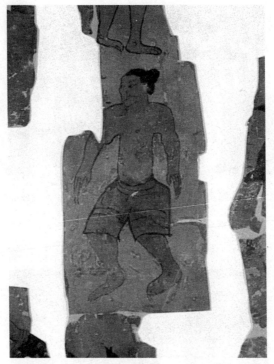

图 2.4 "熊经", 出自《导引图》。由伦敦维康图书
馆提供

这些概念早在西汉初已经提出, 并应用于呼吸吐纳、锻炼和房中术
的领域。本章后面将会谈到, 在关于养身的文献中, 强调 "阴" 在
旨在强身健体的长生术中的重要性也早有先例。

针、砭、艾

针刺疗法把炼气、阴阳调和之道、占卜、术数、小手术、放血
疗法和精神疗法的元素融为一体, 汉代, 它从形形色色的医术中崛
起。针刺的原始工具, 治疗身体用的 "砭", 可以上溯至新石器时
代。战国墓葬中出土的石头和陶瓦有加热过的痕迹和液体留下的污

48

迹，表明它们是熨灸的工具，早于《黄帝内经》的马王堆出土医书明确提到了熨灸法。除此之外，一些石头（也发现于类似的墓葬中）显然是用来辟邪的（例如驱除邪祟）（罗维前2002a）。

很明显，到了公元前2世纪初，针砭之术早已专门用来对气在全身经脉中的流动施加影响，以便消除瘀滞，尤其是经脉交汇处和容易疼痛、不舒服的关节周围，因为气滞血瘀会使人生病。最精妙的一种针术的预期结果和修炼呼吸、房中术的目标一致：调和气与阴阳，使人耳聪目明、血液畅流、声音洪亮、容光焕发（《黄帝内经灵枢》1997，卷2［终始第九］，2b）。

通俗的中国医学史往往夸大针刺疗法的重要性，以及为了调气而刺激穴位时针的使用。它们尤为夸大汉代的针法，虽然可资利用的考古发现证明其时已出现人体经脉学说，但是几乎没有提及针法。较温和的说法认为，虽然可以对瘀滞的部位施行按摩或热疗，但是如果想要更好地调节血气，就应该用针刺。在《灵枢·九针十二原》中，黄帝不赞成用砭石，明确说应该用针疏通经脉，调和气血。不过，必须指出，文中所述的类似方法主要涉及小型手术、放血和痈脓的治疗。那些用来调气的针品质上乘，堪比毫发。

技术上，这时的中国铁匠能够制作精良的金属针，但是目前尚未发现实物。迄今为止最早提及针刺有具体名称的身体穴位的时间是1世纪。不过，对于针的使用一直存在着担忧，武威市出土的1世纪的医简告诫说，不能影响体内神魂在四时的活动，而且它还建议每年的特定时间对特定的部位进行针刺。

和针刺相比，热疗更方便、便宜。最受欢迎、流传最广的热疗法是"灸"，它指燃烧不同材料后熏灼体表。施灸者手执一束草药，将灭了火的一端靠近皮肤，用散发的热量熏灼身体的特定穴位。因为在广义上要用到炽热的火，所以有时"灸"（moxibustion）也叫作

"烧灼"（cauterization 或 cautery），不过这只是偶尔用来处理伤口。

灸法有可能起源于操控身体周围的神灵的做法。现在的针灸师主要用艾施灸，在古代，气味芳香的艾（Artemisia vulgaris）被认为既能驱逐恶鬼，又能吸引善神，以艾熏人正是为此目的。汉初，通过艾灸调节气血，以便消除疲劳、减轻疼痛的做法为后来的针刺疗法提供了榜样。

炼养玉体

在汉初的不同文献中，医术的最高目标不仅仅是医治疾病，还要追求肉体不灭或超越生死。玉有力地象征了后二者，它坚硬耐久、外表有光泽——这一突出的特点令人有玉质温润之感。山底下的玉石能呼云唤雨，使植物枝繁叶茂。玉的力量、光芒、藏而不露与青年人的性产生了共鸣，正是这一点使人们认为玉石能使人老了之后依然有性能力，而且能使尸骨不腐。不管玉器的功能如何，它们常常意味着神圣的空间和不易腐坏（罗维前 2002b）。

职是之故，玉器被广泛用于仪式，医书也常常提及"玉"。健康的身体被誉为"玉体"（"玉体"一词见于马王堆汉墓帛书）。战国时期用金丝连缀的玉衣装裹尸身，说明人们希望肉身不朽。汉代的一部医书说，"动者实四支（肢）而虚五臟（脏），五臟（脏）虚则玉体利矣"（张家山汉墓竹简《脉书》，简 53）。

如早期的经脉著作所示，汉代往往把人体经脉看成线性的，长江流域的另一座汉墓中出土的小雕像证实了这一点。实际上，这个小雕像更多地告诉我们如何在死后维持身体的感觉。该雕像出土于双包山（属广汉郡，即今四川绵阳；约前 118 年），墓主系高级军事指挥官，出土时雕像在墓主尸体旁。雕像全身髹黑漆，躯干和四肢

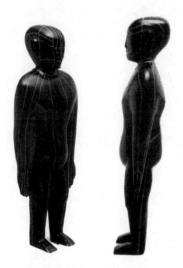

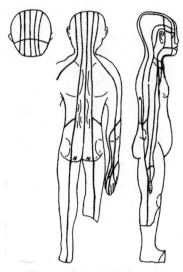

图 2.5　双包山黑漆雕像（广汉郡，今四川绵阳；约前 118 年）的前面与侧面（复制品）。由罗维前提供，巴克尔（Peter Barker）摄影

图 2.6　绵阳雕像线描图。由罗维前提供

纵向绘有 10 条红线（见图 2.5—2.6）。

通常的分析是绵阳小雕像反映了马王堆出土医书中的医学理论，它和这些医书有相似之处，尤其是二者都没有针刺穴位。雕像高 21.8 厘米，被包在红色丝织品里，放在椁中（Lo and He 1996，96，线描图 10；唐光孝 1999；《绵阳双包山汉墓》2006，125，图版191）。这些红线可能用来说明脉的分布，和很久以后才出现的针灸模型一样，也用作医学教学工具或直观的指导。然而，考虑到雕像的仪式职能，它更有可能是个为死者的来生输送生命力的雕像（Lo and He 1996；详见何志国 1995）。因为这些线汇集在感觉器官的四周，雕像似乎也为尸体提供了新的耳目。

在生活中炼养玉体是富人的专利，他们有闲暇沉迷于有治疗作用的锻炼中，呼出多余的东西。张家山出土的《引书》说明贵族的生活方式使他们易于大喜大怒，因此有必要调节阴阳之气：

> 喜则阳气多，怒则险（阴）气多，是以道者喜则急昫
> （呴），怒则剧炊（吹），以和之。（张家山汉墓竹简《引
> 书》，简 107—108）

就这样，出土医书明确指出社会地位如何影响健康，人们如何得病。《引书》还告诉我们，普通人都受制于他们无法控制的因素，包括劳作与天气的无常。

当中国的医书记录有审美意味的身强力壮的内在体验，以及疼痛、激情与快乐的体验时，医书开始把感官世界医疗化。在早期的中国疗术中，正是这种激活身体的文化所催生的语言和理论发生了重大的变革，它冲击了对头脑、情感、身体之间的区别的简单表述。气的循环往复正好把体内感官世界变化中的状态连在了一起（Ots 1994）。它们反映了古时候的敏感性，在那个时候，这些体验之间的界限还不太明显（Jütte 2005）。

治疗者

鉴于身体和涉及治疗、自我改善的实践有很多定义，人们可以让不同的从业者解决不同的需要。追求长寿有时只不过意味着预防疾病，保持身体的灵活性，有时长寿义以成仙为目标。不过也有足够的证据表明，汉代人有长生不老的观念，并在实际上为此努力。中国的第一位皇帝秦始皇便着迷于此，据说派了数千名童男童女（他们一去不复返）到海上寻求不死之药。汉武帝也出钱让方士寻找长生之术，其中有一名方士让汉武帝相信，他能使武帝已故妃子复活。

班固（32—92）编修于公元82年前后的正史《汉书》中的

"志"，罗列了 29 部医书的书名（《汉书·艺文志第十》，1701—1780）。这些书名说明了包括长生、神仙在内的医疗技术范围。在"方技"的名目下，有医经七家、经方十一家、房中八家、神仙十家，最后的"神仙"家包含了按摩、导引方面的书目。

52

有学问的医家是最受尊敬的医书的守护者，也是其内容的践行者，医书内容显然吸收了仪式性治疗和精神疗法中的一些想法。不过，我们不能贸然把这一点看作是治疗者与其实践之间存在严格界限的证据。医家和那些开方抓药、占卜和用秘术治疗患者的专业人士有时有区别，但实际上，这些类别宽泛且相互重叠，后者有时包含了前者。我们知道，著名的医家，包括少数有名字的医家，如传奇人物扁鹊、淳于意（见本章《医治妇女》），也有可能因为他们使用的技术而被归入方士之列。方士发挥许多功能，包括占卜、修身、施用原始的针术和做小手术。因此，由于这种区别毫无疑问是被用来描绘在一个充满竞争的环境下专业技术之间的界限，所以它们可能被夸大了。两个群体都有可能参考各种权威文本，当然也都是方书的收集者。但是，方士作为一类人有时会受到訾议，因此医家力图通过占有更追求理论性的文本和让自己更有学问，将自己和方士区分开来。

当时的文字记载把方士、医家和神仙师父、超自然的技能联系在一起，这样的记载使我们更难以在治疗者之间划出明确的界限。中国最著名的史家司马迁（约前 145—？）在其《史记》中为扁鹊立传（司马迁 1959，卷 105，2785—2794），他告诉我们，扁鹊不是通过学习，而是通过服用他在客舍照顾过的神秘客人给的药物获得了治病疗疾的能力。之后，他掌握了非凡的诊断技术，包括"视见垣一方人""尽见五藏症结"（司马迁 1959，卷 105，2785）。与该故事类似的有《后汉书》中费长房神奇地获得医术的故事（《后汉书》

1965，卷 82 下，2743—2745）（见本章《东汉一方士》）。预测病情

是医疗实践的重要方面，因为方士也占卜（根据不同历法进行不同类型的运算推演），且善事鬼神和观星象，所以方士的活动也延伸到了病情的预测上。

用这样的力量对付于某日某地制造疾病的妖魔鬼怪也很有用。在这样的情况下，专业人士通常用仪式和祭品安抚或驱逐邪魔。除了方士，人们一般也会为此目的求助于巫觋。巫者声称自己和许多神灵，如自然神及祖先神有特殊的联系，通过呼喊他们秘密的尊称，就能接触或者召来他们。巫者利用致病鬼神的塑像干预病程，在治疗仪式中又跳又唱、念念有词，有时他们与和尚、医家一起试图治愈病人。一些方士和医家据说能推断未来的吉凶祸福，对他们而言即通过病人的体征判断疾病的性质与发展，或者与鬼神沟通。在战国时期的文献中，词语"神""神明"已出现，用来指天神地祇或祖先神，人们通常认为这些神存在于人体之外，但也有一些人认为"神"居于人心，它能使人容光焕发、耳聪目明（也叫作"神明"）（孔颖达 1965，562；《管子》，卷 16［内业第四十九］，3a；另见 Knoblock 1988，145—146，252—254）。

在汉代的医书中，虽然"神"依然指可以出入于"门"，在体内有规律地循环不止的"正气"（《黄帝内经灵枢》1997，卷 1［九针十二原第一］，1a—1b；［小针解第三］，1a），但是"神明"显然意为英明睿智。虽然巫和医在治疗上有许多共同的看法和技术，也有共同的资助人和主顾，但是巫还是因为相对侧重于仪式以及各具特色的地方宗教传统，不仅相互之间有区别，而且也有别于医。

汉代用来称呼治疗者的词显然指的是亦巫亦医的从业者，巫有时被叫作巫医，医当然也会求助于鬼神或采取仪式性疗法。然而到了汉末，学者所著的医书已开始嘲笑巫者不了解新的医学知识，对

其病人一无所知，并嘲笑巫者想必也没有合适的医书。

医学与国家

在对付令人困惑的疾病时，汉代的医家和医书作者都受到一个新信念的影响：身体和国家、宇宙本质上是一体的，体内的神明各尽其能。气的统一性把最微小的现象，无论其为物体或经历，和星辰的运动、神意、祖先神灵联系在一起，反映了统治者试图延伸其统治的抱负（关于早先"气"一词的词源，见第一章）。随着集权管理的加强，帝王开始主要通过一系列复杂的仪式，在斡旋于天地之间这件事上发挥举足轻重的作用。修德敬祖、仪式无误就会赢得上天的赞赏，这种赞赏是天、神和谐无间的反映。而混乱——内乱、自然灾害、疾病——则说明了上天的不满。因此，好的政府与其身边的天地同步，是后者的反映。它使人民与地方神及国家神直接关联，而与此同时它又像历法的划分一样客观而有规律。

汉代，气的主要分类法是把气分为"邪气"和"正气"。正邪相对，中国人在谈论道德以及关涉民众治理的礼仪时常常会提到它们。我们看到，汉代的政治理论希望能将人民深深地纳入到帝国的秩序中。例如，古代君王被视为道德完人和成功管理人民的典范，57 据说他们用合适的音乐加强政治控制：悦耳的雅乐冲淡了政治欲望，由此减轻了反常的社会行为和政治混乱。医书中的"邪"通常翻译为 evil、heteropathy 或 perversity，指的是一些自外入侵的因素，包括妖魔鬼怪，自然现象如四时不正之风、湿，它们一旦进入身体就会造成程度不等的损害。从这个意义上说，汉代是以新医学知识中"气""脉"及脏腑功能描述的角度看待以前可能像是本体论的病因。

郑卫之声使人想入非非，合乎礼仪的音乐则使人清心寡欲，因此培养"正气"能防止有害的影响，如风邪、环境或气候的其他异常侵害身体，或者防止因道德败坏而使邪魔附体，诱发疾病。

正如良好的政府和路路通畅反映了天道有序，健康的身体也是如此。这不只是一个类比：它们构成了互相联系的统一体的一个部分。这一信念的威力与流行在一定程度上解释了为什么中国的医学理论家几乎没有兴趣继续探究他们通过解剖了解到的人体内部结构：人体和世界建立了不可割裂的联系，他们对人体功能的观察几乎完全仰赖于他们在外部世界感知到的关系和对应。以这样的方式认识的医学被称为"系统对应的医学"（文树德1985，51—92）。

医学理论家把国与人之间的共通性移用到医学领域，把官职与脏腑联系在一起。《黄帝内经素问》曰：

> 心者，君主之官也，神明出焉；肺者，相傅之官，治节出焉；肝者，将军之官，谋虑出焉；胆者，中正之官，决断出焉；膻中者，臣使之官，喜乐出焉；脾胃者，仓廪之官，五味出焉。（《黄帝内经素问》，卷3［灵兰秘典论篇第八］，1—1b）

58　这段话根据官员的职能和他们之间的依存关系描述了脏腑。另有一例出现在政书《盐铁论》（该书记录了朝廷组织的关于财政和边疆政策的辩论，约成书于前60年）中，在讨论政府应如何分配时，把神医扁鹊用"针石"使体内之气重新均衡分布的方法作为典范——它可能反映了新的贫富不均。

> 夫拙医不知脉理之腠，血气之分，妄刺而无益于疾，伤肌肤而已矣。今欲损有余，补不足，富者愈富，贫者愈贫矣。严法任刑，欲以禁暴止奸，而奸犹不止，意者非扁鹊之用针石

（小心调节气的流动，如用审慎的政策重新分配财富），故众人未得其职也。（《盐铁论》1936？，3）

正如为了帝国的安宁，旱路、水道必须保证畅通无阻，气在身体内的流动被想象成是需要调节的；如果气的流动受阻，其后果与交通不畅无异，也需要治理。在公元前2—公元1世纪的西汉，类似的类比广泛应用于针灸十四经。黄帝在询问岐伯时，也把经脉比作天然的水道：

> 经脉十二者，外合于十二经水，而内属于五藏六府。夫十二经水者，其有大小、深浅、广狭、远近各不同；五藏六府之高下、大小、受谷之多少亦不等，相应奈何？夫经水者，受水而行之；五藏者，合神气魂魄而藏之；六府者，受谷而行之，受气而扬之；经脉者，受血而营之。合而以治，奈何？刺之深浅，灸之壮数，可得闻乎？（《黄帝内经灵枢》1997，卷3〔经水第十二〕，11a—13b）

汉代对于推动物资与人（军队和收税人）在全国的流动，以及定期 59 举行仪式和课税的重视，反映在医学领域里，便是前所未有地关注精血的生理机能，估量身体与脏腑。

数术

阴阳概念确立于战国时期，主要用来描述外部环境的变化（见第一章）。汉代，阴阳概念被引入医学知识与实践的领域。本质上，阴阳二元划分了空间与时间，正是这两个相互补充的对立物的和谐、平衡构成了一个整体。在这对概念中，隐含的观点是万事万物都有一定的关系，可以根据不同程度的阴阳和它们的动态的互相作用察知。

虽然正如五行，阴阳最初也与仪式有关，但是到了汉代，它已系统应用于各个方面，包括刑法、政府和军事策略。当然它也被用于医学和健康问题，汉墓出土文献和《黄帝内经》证明了这一点。阴阳的配属不仅出现在生理学，也出现在病原学（关于病因的学问）中。如前所述，体内和五脏属阴，疾病由表及里就成了重病。因此，有学问的医家提倡的保健方法的一个重要特征是强调滋阴。

阴阳二元体系说明古人坚信数字的威力。正如人们将数术（字面意思为"数字的技术"）用于天象，它也被应用于人体。数术无疑源于古代，战国时期已崭露头角。四季的嬗递调节外部的世界，季节又与太阳和夜空的变幻相应。因为需要在精确的时辰举行至关重要的仪式，分析宇宙的节律成了数术的核心活动。追索季节的嬗递、天空中星辰的起落，以及了解人的身体亦需如此。如果可以掌握身体的构造，认清身体的节律与模式，医家就能在人们生病时诊断出问题所在，预测病情的发展，决定施治的良辰吉日。

约成书于公元前 239 年的《吕氏春秋》是一部关于仪式和治国之道的百科全书。西汉建立前夕，细致推算相应相和之事物的首推《吕氏春秋》：

> 孟春之月，日在营室，昏参中，旦尾中。
>
> 其日甲乙，其帝太皞，其神句芒。其虫鳞，其音角，律中太蔟，其数八，其味酸，其臭膻，其祀户，祭先脾。
>
> 东风解冻，蛰虫始振，鱼上冰，獭祭鱼，候雁北。
>
> 天子居青阳左个，乘鸾辂，驾苍龙，载青旗，衣青衣，服青玉，食麦与羊，其器疏以达。（吕不韦 1936？，卷 13 [孟春

纪第一]，677；刘向 1936？，卷 11，18a；英译文见 Knoblock and Riegel 2000，95）

后来古人用五行学说对这样的观察发现进行更系统的分析（Lloyd and Sivin 2002；Needham 1956；Loewe 2004）。到公元前 3 世纪，数字五开始在仪式、占卜、历算和医学中占支配地位。宇宙可以分解为五种基本物质（木、火、土、金、水），一年有五个季节（传统的春、夏、秋、冬四季之外，为了凑成五个，又增加了一个"长夏"），此外还有五方、五味、五星、五情、五色、五体，等等。万事万物均有其五行属性，因此，医学上有五脏（肝、心、脾、肺、肾）和五官（眼、舌、口、鼻、耳）。正如一个季节消逝后，另一个季节随之来临，五行之间也被认为有相生关系，即木生火、火生土，等等。

礼仪日历把星辰的位置和人类的活动联系在一起，君主在这种 61 使天地和谐的活动中起关键作用。如前所述，在医学上气和水的共通性使得气被想象为像水那样流动，这是效力最大的循环模式，是一种推算天体的环行时已有物体从哪里来，回哪里去的观念。在中国，对应关系和数字应用于身体的许多方面。如我们所见，《黄帝内经》记载说气在全身循环往复，其模式与星辰在天空中的运行相似（《黄帝内经灵枢》1997，15）。

汉代，无孔不入的数术成了医家、占卜者和巫师诊断疾病、预测病情的基础。无论是意在辨明疾病为某日恶鬼作祟所致，确定体内神或气的位置以免针砭时误伤，还是意在根据月亮盈亏安排房事、服药，关于历法和时辰的知识框定了医家指导下的以及家庭内的医疗活动。

保持、改善和预测健康状况的禁忌以不同的时间划分体系为依据。十二地支和十天干构成了历法的核心，它们也是汉代大量的方技类文献的计时法。在医学著作中，地支是预测吉凶、开方处药和确定宜忌的基础（见图 2.7）。建房动土、婚丧祭祀和医疗干预等日常活动需要通过卜卦、择吉术等选择良辰吉时，阴阳五行学说也为它们提供了重要方法（Kalinowski 2005）。至 1 世纪，择吉避凶的惯例繁多，以致汉代的无神论者王充（27—约 97）指责官府依照《日书》，这本用作指导日常活动的历书，对黎民百姓强加限制。王充提倡将五行学说作为治理原则，反对滥用。

十天干

| 甲 | 乙 | 丙 | 丁 | 戊 | 己 | 庚 | 辛 | 壬 | 癸 | | |

十二地支

| 子 | 丑 | 寅 | 卯 | 辰 | 巳 | 午 | 未 | 申 | 酉 | 戌 | 亥 |

干支周期

1	2	3	4	5	6	7	8	9	10	11	12
甲子	乙丑	丙寅	丁卯	戊辰	己巳	庚午	辛未	壬申	癸酉	甲戌	乙亥
13	14	15	16	17	18	19	20	21	22	23	24
丙子	丁丑	戊寅	己卯	庚辰	辛巳	壬午	癸未	甲申	乙酉	丙戌	丁亥
25	26	27	28	29	30	31	32	33	34	35	36
戊子	己丑	庚寅	辛卯	壬辰	癸巳	甲午	乙未	丙申	丁酉	戊戌	己亥
37	38	39	40	41	42	43	44	45	46	47	48
庚子	辛丑	壬寅	癸卯	甲辰	乙巳	丙午	丁未	戊申	己酉	庚戌	辛亥
49	50	51	52	53	54	55	56	57	58	59	60
壬子	癸丑	甲寅	乙卯	丙辰	丁巳	戊午	己未	庚申	辛酉	壬戌	癸亥

图 2.7　干支与干支周期。由罗维前提供

　　干支、阴阳五行都是非常重要的预测病人何日好转、何日恶化或死亡的基础。如何治病，乃至是否该治，对于医者的职业生涯和个人生存至关重要。例如，有钱有权的病人死在医者手下时，医者很容易遭到报复。

汉代数术和医学中那些神神鬼鬼的方面被正史上一个接一个的编者掩盖了。但是，近些年考古发现的早期和中古历书、医书中有大量关于鬼神、灵魂干预人类的描述，说明这是数术中经久不衰的一部分。诠释传世典籍的现代学者、医生大多选择忽略其中残余的涉及鬼神的内容，他们认为许多内容很抽象，而非直指神鬼世界。

王朝的衰落与新宗教组织的崛起

社会的混乱标志着有汉一代的终结，中央集权政府、贵族统治集团和士大夫阶层因此受创。通常向往和平盛世的新宗教组织发展了对于鬼神致疾的新认识和新的治疗方法。这些组织从1世纪开始发展势头良好，六朝时期把它们称为"道教"（Daoist 或 Taosit）。2世纪中叶，天师道等为人们治病的道教流派兴起。天师道强调坦白罪过，并以神灵附体为重要手段。他们崇拜太上老君，认为老子死后成仙，即为"太上老君"。老子被认为是道教圣典《道德经》的作者，该书一般也被视为修身、哲学和治国之道的指南。这些道教派别的一些技艺建立在巫术的基础上——例如，用符咒和符水为人治病。

黄巾军或谓"太平道"正是这样的派别之一，治病是其吸引百姓的核心手段。184年，张角（死于184年）率信徒揭竿而起，反抗普遍的社会不公。虽然起义军最后被镇压，但东汉朝廷从此一蹶不振，大权旁落于相互竞争的地方割据势力之手，最后于220年分崩离析。东汉末年崛起的还有张道陵创建于2世纪的另一个道教派别天师道。天师道以"天师"为首，他们认为生病的原因在于人有罪过，疗疾的办法是告罪谢过、行善、修桥铺路，这一点在一些道教组织采用的《太平经》中有据可查。《太平经》的部分内容很可能可以上溯至1世纪，它收集了一些疗疾技术和长生方，包括静思、修 64

德、控制饮食、服气调息、吞服动植物制成的药物或符箓，但都没有提到具体的作者。

这部兼收并蓄的著作与稍晚的医书形成了对比，后者试图把针刺疗法建构在穴位、经脉知识的基础上，使针刺疗法系统化。汉晚期，宗教性治疗（以及它对房中术中修身传统和运动／静思传统的改变）逐渐区分于以阴阳、气学说为基础的更有学术性的医学，这一趋势鲜明地体现在目录学家的著作以及医家试图把自己和巫、宗教领袖、普通人相区分的努力中。同样这些群体有时也和医家保持距离，这一点在一些宗教组织制定的禁令中清晰可见，例如天师道完全禁用药物。但是尽管有这些见诸文字的界限与社会区隔，汉代形形色色的治疗方法和炼养身体的可用技术，使我们有理由去想象一个多姿多彩的医疗环境。

医治妇女

瑞丽（Lisa Raphals）

在早期的中国医学中，在妇女的治疗方面，最重要的史料为医　42
者淳于意的 25 个医案（司马迁 1959，卷 105，2794—2820，译文见
Bridgman 1955）。这些医案记述了 18 名男性和 17 名女性的诊治，这
25 人年龄不一，社会地位也不同，上至统治者，下至奴婢（Loewe
1997；Raphals 1998b）。从这些医案可知，不像后世的医家，淳于
意可以直接诊视妇女。引人注目的还有一点：在其他撰述中阴阳与
性别有关，但在这些医案的生理学理论中二者互不关联（Raphals　43
1998a）。虽然性别影响了高度性别化的社会生物学功能的处理，如
男子性功能低下的治疗和产妇护理，但是除了少数例外，在诊断和
治疗中性别不是一个重要的类别。例如，医案中有二女一男排便困
难，淳于意用不同名称名其疾病，在不同部位切脉，但是却用同一
剂药治愈了三位患者。

还有一种情况，一女一男都得了致命的脾脏疾病。那名女子是
个奴婢，她用方士的技能使自己的脉气与脸色貌似常人（司马迁
1959，卷 105，2805）。那名男子也是医家，曾经给自己治病却没治
好。淳于意详细介绍了那名男性医家的理论与方法，然后用阴阳学
说证明他误诊了（司马迁 1959，卷 105，2810—2811）。与之相反，
对于那名年轻婢女，淳于意仅轻描淡写地称其"好为方，多伎能，
为所是案法新"（司马迁 1959，卷 105，2805）。虽然我们不知道她
会什么方术，或是如何学会（Raphals 1998b），不过她有可能是在
家学会并使用这样的技能。后世更为全面的记载表明此事常有，至
少汉代关于一位女性方士的很难得的记载告诉我们，其方术为父亲

传授，她在家中施术（《后汉书》卷 82 上，2717，译文见 Ngo 1976，
94—95 ）。

汉代的出土文献有时确实会指出某个疗法可能由女子使用，或
者男女有别。例如，马王堆出土的《五十二病方》共有 282 个巫—
医方，其中仅有 7 个涉及性别（译文见 Harper 1998，221—304 ）。这
7 个巫—医方中，有 2 个男女均可用，有 2 个（治女性的尿潴留）仅
供女子使用，还有 3 个提到了重复祝由术的不同次数（男性 7 次，
女性 14 次 ）。相同的与性别有关的重复次数也出现在周家台（湖北
关沮 ）出土的另一部方书中。另外，怀孕被视为一个独特的问题。
马王堆出土的另一部医书《胎产书》，不仅专为妊娠妇女开药方，而
且提出了妊娠每个阶段的饮食宜忌、行为举止和胎教方法（译文见
Harper 1998，372—384 ）。

总之，这些文献都没有指出男女的本质区别或阴阳属性，除了
少数涉及性欲、分娩的具体例子，大多数情况下男女在医学上是相
同的。

东汉一方士

艾媞捷

　　许多传奇故事以著名方士为主角，赋予了他们通常由神仙师父传授的超乎寻常的能力。这些方士虽然貌似常人，但他们往往无视一般的社会习俗，在社会上显得古里古怪。在没有成为方士之前，他们就能看出其师父异于常人的地方，普通人却察觉不到，这一点证明了他们很有潜质。敏锐的洞察力是接受神技的基本资格，但是在传授最机密的本领之前，师父通常要考验徒弟。尘世中的奇遇向我们展示了一个善变而神圣的世界。凡人与神仙的交往，双方在日常关注的问题上的相似性，说明了仙凡两界互相渗透、互相融合。

　　下文为官修史书《后汉书·方术列传》中方士费长房的故事：

　　　　费长房者，汝南（今河南）人也。曾为市掾。市中有老翁卖药，悬一壶于肆头，及市罢，辄跳入壶中。市人莫之见，唯长房于楼上睹之，异焉，因往再拜奉酒脯。

　　　　翁知长房之意其神也，谓之曰："子明日可更来。"长房旦日复诣翁，翁乃与俱入壶中。（长房）唯见玉堂严丽，旨酒甘肴，盈衍其中，共饮毕而出。翁约不听与人言之。

　　　　后乃就楼上候长房曰："我神仙之人，以过见责，今事毕当去，子宁能相随乎？楼下有少酒，与卿与别。"长房使人取之，不能胜，又令十人扛之，犹不举。翁闻，笑而下楼，以一指提之而上。视器如一升许，而二人饮之终日不尽。

　　　　长房遂欲求道，而顾家人为忧。翁乃断一青竹，度与长房身齐，使悬之舍后。家人见之，即长房形也，以为缢死，大小

54

第二章 汉代　　69

惊号，遂殡葬之。长房立其傍，而莫之见也。

于是遂随从入深山，践荆棘于群虎之中。留使独处，长房不恐。又卧于空室，以朽索悬万斤石于心上，众蛇竞来啮索且断，长房亦不移。翁还，抚之曰："子可教也。"复使食粪，粪中有三虫，臭秽特甚，长房意恶之。翁曰："子几得道，恨于此不成，如何！"

长房辞归，翁与一竹杖，曰："骑此任所之，则自至矣。既至，可以杖投葛陂中也。"又为作一符，曰："以此主地上鬼神。"长房乘杖，须臾来归，自谓去家适经旬日，而已十余年矣。即以杖投陂，顾视则龙也。家人谓其久死，不信之。长房曰："往日所葬，但竹杖耳。"乃发冢剖棺，杖犹存焉。

遂能医疗众病，鞭笞百鬼，及驱使社公。或在它坐，独自嗔怒，人问其故，曰："吾责鬼魅之犯法者耳。"

……

后东海君来见葛陂君，因淫其夫人，于是长房劾系之三年，而东海大旱（注：龙掌管诸水，负责施雨。费长房投杖入陂后，杖化为龙）。长房至海上，见其人请雨，乃谓之曰："东海君有罪，吾前系于葛陂，今方出之，使作雨也。"于是雨立注。……后失其符，为众鬼所杀。(《后汉书》，卷82下，2743—2745；De Woskin 77—81；另见 Campany and Ge 166—167）

第三章　六朝与唐

范家伟

导论

大分裂时期始于 220 年汉室倾覆，终于 581 年隋朝（581—618）65统一全国，因南方相继由六个汉人政权统治，故又称六朝时期。东汉瓦解后，领土分崩离析，魏、蜀、吴三国（220—280）鼎立。虽然晋朝（265—420）曾实现短暂的统一，但在随后长达 265 年的南北朝时期，南北再度分裂。十六国（304—439）的大多数国家，和之后在北方的王朝由非汉民族统治，血统混杂的北方氏族创建了之后的隋、唐（618—907）帝国。唐代国力空前强盛，声誉如日中天，它不仅和东亚诸国互相往来，也和中亚、南亚国家保持联系。商人、使节、佛教僧人穿梭于广大地区，交换知识与货物，当中包括重要疗法、医疗救助法和药物。

除了少数简牍或石刻外，书籍的复制仍需依靠大量劳力的手抄。战国和西汉的许多著作，虽著录于《汉书·艺文志》等，此时已无传。不过，在识文断字的医家和博学多识的贵族中，许多人为人治病和修炼养生术，他们对汉代典籍进行编辑、注释，把那些他们挑选出来学习和传播的书籍留给了子孙后人。他们还把那些传统发扬67光大，或撰写新作，推陈出新。

汉末的动荡促使宗教活动蓬勃开展，佛教徒乘机传播佛教教义。治病在宗教团体的兴起与壮大中发挥了重要作用，许多宗教团体有其独特的治疗体系和病因解释。僧人引进了中亚、南亚的治疗方法。方士和天师道等道教信徒持续发展各种神仙术、养生术，及与之相关的疗愈传统。南北朝时期，这些修炼养生方法逐渐被贴上了"道教"的标签。

那些力图让普通百姓皈依佛、道的和尚、道士常常与俗称"巫"的地方祭司／治疗者竞争。在此形势下，这些不断壮大的有组织的宗教教徒强化了医学功能，借此区隔自我与巫者，从而使巫者边缘化（见本章《巫者》）。不过，此种区分各自的医疗实践和使巫者边缘化的趋势，没有阻碍对不同源流的观念与技术的吸收、采纳，即当时兼收并蓄的普遍趋势。

社会与制度

69　　六朝、隋唐时期的历史特点是，士族门阀占统治地位，有组织的佛教和道教崛起，以及官方医疗机构确立。社会与制度等方面的变化使医学知识的传承和治疗出现了新的形式，新型治疗者也因此产生，所有这些都是留给后世的重要遗产。

士族门阀与官员

汉末至唐，经历众政权相继的解体、分裂、重建，政府基本上为士族门阀所把持。这些家族占有大量土地，由依附者进行劳作；家族间互通婚姻；延续其家学传统，以从中获得的文化资本和技能占据高的官位。通过上述方式，这些世家大族保持其权势于不坠。六朝时期，政府通过九品中正制晋用士族，强化了士族原本便近乎垄断的权力、地位。隋、唐和唐中间过渡性的周（690—705；由被过度批判的女皇武则天统治）发展了科举制度，它在许多方面增大了士族精英的权力，但是也使越来越多的新兴家族的成员进入地方的行政体系与层级较低的各级政府。

士族在医学知识的传承与创造上发挥了关键作用。他们如此关注医学，原因何在？士族发展的初期，深受为人子须事亲尽孝观念的影响，尽孝包括侍奉双亲与列祖列宗，善待受之父母的身体发肤，并需要传宗接代、延续香火（对于生殖繁衍的医学认识，参见本章《治疗夫妇无子的先决条件》《养胎》《分娩》）。从时人的著述中可知，孝道的多面性把日常的保健活动、治疗、长生术和传宗接代上升为最受关注的课题。例如，北朝最有权势的崔氏家族的崔浩（381—450）撰写了《食经》；出生于南方名门望族的颜之推（531—约590以后），在其《颜氏家训》中专辟一节论述"养生"。颜之推还建议 70他的儿子们小心预防疾病，从居家救急的需求到基本的医学知识，颜指定子孙们读特定的医书，如皇甫谧（215—282）的针灸著作（颜之推1968）。

大多数士族门阀信奉道教，渴望成仙不死或者至少延长寿命，75为此他们需要通晓不同疾病的治疗方法。不过，他们将各种治疗视为生活的一部分。出身名门的葛洪（281—341）、陶弘景（456—536）均因道成名，其中陶弘景是著名道士，也编纂了涉及不同医学主题的医方。又如南朝著名医家，贵族出身的羊欣，著有《药方》，主张饮符水这种典型的道教疗法。一些重要的士族也师从沙门习医，76如出自清河崔氏的崔彧（北魏）在偶遇一沙门后开始行医。崔彧广收门徒，其中一些人日后成名，崔的后代也从医。

六朝时期，医学知识和技术主要在家族中传承，其次为拜师习艺，早期医学机构的官员也较为广泛地传授其知识。我们能从东海徐氏见到所有这三种传承模式。东晋（317—420）徐熙的医术得自一道士，自熙始，徐氏一门数代习医。宋、齐两朝，徐熙的许多子孙入朝为官，但他们也为皇帝、贵族和其他官员疗疾。徐氏家族的徐之才（492—572）创作了《徐王八世家传效验方》和《徐氏家传秘方》。这样的文献通常只在家族内传承，外人可能对书名有所耳闻，但几乎没有机会窥其全貌。然而，徐氏著作却出现在《隋书·经籍志》中，隋唐时期的重要医籍也引述徐氏家族的著作。东海徐氏尤以擅治伤寒、南方新为人知的"脚气"（见下文）、妇幼疾病，以及制作包括"金丹"在内的药物而名于世。他们也因流行于六朝士族间的五石散而闻名。服五石散后体温升高，故服药者须吃冷食，因此五石散又名寒食散。

及至唐代，许多官员对医学有浓厚的兴趣，因为他们随时会被贬谪南方。唐代官员多为北方人士，到南方后易染疾患，许多人死于新任所，甚至死在赴任途中。例如，王焘（约670—755）写道，在赴任途中，许多同路人病倒，不过幸亏有经方可查，他们最终痊愈。此事促使王焘写一本自己的医书，以备人们在急需时参阅，此书即为《外台秘要方》。

再者，石散的基本成分为矿物，可能有毒性。石散的应用范围很广，唐代许多官员都研究过它。王焘在《外台秘要方》中引述了几位同僚的著作，指出服石散的危险性，并介绍了如何解乳石之毒。一些官员解释了如何区分劣质和优质的钟乳石，他们在承认劣质钟乳石的危害性时，也记载优质钟乳石能使体内之气流动顺畅、心情放松。

商人、学生和使节

六朝、隋唐时期，许多商人、使节、学生和僧人来到中国，中国人也远涉异国番邦。旅人带来他们本国的药物和书籍，回国时通常也会带上中国的药物和书籍。例如，803年，新罗国（位于朝鲜半岛）特意遣使到长安抄写医方集；日本平安时代的医家丹波康赖成书于984年的《医心方》也引用了大量的六朝和唐代医籍。

中国医药与治疗史（插图版）

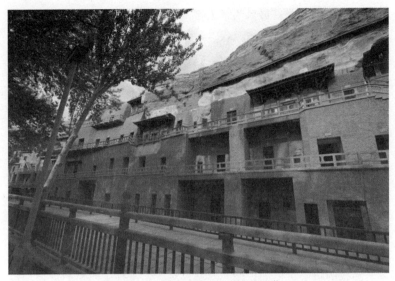

图 3.1　敦煌莫高窟。由范家伟提供

　　这一时期的本草著作（药材知识的汇编）包含了许多南亚和中亚的药物。我们知道，唐代至少有两部著作专门记述由海外传入中国的药物：波斯人后裔李珣的《海药本草》和郑虔的《胡本草》。由朝廷命人编修的《新修本草》中也有域外的大茴香、诃子、底野迦（也作底也伽）和各种香料（Schafer 1985）。底野迦由景教教徒传入中国，亦曾作为拂菻国（即拜占庭帝国）的贡品入唐（Schafer 1985，184）。行旅人主要通过中亚的所谓"丝绸之路"进入中国，敦煌是他们主要的中转站。20 世纪初现代学者在敦煌的洞窟里发现了大批封存的写本文献，其中有许多医学著作（Lo and Cullen 2005）（见图 3.1）。

佛教

　　《隋书·经籍志》中有三类医书很突出，它们反映了南亚对中国医药的影响：其一为与婆罗门教有关的《婆罗门诸仙方》《婆罗门药方》等；其二为明确指出源于佛教者，诸如《龙树菩萨药方》《龙树菩萨养性方》之类；最后为僧人撰写的医书，包括针灸、验方、解寒食散方面的著作（《隋书》）。

佛教发展壮大后，根植于佛教文本中的，如四大（土、水、火、风）和以因果报应解释疾病等医学观念，产生了深远的影响。在佛教文献中，人身由四大元素构成，若失调就会得病。每个元素可产生 101 种病，合生 404 种。此观点不仅出现于佛教文献，也出现在试图调和四大与五行学说的三部重要医学典籍中：巢元方（550—630）的《诸病源候论》，孙思邈（卒于 682 年）的《备急千金要方》和王焘的《外台秘要方》。孙思邈还在其著作中载录了佛教的治病咒语和印度著名医家耆婆的医方。

佛教的核心价值如仁爱、慈悲，对医学发挥了明显的影响，包括孙思邈在内的著名医家都强调它们在医学伦理中的重要性。例如，孙思邈提倡，"若有疾厄来求救者，不得问其贵贱贫富，长幼妍蚩，怨亲善友，华夷愚智，普同一等，皆如至亲之想"。他还建议，如果必须用动物入药，医家应该等它们自然死亡之后，或者到市上去买已死的（李景荣 1997）。

许多关于高僧的传记讲述了他们妙手回春的故事。例如，东晋时期中亚于阗的僧人于法开精通南亚医学，认为医学的用途有二，一为自利，二为利人。中土的僧人也发展了源于印度医学和本土传统的养生法。唐朝皇帝如唐太宗（626—649 年在位）、唐宪宗（805—820 年在位），召集天竺僧人为他们炼制长生不老药。具有讽刺意味的是，虽然一些僧人医术高明，但另有一些却因医术低劣而招致非难，致使唐高宗（649—683 年在位）禁止道士、女冠、僧尼为人疗疾。

佛寺提供慈善医疗与免费药物。唐代僧人道宣（596—667）胪列寺院应备物品时，包括了针灸之具，明堂流注、诸方、脉经、药诀、本草之书。储存大量药物的寺院有时发挥医院的作用，接收贫穷的病患。他们也照料有严重皮肤问题的病人，如癞病患者（"癞"是一种皮肤溃疡流脓的疾病）。

唐代佛教日益流行。寺庙坐拥大量田产，这使它们有能力建立、维持悲田院、悲田坊以治疗、留养贫苦病人。701—704年，虔诚的佛教徒武则天女皇敕建多所悲田养病坊。因为无须纳税，日益成长的寺庙财力终究破坏了国家的税收基础，于是唐武宗（840—846年在位）下令拆毁大寺庙，令僧尼还俗，将寺庙所拥有的田产、佃农重新纳入官府税收，悲田坊也改为养病坊，不再归寺庙管理。

佛家弟子还把医方镌刻在石碑上展示，以便让更多的人了解医学知识，使即便目不识丁的往来行人也能拓印。迄今尚存的有北朝晚期、唐初的《龙门药方》，勒刻在龙门某个洞窟的石碑上（见图3.2），共有大约140个药方，涉及内科、外科、妇幼疾病和癫狂等多 80

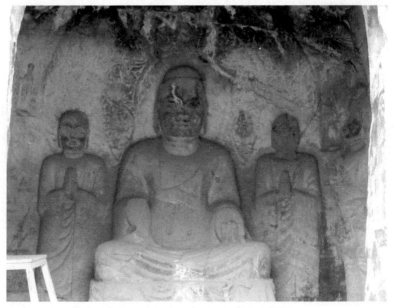

图3.2　龙门药方洞中的佛像。由范家伟提供

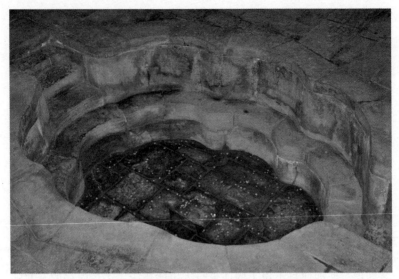

图 3.3　唐代长安华清宫中的温泉。由范家伟提供

个科。这些药方介绍了丸、散、膏、汤、油等的炮制，用的都是普通百姓也容易得到的药材。

佛教鼓励人们洗澡、刷牙，影响了个人卫生的发展。佛经举例说许多疾病通过沐浴而治愈，佛教徒也教导人们，沐浴能驱除体内邪风、调谐四大、延长寿命、祛病愈疾。在这些观念的影响下，温泉逐渐流行。郦道元（北魏人，卒于 527 年）在《水经注》中罗列了 38 处温泉，指出大多数温泉有疗疾作用。唐代，政府出钱维护公共温泉。唐玄宗（712—756 年在位）因与宠妃杨贵妃（719—756）在华清池共浴而声名狼藉（见图 3.3），后者作为酿成灾难性的安史之乱（755—763）的红颜祸水也在传奇故事中留下了恶名。

道教

81　　　　六朝时期，各种方士、教派的实践与宗教活动开始被认为具有一贯性的传统，即现今所知的道教。各本土教团与佛教竞争信众与

　　　　　　　　　　　　　　　　　　　　中国医药与治疗史（插图版）

支持者，结果导致他们一致地凸显与佛教的区别，而这反成为各教团的共通性。道教宗派祖师和学者，如刘宋的陆修静（406—477）和梁朝的阮孝绪（479—536），将这些分散的教团著作整理成集或分类，推动了这一进程。陆修静编辑了灵宝诸经，阮孝绪的图书目录将"经戒部""服饵部""房中部"和"符图部"都归类在"仙道录"之下。道教文本可能仅包含明确的宗教主题，如仪轨或入道前后的行为准则，但也可能包括本草、医方、符箓、驱邪、调息入定等行气法、导引、按摩等内容（见本章《服五芽》）。

汉末至六朝时期，天师道、太平道等教派具有的一个巨大的吸 83 引力是，它们声称能保护信徒，使其免遭当时动辄危及大量民众的疫疠之害。这些道派把疾病视为上天对于人类恶行的惩罚，疾病的防治法有告罪、悔过、诵经、祷告、利用起保护或治疗作用的符咒（林富士 2002）。有些道团禁止医学治疗，坚持要求信徒走净化道德一途，但是也有许多道团通过针灸和药物为人疗疾。

人追求神仙般超脱的过程与道教密不可分，为了成仙，一些信 86 徒试图用金、汞、丹、硫黄、含砷化合物等昂贵且时常具有毒性的物质炼制长生不老药。朱砂，一种长期与"气"的生成联系在一起的水银矿物，开始代表长生不老药和一般意义上的炼丹术。极其复杂、仪式化的炼丹过程通常被理解为扭转宇宙演化的进程，以及回归至原初美好状态的过程（Ware 1966；Company and Ge 2002；Pregadio 2006）。许多人死于服食丹药，包括多位皇帝，但其死亡也可理解为亡者的白日飞升，脱离尘世。及至唐代，"外丹"术完全内化，成了所谓内丹术，方术也转化为人的想象，即以人体为丹炉，在体内炼成长生不老药，而不是真的在体外炼制丹药（见第四章的《女道传奇》和第六章的《女丹》）。

道教的救赎，无论是旨在延年益寿、晚年安康，还是重在得道成仙，都建立在身体健康的基础上。医家和道家在许多方面互相借鉴，道士们编撰了两部最有名的本草著作：陶弘景的《本草经集注》和（唐）李含光的《本草音义》。隋唐的太医署设有咒禁科，运用和教授佛教及道教仪式。孙思邈认为就疗效而言，汤药、针灸、符印、禁咒并没有区别，并在其《千金翼方》中收入大量的辟邪之术。

88　　　道教仪式包括激活居于体内的神鬼，在道士的想象中，这些神鬼为身体的一部分，有的神鬼即职司脏腑功能的正常。道士们相信人自出生，其体内便不只有对人体有益的鬼神，也有相反者：三尸（虫），它们居于三丹田，上尸居脑宫，中尸居明堂，下尸居腹胃。除非鬼神虚弱，一般体内的鬼神都有利于健康。与之相反，三尸处心积虑地要致其宿主于死地，这样它们便可自由自在地享用人们献给祖先的祭品。为了使人早死，上尸竭力使人产生不健康不道德的冲动，如野心；中尸令人好食五味；下尸则令人好色。三尸一般在庚申日（见图 2.7）的夜晚出现。入眠时，人的内在鬼神世界与外在鬼神世界间的界线变得能相互渗透。它们会上告玉帝，言人罪过，以便减人寿命。因此，庚申日人们聚在一起守夜，互相帮助对方保持清醒，并举行仪式、服用药物，以除去三尸。唐以后守庚申在中国已不太常见，但是却流行于平安时代的日本朝廷，并延续至 20 世纪（窪德忠 1956，1961；Kohn 1995）。

医事管理

89　　　南朝设医官，但为时既短，职责复不明。北朝建立了组织合理、职能明确的医疗机构。隋唐袭北朝之制，设尚药局、太子药藏局和太医署。尚药局隶殿中省，专为皇帝和皇室成员提供医疗照护。尚药局有职衔最高的尚药奉御 2 人，其下为直长 4 人，侍御医 4 人，主药 12 人，药童 30 人，司药 4 人，医佐 8 人，按摩师 4 人，咒禁师 4 人，合口脂匠 2 人。药藏局属门下省，专为皇太子疗疾。唐代的药藏局有药藏监、丞、药童和典药各 1 人。

太医署的职责包括教授学生，为尚药局和药藏局提供药方。它隶属于太常寺，由太医令、丞主管，下有医学博士、针师、按摩师和咒禁师。太医署还另设药园，管理各州上贡的药物（Needham 2000）。博士及其助教教授医学生，医学生需定期参加考试和临床实习。诸医和医学生须试《明堂》《素问》《黄帝针经》《针灸甲乙经》《脉经》和《本草》，针博士以经脉孔穴知识教授学生，并传授"九针补泄之法"。

隋唐时期的医学机构从出身士族的医生中选拔师资教导大众医学，为医学知识的传承开辟了一条新路。隋唐医署的成立，得以广求医籍，藏于一处，使医官能写出更全面、综合的医学著作。隋朝的知名医著包括《诸病源候论》《四海类聚方》，唐朝廷则有《明堂 90 图》和《新修本草》。

唐玄宗和唐德宗（779—805 年在位）还效仿佛门方便更多人求医问药的做法，把比较简单的药方汇辑成篇幅不大的方书《广济方》和《贞元广利方》，"求其简要，并以曾经试用，累验其功"，确保"药必易求"。为了使《广济方》能更广地流传，746 年唐玄宗令郡县长官"选其切要者，录于大版上，就村坊要路榜示"。

隋唐时期官方医学的发展为医学学术的发展和传播提供了新的渠道。它将硕学名医荟萃一堂，允许他们阅读皇家藏书，鼓励他们著书立说，以为教诲各科学生之用。父传子、师传徒的知识，即便使用文本，仍有很大部分是以口头，甚至是仅可意会的传授为主。官方学校里的医学教育要求老师把知识正规化：将知识组织为清晰的课程类别；使知识系统化，以便清晰地传授给学生；详细阐明所授知识。正如唐玄宗和唐德宗编制方书之举，为了能有更多的读者阅读医书，医官也不得不生产较为简单的标准化知识。

医学著作

随着医书作者开始考虑触及更广层面的读者，以及教诲更大的群体，其著作透露给了现今的历史学者更多关于治病疗疾和日常生活的信息。与此同时，文本的新形式也产生和传播了新型的知识与医学实践。

方书

在此时期，实用的方书不断涌现。以炼丹术闻名的葛洪在撰写《肘后备急方》时，不同于以往漫无篇次的方书，而是采用了合理的结构，使该书更便于一般人参考。如前所述，一些虔诚的佛教徒和皇帝也为普通百姓编制、刻写、榜示了简便易行的药方，其中一些药方专治特定的疾病，尤其是南方的疾病，如瘴、脚气。一些则关注少儿和妇人的疾病，如《俞氏疗小儿方》《小儿经》《徐文伯疗妇人瘕》和《范氏疗妇人方》。

也许是因为有更多的少有个人联系的人开始阅读医学知识，医书作者有时强调某个医方是验方，许多医书还开始用"集验方"作为书名。唐太宗的宠臣李勣（594—669）得暴疾，验方云须灰可以疗之，唐太宗深信不疑，剪下自己的胡须给李勣做药。

除了供普通百姓参考的小型方书，这一时期还出现了许多旨在全面收集、整理医疗知识的医学著作，这种知识对博学的医家、认真的医学学者或官方的医学教师更有用。这方面的著作有隋朝的《四海类聚方》（共 2600 卷）、孙思邈的《备急千金要方》和王焘的《外台秘要方》。虽然《四海类聚方》已佚，11 世纪宋代政府刊印了孙、王二人的著作（见第四章），它们成了方书中的经典。这些书总计收集了数千个医方，从中我们不仅可以了解唐代的医学，也可以了解当时的日常生活。《外台秘要方》大量征引了六朝的医学文献，这些文献今已无传，许多内容赖此得以保存。

医经的整合与注释

方书主要记录合药疗疾的实用知识，很少探讨医学理论或病理，这一时期的医家主要仰赖于汉代遗留下来的医学典籍理解病理。六朝时期的医经有多种传本，但是隋唐的医学学者编纂、重整、注释了许多医学经典，产生了标准化的权威传本与诠释。

《隋书》列出了同一医经的不同传本。例如，《黄帝素问》有八卷本和九卷本，《黄帝甲乙经》有十卷本和十二卷本，《黄帝针灸经》有九卷本和十二卷本。古人著书卷数分合无定，后人亦根据个人偏好复为编次，同一医籍也常因师承不同而有不同传本。例如，南朝的全元起编纂、注释了《素问》，而杨上善（589—681）和王冰（约710—804）又先后编注了全本《素问》。王冰自称从郭子斋处得一秘本，据此他增补了据说在全元起的时候就已佚失的七篇大论。王氏还别撰《玄珠密语》一书，该书是玄珠子的《素问》注释本（玄珠子是一名道士，王冰师事之）。

本草

陶弘景说，历代名医用药悉依本草。一般而言，本草书记录草石虫兽等药物的名称、性（寒、热、温、凉）味（辛、酸、甘、苦、咸）、形态、采摘、炮制、主治。

西汉编纂的《神农本草经》被普遍认为具有权威性，但是本草知识也另有所出，而且相互不尽一致。三国时期的吴普在其《本草》

中引用了多家之说，包括神农、黄帝、岐伯、扁鹊、桐君、医和、李氏和雷公（范家伟 2004a），对药物性质的描述与《本草经》有不同甚至矛盾之处。许多本草书籍由医家个人根据各自的师承和实践经验撰写。陶弘景指出《神农本草经》共有"四经三家"，因为书中有后汉才出现的地名，此时距《神农本草经》表面上的成书时间不远，因此陶弘景推断张仲景和华佗曾经增订该书。其他的医者，如吴普（华佗的弟子）、李珰之也都曾修订该书。

　　陶弘景本人也对《神农本草经》进行了整理，编写了具有开拓性和影响力的《本草经集注》一书，除原书所载的 365 种药物，又增补了另外 365 种，并把药物分为玉石、草木、虫兽、米食、果、菜、有名未用 7 类。后世许多医家沿用了陶氏的药物分类法。

93

　　唐高宗令以苏敬为首的一众医官修订《新修本草》时，陶弘景的《本草经集注》是重要的参考书。《新修本草》成为官方的教科书和标准手册。唐律规定，医师不按《本草》为人合和汤药，导致患者死亡的，该医判有期徒刑两年半（鉴于鲜有民间医家能看到此书，该律令是否严格执行值得怀疑）。《新修本草》意义重大，因为它不仅是中国第一部官修本草著作，而且它统一了东汉以降的本草知识。

针灸

　　正如本草，针灸知识在悠久的历史中也是众说纷纭。魏晋南北朝时，影响巨大的针灸专著《黄帝明堂经》已有不少传本。西晋皇甫谧撰写了《针灸甲乙经》，在序言中自云集合了《素问》《灵枢》和《明堂针灸治要》三书之精要者。该书成为针灸学的标准文本和后世的重要参考书。

　　从《隋书·经籍志》中可以看出，魏晋南北朝时期的针灸孔穴知识有三个特点：第一，许多著作被冠以黄帝、明堂（在《黄帝内经》中，黄帝和岐伯在明堂里讨论经脉）之名。第二，这一时期的许多著作强调灸法，有时因认为它比针术安全而偏好使用。第三，针灸著作辅之以图很快成为标准做法。（见图3.4）张仲景、葛洪、陈延之均曾论及经、图相互配合的重要性，王焘亦云，经"论百疾之要"，图"表孔穴之名处"。

唐代，随着流通的针灸经图不断增多，医家之间的交流也越来 94 越多，针灸孔穴知识的歧异逐渐突出。医家用不同名称称呼同一孔穴，或用同一名称指称不同穴位，对于许多孔穴的生理作用也莫衷一是。而且，同一穴位常常指称不同位置。

甄权（约541—643）是隋唐年间整理了孔穴知识的著名医家，著有《针方》《针经钞》和《明堂人形图》，他编撰的《明堂人形图》

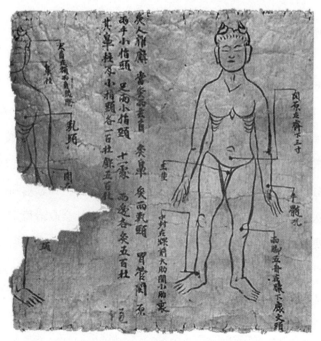

图3.4 敦煌《灸法图》。由大英图书馆提供

是孙思邈校订唐以前的针灸著作的主要依据。

及至孙思邈，他设法解决了唐代医家所面对的针灸孔穴知识混乱的问题。首先，孙氏重绘《明堂人形图》，分为仰人、伏人、侧人三部分。其次，孙氏提倡系统地把穴名与功能相联系，从穴名可以推知孔穴的功能，由此可不必分开记忆穴名与功能。最后，孙氏提出孔穴主对法，在穴名之下列出主治症。他还提出了"阿是穴"，即所谓"触穴"，直接在按触时病人呼痛处施针，而不是在功能相关但位置较远的穴位上施治。孙思邈的方法使未受过医学训练的普通人也能取穴治疗。他又提出"同身寸"法，以病人的手指为标准的度量单位，避免因古今度量衡差异及人高矮胖瘦不同而造成失误。与其说孙思邈是位创新者，不如说他是一位精明的组织者和推广者，他重组了一系列贯通的知识，这些知识成为后人常规的参考依据。

新的疾病问题

汉末至南北朝时期是中国比较寒冷的时期，通常称之为"小冰期"。它似乎使水旱灾害、恶性呼吸道传染病增多，死亡率之高异乎寻常（石田秀实 1992）。以前瘟疫一般被称作"疾疫"或"疫"，但是汉末和魏晋南北朝时期的医家对瘟疫更为留心，并做了比较细致的区分。葛洪把瘟疫分为伤寒、时行和温疫三种，孙思邈和王焘等后世医家沿用了葛洪的分类法。入唐后，不仅社会政治稳定，而且气候更温暖湿润。天下一统和医疗机构的设立，使政府对瘟疫的记录更有系统。从那些记录可知，636—658 年，北方的光州（今陕西、河南）与河东（今山西）地区爆发了瘟疫；790—891 年，南方的沿海地区也不时有瘟疫发生（Twitchett 1979）。

西晋末年，大量人口从混乱不堪的北方逃到南方的江东（今江苏、浙江）和岭南地区。这些移民从干燥的北方来到潮湿的南方后，很容易染患新的疾病：脚气病、瘴气病、蛊毒。脚气病的特征是得病后小腿首先肿胀，无节制的饮食有时也会使人罹患此疾（Smith 2008）。瘴气病和南方恶名远扬的环境有关，主要症状是发热。蛊毒则为一种腹中疾病，此时通常被认为与南方土著施用在外人身上的一种巫术有关（Feng and Shryock 1935）。

或许是因为科举考试的发展使读书求学日益重要，医学著作开始更加关注眼疾。唐代著名诗人白居易（772—846）和刘禹锡（772—842）都有严重的眼病。孙思邈列出了使视力下降的 16 个原因，"夜读细书""月下看书""抄写多年"是其中三个。南亚的医著如《天竺经论眼》《龙树眼论》曾风靡一时，其中的一些技术经过重新解释和改造后，被中国医学完全吸收。天竺传入的金篦术，又名金针拨障法，即为一个很好的例子。医家将锋利的拨障针插入眼膜缘或透明角膜，使内障脱离瞳孔，患者复明。该技术经过不断的完善后，直至现代，仍有医生吸收、使用这种方法（范家伟 2005；Deshpande 2000；文树德 1985）。

结论

3—9 世纪，医学知识不仅在汉室天下和重新统一后的隋唐帝国传播，而且也在中国和欧亚大陆的其他国家之间相互流传。这一时期还出现了一些积极发展、传承医学知识的新群体，如门阀士族、僧人道士和医学官员，他们通过教授医学、开业行医和著书立说创造了新的医学知识。汉代医经的新编注释本、方书、本草著作记录了这些知识，它们成为后世医生和学者的重要资源。隋唐的医疗机构、医疗救助政策和医学著作也为宋朝（960—1279）奠定了重要基础。

巫者

林富士

　　如第二章中所见，有汉一代巫、医虽然有共同的治疗方法，精英人士得病后依然巫医并用，但是"巫"一词越来越多地指卑微、贫穷、目不识丁的仪式性治疗专家。医家掌握了丰富的医学知识，和他们不同，巫者和当地特定的有限的疗愈传统联系在一起。因为背离了"高"的文化规范，巫者被认为离经叛道；因为巫者在当地颇有势力，他们可能会威胁到中央政府的控制，因此巫者偶尔既被文人学士和医家诋毁，又遭地方政府官员迫害。

　　中古时期，越来越多的佛道人士——他们也像文人学士和医家
那样通过文本树立权威——加入到辱骂巫者的行列，尤其是批评他们用"不洁"牲畜献祭，奉祀地方"妖邪"鬼神。但是正如医巫之间，佛道治疗者和巫也有共同之处：他们也认为鬼神可致疾，也都用符咒治病。巫、医、释、道的治疗仪式都有斋戒、吞剑吐火和斩杀妖魔鬼怪的表演，因此可能都具有戏剧性，光怪陆离乃至闹哄哄。

　　六朝时期的文献资料往往用"双重标准"描绘巫女，这种成见在许多文化中屡见不鲜：她们充满奇特的诱惑力，腐蚀青年男子的道德；或者，如下文不多见的带有同情意味的历史记载所述，她们柔弱而美好：

　　　　又诸暨（在今浙江）东洿里屠氏女（活跃于 481 年），父失明，母痼疾，亲戚相弃，乡里不容。女移父母远住纻罗，昼樵采，夜纺绩，以供养。父母俱卒，亲营殡葬，负土成坟。忽闻空中有声云："汝至性可重，山神欲相驱使。汝可为人治病，必

得大富。"女谓是妖魅，弗敢从，遂得病。积时，邻舍人有中溪蜮毒者，女试治之，自觉病便差，遂以巫道为人治疾，无不愈。家产日益，乡里多欲娶之。(《南齐书》卷55，960；林富士1994，45—46)

虽然巫者没有留下他们自己的文字，关于他们的记载也是以局外人的视角写就，而且通常怀有敌意，但是透过它们，有时我们仍能窥见巫者如屠氏女之流如何生活、如何治疾。在世界其他国家，部分治疗者因为灵魂出窍或神灵附体而获得能力，正如这些有意外之喜的治疗者，据记载中国的巫者往往也不是通过学习掌握特定的技能，而是因为神灵的召唤。此事常发生在疾病的严峻考验之后，而巫者对神灵只是勉强听从（Lewis 1971，59—89；Taussig 1986，261）。许 69多巫者是社会边缘人物，巫术使他们成为当地颇有资产，不可缺少有时甚至是很有影响力的角色。

治疗夫妇无子的先决条件

朱隽琪（Jessey J. C. Choo）

在不朽巨著《备急千金要方》中，孙思邈开门见山地谈论了中古时期应如何培养医者。他强调，凡欲为大医，不仅须精熟灼龟五兆、《周易》六壬，还应妙解五行、阴阳禄命，它们和熟谙医经同样重要。医家若无这些深奥的知识，"如无目夜游"（孙思邈 1992，卷1，1）。所以不足为奇的是，他给那些求子的夫妇的第一条建议是先知夫妻"本命"——每个人出生时天地赋予的不同命运。孙思邈坚信医药对那些命中注定无子的夫妇几乎无济于事，治疗的效果取决于每个人的天定本命。换言之，医药只不过让人回到与生俱来的状况而已。

因此，了解本命是防治生育疾病和孩子未来幸福的关键。孙氏云：

> 夫欲求子者，当先知夫妻本命，五行相生，及与德合，并本命不在子休废死墓中者，则求子必得……慎无措意。纵或得者，于后终亦累人。（孙思邈 1992，卷 2，16）

孙思邈劝告那些本命相合的夫妇避诸禁忌，如此，则所诞儿子"尽善尽美，难以具陈"。他建议夫妻不要在丙丁日（见图 2.7）、弦（每月农历初三、初七、初八、廿二）望（每月农历十五）晦（每月农历最后一日）朔（每月农历初一）、天地晦冥、虹霓地动和日月薄蚀时同房，否则，怀上的孩子会喑哑聋聩、癫痴顽愚、挛跛盲眇、多病短寿、不孝不仁。除了时间上的禁忌，孙氏也提出了空间上的忌讳：在某些地方交合——如三光（日、月、星辰）下的室外，神庙佛寺中、冢墓尸枢旁——会触怒重要的神灵或招来危险的鬼神。最后孙思邈下结论说，夫妻若交合如法，会有聪明健康的孩子投胎腹中，不然则有愚痴恶人来托胎中，使全家陷入不幸（孙思邈1992，卷27，490）。

孙思邈治疗夫妇无子的方法，体现了在医学训练及日常生活中从宇宙论的角度思考问题的重要性。

养胎

碧悦华（Sabine Wilms）

71   怀孕是孕育巨大希望的时候，但它也使人对母婴的健康平安心生忧虑。产前保健不只是家庭口头传统或文盲产婆的竞技场，有文化的医家也阐释孕期生理和胎儿的生长发育，提供"养胎"的方法。这一方面已知最早的著作是《胎产书》，原已散佚，但后来在公元前2世纪的马王堆写本医书中找到（见第二章；该书的英译见 Harper 1998，372—384）。另一部插图更详尽的重要著作是《产经》（5—6世纪），它和其他许多书籍一样已在中国失传，但因10世纪日本的《医心方》辑录了大量的中国医学典籍，该书的文、图遂得以存世（见图3.5）。

    《产经》的插图描绘了孕期逐月的发展变化。它们用简洁的线条
72 勾勒了女性的裸体，呈现了孕妇形体从双腿越来越粗到脊背弯曲、腹部隆起的总体变化，怀胎第十个月的侧面图强调了后两个特征。插图中的身体是透明的，绘示了通常情况下藏而不露的人体内部，由此我们可以看到腹中胎儿（从一个小圆点逐渐进化为猴状，最后变成人的模样）和身体结构特征，后者似为示意每个月与养胎有关的脏腑。几条对称的红线把子宫中的胎儿和头、颈、四肢上标注的许多穴位连在一起。

    补充说明的文字除了按月介绍胎儿的发育情况、孕妇的饮食、行为宜忌和养胎的经脉，还指出了孕期的哪个月不能对身体上标注的哪些穴位进行针灸，以免伤及胎儿。由于对经脉循行径路的描述和图像上红线的位置不一致，因此学者们对于那些红线是否用来和文中所提经脉相对应，即是否为进行针灸的经脉尚有争议。一些学
73

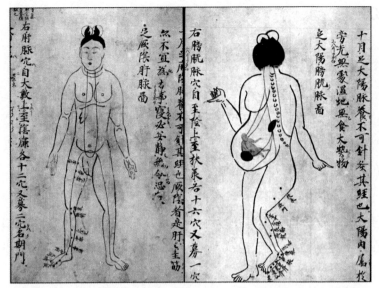

图 3.5 《产经》妊娠一月图与妊娠十月图。真柳诚（Mayanagi Makoto）以令人信服的证据指出，《医心方》的编纂者根据《产经》绘制了这两幅图。虽然插图中的红线可能为日本编纂者所加，但是像这样的黑色线描图似为中国的原图。世界堂图书馆画卷（Seikaido Library scroll），1145 年。由李建民提供

者主张，那些红线甚至可能为该书的日本编纂者所加，因此它们反映的是日本的针灸或妇科学传统。因原中文文本已佚，也没有同一时期的其他关于孕期的描述，所以该争议尚无定论。

中古的方书如孙思邈的《备急千金要方》，根据五行学说把孕期的每个月和五行、脏腑联系在一起，详细描述了胎儿的生长发育，提供了防治孕期疾病的医方，它们补充了《产经》中的内容。

在"养胎"问题上，早期和中古时期的医家受到的古典医学的熏陶使他们留意整个孕期的生理变化、保持和增进健康的方法，而不局限于疾病的治疗、日常卫生问题，尤其是饮食卫生。从他们将其知识系统化的方式，以及专为产前保健和分娩著书立说来看，他们对这些问题格外重视。

分娩

李贞德

在传统社会，分娩可能是女性最重要的经历。对女性产前、产时和产后行为的规定，让我们更加了解了这一时期的医学以及女性在父系社会的角色。

虽然更早时候的建议各不相同，但是到 8 世纪，医书开始强调妊娠的最后一个月和产后的第一个月尤为关键。这些医书建议妊妇在怀胎的最末一个月服用一些"滑胎"丸散，促进顺产。它们还指导妊妇的家人根据"产图"准备生产的场所。这些产图指示了设帐、向坐、埋胞的适宜地点和方位，不同的月份有不同的布局（见图3.6）。人们相信强大的神灵出入于房屋内外的不同地方，分娩时须

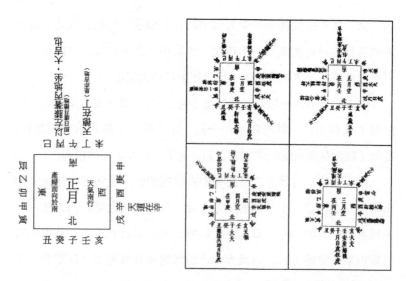

图3.6　左图:《产经》（6 世纪）十二月图（正月），陈晓昀绘制，见李贞德《女人的中国医疗史》，2008，82。右图:《外台秘要》所收之 7 世纪"崔氏产图"（正月至四月），见王焘《外台秘要》，1964，927—928

避诸神所在（和诸神）。虽然有时医书会强调某些神奇的接生技术，但是大多数医书也警告，对神灵言行失检会殃及母子。

　　6世纪后由男性撰写的医书有时指责女性助产者的干预草率、多余，但其实大多数分娩是在女性，包括产妇本人及其女性亲属和产婆的合作下顺利完成的。产妇通常蹲坐生产，她们或者抓住系好的绳子，或者由产婆抱腰相助（见图3.7）。

　　出现复杂情况，如胎儿臀先露时，应对办法包括手工操作和采用仪式性的技术，二者均注意父亲在分娩中的重要性和父、母、胎儿之间的感应关系。医家用指甲刮或针扎的方法让胎儿自己调转身体，他们还把父亲的名字写在胎儿的脚底，以便让胎儿顺利出来。基于胎儿应认识父亲，医家会将丈夫阴毛以朱砂合成丸药让产妇吞服，认为胎儿会因此调整运动的方向，手执丸药而出。

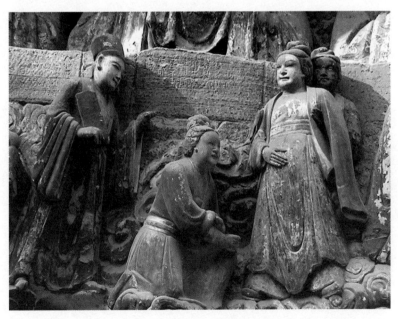

图3.7　反映直立式生产体位的12世纪四川大足石刻。由李贞德提供

75   产后的第一个月，刚为人母者不能和社会接触，隔离她既是由于她需要时间康复，也由于她会染污他人，因她在生产时出血，或是因她的角色从妻子转换成了母亲。不过，这种限制确实给了产妇休息的机会。医书说，亲朋会送珍贵的滋补食品给她"补养五内"，"非庆其儿也"。

中国医药与治疗史（插图版）

服五芽

李福（Gil Raz）

　　发端于 2 世纪晚期的道教通常不采用针灸、服药等医疗手段，认为这些技术不过是治疗次要症状的手段。医家和道士都接受相关的宇宙论，认为天人相应，但是中古时期的道教发展出了更深奥的观念去解释、处理错综复杂的把人、道相连的模式。对道教而言，健康不是最终目标，而是更高的救赎性目标"成仙"的重要基础。因此，通过发散气这个世界上最轻最基本的物质，谋求与"道"合一，道教产生了各种各样建构宇宙的表现、进程和模式。通过与"道"的微妙而精密的力量的相互作用，人体小宇宙才能和大宇宙协调一致，最终成仙。道教的炼气方法包括服用金石草木的饮食养生、性修炼和炼丹。

　　但是，道家最基本的修炼法是吸食天地之气（生命的元气），然后通过人体小宇宙，使气在体内循环不息。这些做法中最流行的是服五芽，五芽是五方初现时最有威力的天气，和五行神秘的时空配属有关。服五芽会使道家修炼者回到宇宙初始的混沌虚无状态，由此改善身体，弃绝五谷，获致神仙的力量与能力。

　　中古时期的道教文本保存了服五芽的若干方法，在《老子中经》中即有最早的五芽服食法之一。《老子中经》提到了五方之气的名称及五芽的来源（见表 3.1），这些神秘的津液其实是舌头经过复杂而精确的活动后产生的唾液。道教认为人体内住着许多神仙，服五芽的最终成就是驭制诸神，促其活动。修炼者除去体内伺机损害身体的"三虫"后，三神正气自安定，如此，"即神仙不死，玉字金名，乘云而上升"（《老子中经》，卷 18，22 ）。

表 3.1 《老子中经》的五芽

五方	东方	南方	中央	西方	北方
五芽	青牙	朱丹	黄气	明石	玄滋
饮液	朝华	丹池	醴泉	金液	玉饴

　　《洞真太上青牙始生经》保存了另一种有趣的五芽服食法：男女年十二以上、十五以下者共同修炼，可使二人"与神同一"，最终与"五帝交游，逍遥三清也"。此处的"五帝"指五方天帝，"三清"为气所化，是道教的三位至高神。

　　　　　　　　　　　　　　　　　　　　　　中国医药与治疗史（插图版）

天贼与疾病

夏德安（Donald Harper）

唐代中央的太卜署有掌"发病"占的卜博士、卜正等，太医署 ⁸⁴ 则设咒禁博士一人。虽然唐代精英人士的疾病观和公元前一二千年的先人已不相同，但是疾病与神鬼世界的联系始终盘旋在中古时期人们的脑海中。某些疾病似乎是神鬼世界进行干预的结果，这种干预也可能表现为人类的其他灾难。占病（iatromancy），即通过占卜和有关方法诊断、治疗疾病，目标在于确定什么鬼神作祟，然后用祭品、符箓禳灾却害。

1900 年，在甘肃敦煌一个封存了近千年的洞窟中发现了一批写本，其中有大约 12 件占病类写本。这些写本的作者是占病专家，目的是让普通人在日常生活中应用。它们为我们了解大众对疾病与医学的认识提供了宝贵的证据，原先肯定包括在中古时期的医学文本里。写本中最长的一件有 309 行、12 项内容，卷尾题名为《发病书》，抄写时间是"咸通三年"（862）。伯希和（Paul Pelliot）在敦煌得到了这份写本，如今它（编号 P2856）保存在法国国家图书馆。

《发病书》中的一个例子生动地展示了中古时期中国人如何用占病之术诊断和治疗疾病，其第 5 项内容根据十二地支（见图 2.7）把疾病释为鬼神干预的结果。它的开头部分指导读者断定何日得病，然后画出得病日的鬼的形貌，用朱砂制符箓，拘制鬼神。子日的第一个鬼名为"天贼"：

> 子日病者，鬼名天贼，四头一足而行，吐舌，使人四支不举，五藏（脏）不流，水肿大腹，半身不随（遂），令人暴死。 ⁸⁵

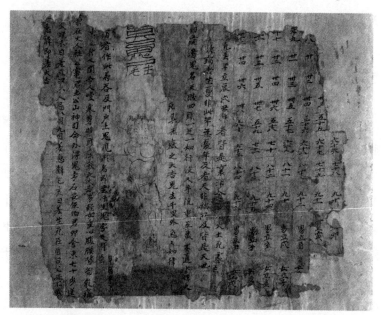

图 3.8　斯坦因（Aurel Stein）在敦煌发现的中古写本中的天贼像与驱天贼符。现藏于大英图书馆，由大英图书馆提供

以其形厌之即吉。此符朱书之，病人吞之，并书著门户上。急急如律令。

抄写符箓的人留出空白，以便画上十二个鬼，但却从未画出鬼形。幸运的是，天贼像与驱天贼符保存在了斯坦因在敦煌发现的另一份中古时期的写本中，此物现藏于大英图书馆（编号 S6216）（见图 3.8）。

鬼神形象与符箓常常和中古时期的道教联系在一起，不过敦煌写本《发病书》中记录的占病术其实起源于道教出现前已流传的宗教活动。天贼其名其形及驱天贼符，均来自这一古老宗教的核心。《发病书》和其他占病类写本不仅向我们展示了日常的宗教治疗，同时也揭示了中古医学知识的重要方面。

86

孙思邈

熊存瑞

据史载，医学家、药物学家、道士孙思邈主要生活在关中地区，
和唐初的朝廷往来密切，但是他也多次对官爵固辞不受。孙思邈的
医学方法可谓兼收并蓄，他把长生之道——包括饮食养生、呼吸吐
纳和炼丹术，和传统的药物治疗、针灸融为一体。不过正如《黄帝
内经》中所讲，孙思邈也强调通过合理饮食、锻炼和讲究卫生保持
健康、预防疾病的重要性。

在孙思邈的多部著作中，最为人熟知的是《备急千金要方》，此
书因"人命至重，有贵千金"，故得名。作为中国最早的疗法百科全
书，该书在中国医学史上的地位独一无二。《备急千金要方》成书于
652年，共计30卷232门5300余方。在该书的绪论中，孙氏提出了
行医的基本原则，包括医学伦理、治病、诊候、处方和用药。正文
部分，他特别关注妇科和儿科，也论及外科、时疫、中毒和其他急
症的治疗等等。

大约30年后，很可能是在去世前，孙思邈完成了《千金要方》
的续篇《千金翼方》。该书共30卷2000余方。《千金翼方》的一个
特别宝贵之处是总计收录药物达853种，它按照本草著作的惯例，
介绍了草药的药性、产地、采摘和应用。

孙思邈的治疗方法和对健康的追求反映了道教的影响。他曾入
四川峨眉山炼制"太一神精丹"。太一是古老的星神，常被认为是
北极星或上天，而在道教中，太一也指宇宙的本初状态，是"道"
本身。太一神精丹令人想起流行于唐皇室的长生不老药。孙氏还在
《千金翼方》的《禁经》卷中描述了驱邪仪式和禁咒，其中有一些可

能来源于道教。

　　在中古中国，南亚国家的观念和方法，包括一些神秘的做法，对中国的医学产生了很大的影响。孙思邈的著作提到了天竺国的按摩法和佛教典籍中的治疗方法，其中一些驱邪法原为梵文，据说这会加强其驱邪除魔的作用。孙氏的医学方法亦植根于天人感应的宇宙论，如其将四季和人体四肢，五行与五脏相比附、相联系。孙氏著作中一重要观点为：正如受灾地区可以得到救援，人体的疾病也可以治疗。在此我们亦可看到这种宇宙论的影响。

　　孙思邈在世时即因才能卓异、博学多识而声名远扬。他为后世留下了医学著作这笔宝贵资源，最后他成为富于传奇色彩甚至是神圣的人物，被后人尊称为"药王"。

第四章　宋金时期

艾媞捷

相较于唐朝，宋朝的疆域缩小了，中外交往也减少了，而面临
的外患更多了。唐亡后的数十年里，没有一个政权能够一统江山。
东北部，契丹族的耶律氏统一了东北地区和蒙古的部分地方，后又
夺取燕云十六州，建立了辽国（907—1125）。鲜卑族的拓跋部曾统
治北朝（386—581）的北魏、东魏，其后人在西北建立了西夏政权
（1038—1227）。几十年间，不同的统治者相继在南方建立十个国家，
在北方平原成立五个政权。五代的最后一个朝代后周收复了南方大
部，960 年又为宋所取代。12 世纪 20 年代，女真族推翻了辽的统治，
又占领北宋领土，建都立国，国号大金（1115—1234）。宋室将都城
从北方的东京（开封）迁往南方的杭州（更名为临安），偏安于南方
一隅，直到为元朝（1206—1368）所灭。史家称沦亡于金人之手的
宋王朝为北宋（960—1127），南迁之后者为南宋（1127—1279）。

伴随王朝兴替而来的是战祸，由于农田抛荒造成的饥馑，以及
极可能是因难民和军队四处流徙而蔓延的瘟疫。虽然社会动荡不
安，但是 10—13 世纪的人口是唐朝的两倍，部分原因或许在于宋朝
的政局相对稳定，农业、商业有所发展，包括药物的专业化生产与
贸易。宋朝也扩展了包括医疗保健在内的济贫事业，不过和营养充
足、生活安稳相比，那些政策对人口的影响或许不大。印刷术的发
明和读写能力的提高使医学著作的印刷出版突飞猛进，影响社会流动
的障碍减少了，推动了新型治疗者的出现，如精英儒医和道家雷法驱
邪师。

医事管理

在金人占领北方的领土之前，宋朝中央政府和地方官员比前人更希望通过中央集权的国家政策，包括医疗救助和医学教育，促使社会发生变化。医事管理的发展发生在几次著名的变法期间，是变法的一部分，如 1043—1045 年的庆历新政、1069—1085 年的王安石变法以及宋徽宗（1100—1125 年在位）重新起用王安石变法的拥护者期间。但是，这些著名的变法运动只不过使国家进一步参与医疗事业，而这一点在宋初已经很明显。虽然以国家为中心的社会问题解决之策总体而言到了南宋已不得人心，但是 12 世纪 50 年代国家医学机构再度扩充。

政府有责任保证人民的物质利益，这种责任与社会改革不可分割，它也是决定医学的作用的理论基础。在最早的儒家思想中，这种责任通常包括轻徭薄赋、自然灾害发生后蠲免赋税。至少从汉代开始政府就在瘟疫期间临时向黎民百姓施医送药，但是直至宋朝才成为定制。实际上，百姓需要赈济被视为统治的极大失败：从宇宙论的角度说，自然灾害是上天对暴政的回应；从道德上说，瘟疫是上天对恶行的惩罚；就实情而言，瘟疫是国家缺乏远见的后果。因此唐代有一官员以其有损于儒家统治的基础而反对国家的医疗救助。但是，正如我们在第三章中所见，佛教机构强调慈悲为怀，建立了悲田院等为穷人提供医疗服务。晚唐和宋初散布医书与药物的政策，尤其是宋代的医疗慈善机构，在许多方面采用了佛教的模式（Scogin 1978）。

医事管理的革新主要表现为发展了从中央到地方的医学政策和医学机构（设立医学校，医疗救助常规化），创设了提供医疗服务（药局和病坊）和负责刊印、发行医书（校正医书局）的新机构。宋朝也希望通过医书和医疗救助改变南方流行的疗疾风俗。

100

　　　　　　　中国医药与治疗史（插图版）

制度建设

存世最久的政府医疗机构是那些专为皇家治病疗疾者。宋朝保留了唐代的太医署，至 992 年已易其名为翰林医官院，并增其职掌，如编纂、刊印医书。医官院隶属于翰林院，后者又统天文、书艺、图画局。1044 年以前，医官院选用人员似乎是临时性的，之后作为庆历新政的一部分，翰林医官开始从官员中选拔（梁峻 1995，99—100；宫下三郎 1967，139；傅维康 1990，220）。

宋承唐制，亦设太医局负责教授医学、临床实践和选拔医家为政府服务。医学生须为自己的同学、诸营将士和京城居民治病，根据疗效评其等第。庆历新政中，朝廷令各州均设"医学"。1083 年，各县也开始发展医学教育。[1] 唐代医学生的名额为 40 人，宋太医局起初以 80 人为额，1060 年增加到 161 名，1076 年又增至 300 名。1076 年，医学分科从 9 科增加到 13 科，包括妇科、小方脉（幼科）、针、灸。国家的医学教育鼓励术业有专攻，这一点有助于某些领域的理论发展。以妇科为例，女性的身体开始从理论上被认为血（阴气）盛气（阳气）衰。在此基础上，即便是与传统的女性问题如妊娠无关的疾病，其治疗也因病人的性别而有异。虽然后世不赞成这种疗法上的区分，但这一方法很重视月经的调节，将其作为女性健康的基础（Furth 1999，59—93）。无独有偶，在幼科方面，曾执教于太医局的钱乙（1032—1113）发展了小儿疾病诊断法，把小儿言语能力有限、身体柔弱的情况考虑在内，强调从面部和眼部诊察小儿的疾病，而不是通过问诊或脉诊。钱乙还主张医家考虑小儿

101

---

[1] 宋朝把行政区划分为路、州、县，县的人口约为 1 万至 1.5 万。11 世纪的鼎盛时期，宋朝共有 24 路，约 300 个州 1500 个县。中央政府分设安抚司、转运司、提刑司、提举常平司管理诸路。州、县长官分别叫作知州与知县（Hucker 1985，45—46）。

的生理差异，指出小儿"脏腑柔弱，易虚易实，易寒易热"（熊秉真2005，36）。

在宋朝教授的医学各科中，用得最多的或许是瘟疫的诊治，瘟疫爆发后太医局的医学生要提供帮助。992年，宋太宗（976—997年在位）下诏赐太医钱五十万，用于购置药物，并令太医署选良医十人，沿路为京城居民诊视，从而使京城的医疗救助常规化（《宋大诏令集》1962，卷219，842）。同年，宋太宗还恢复了唐代在各州设置的医博士（《唐会要》1991，卷82，1806；冈西为人1969，713—720）。

宋代的地方官似乎更积极地投身于瘟疫期间的救助活动。曾几度出任地方官的苏轼（1037—1101），在世时因积极兴修公共工程，造福百姓而誉满天下，至今仍因其文学作品和书法而享有盛名。1089年苏轼在杭州做官时，杭州爆发了瘟疫，苏轼开了一剂名为"圣散子"的药，熬煮后分给百姓饮用。苏轼声称，此药方得自一神秘过客（苏轼1908—1909，卷24，11）。苏轼还为杭州居民创办了一家医院，三年内收治病人千余名。苏轼借寺院之力开展施药、疗病等活动，并取佛教中西方极乐世界之义，将医院命名为"安乐坊"（Hinrichs 2003，121；Scogin 1978，32）。1098年，朝廷效仿苏轼之举，令各州设养济院，为当地无力自存者提供食宿，布施药物。1103年，养济院或居养院有了比较稳定的经费来源，扩大了规模，收留了更多人。而且，这些救助机构并非季节性存在，而是全年运转。宋朝还取法苏轼的安乐坊，设立医疗慈善机构"安济坊"。安济坊配有厨舍、病房、医师，另外还有四名管理人员（Scogin 1978，32—35）。

在王安石变法期间，国家开始涉足药业。1076年，朝廷扩充了太医局，同年又创立"熟药所"。在熟药所内，管理与制药由不同的部门负责。熟药所收购药材，炮制成药物后以低于市场价的价格在京师公开出售，出现疫疠时还免费施送药物。和主要根据医生开的药方为每一位顾客抓配生药的商业性小药店不同（见图4.1），熟药所主要出售根据标准化药方配制的丸散膏丹（梁峻 1995，86；宫下三郎 1967，141；Goldschmidt 2009，123—128）。

102

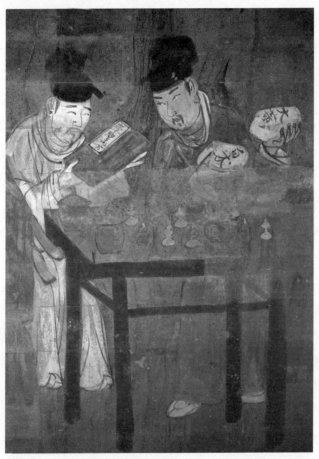

图 4.1 两名伙计站在摆满药罐的桌后，一人查阅《太平圣惠方》，另一人双手各托一袋大黄和白术。2009 年陕西韩城发现了宋代墓葬，此图即为墓室壁画的一部分，似为描绘包装药材，供市场出售的商业性作坊。2010 年 11 月笔者亲往韩城，拍下此照。在此亦感谢陕西省考古研究所

1085 年，新皇即位，当权者反对变法，改弦易辙，废除了许多新法。1076 年设立的医学十三科又改回到九科，不过针、灸依然分立（梁峻 1995，99—100；宫下三郎 1967，139；傅维康 1990，220）。徽宗当政后的 1103 年，朝廷重新启用变法派，把太医局更名为"医学"，医学生的名额也恢复到 300 人（傅维康 1990，220；宫下三郎 1967，139）。宋徽宗时期，京师的熟药所增加到 7 所，各州也增开了多家药所（宫下三郎 1967，141）。1107 年，朝廷将熟药所现成的方子刊刻成书，名为《太平惠民和剂局方》。1113 年又令诸路设医学，医学生的名额以 733 人为限。1120 年，因为宋金交战，所费不赀，熟药所和医学又缩小了规模。1136 年宋室南迁后，在新的都城临安（杭州）设立了 5 个熟药所，杭州正是以前苏轼创办安乐坊和施送圣散子的地方。之后的几年各路相继开办熟药所，1151 年达至顶点，竟有 70 个（宫下三郎 1967，139—141；傅维康 1990，226—227）。

通常情况下疫疠期间除了开展常规的救助，还以刊印方书，指导人们如何用药为重要的补充，熟药所尤为如此。出于类似的目的，宋朝也印行本草著作，介绍药物及其性状。除了扶持熟药所，宋朝也试图通过刊行医学著作在全国传布、形塑医学知识。如果没有印刷术，这一目标也能达到，但是印刷术为医学著作的广泛传播打开了方便之门，或许还推动了这一过程。正如医疗救助，这些医学著作到了更多的宋朝百姓之手。

医书的刊印

在欧洲历史上，印刷术通常被视为划时代的发明，因为它极大地加快了思想的传播，促成了精英文化和大众文化的革命。毫无疑问印刷术推动了唐宋时期的历史变化，但是相较于欧洲，其兴起更有渐进性。在中国，印刷术是对一些古老技术的完善：在公文上加盖官方印章；用木印制作符箓；用纸拓印碑文。真正的印刷术，即用雕版翻印文本，被认为最早出现于唐代的印制佛经之举，因为复制佛经可种善因。10、11 世纪，五代与宋朝开始利用印刷术，11、12 世纪印刷术被用于商业目的。印刷术刺激了包括医学著作在内的现有文献的复制，以及面向更大市场的新书籍的编纂。103

已知第一部朝廷敕修的医学著作是 610 年由巢元方等编撰的疾病分类学专著《诸病源候论》，而在之后的 350 年里仅出现了 2 部本草著作和 2 部方书。相比之下，宋朝立国后的 200 年里，中央政府就编撰、颁行了 16 部医学经典的权威本，刊印了 18 部新医书，地方政府也另外刊刻了医书 24 本。（Hinrichs 2011）。104

宋朝的开国君臣尚在南征北讨、建立新政府时，朝廷已着手刊行医书。在统一全国，对人民实施集中管理的过程中，他们也将医学知识和医疗救助收归中央统一管理。因此，宋初敕令编纂医学百科全书并刊行天下，在全国境内博采医药学知识，并晓谕重要部门知悉。在纷飞的战火中（979 年灭北汉），宋太祖（960—976 年在位）不仅刊印了一部新律法，而且敕令编纂《开宝新详定本草》（973 年纂成，次年重订并重印）。659 年成书的唐代《新修本草》载药 850 种，而《开宝新详定本草》中有药物 983 种（文树德 1986，47，55—60）。一如书名所示，宋政府力图修订一部详尽的权威著作。

宋朝第二个皇帝太宗最为人知的或许是重文轻武、加强了科举考试的客观性。宋太宗本人搜集了历代医方，并下令在全国各地搜求医方，然后委派一群医官对这些医方进行整理，历时 10 年，编成卷帙浩繁的《太平圣惠方》。唐代敕修的《广济方》和《广利方》各为 5 卷，而《太平圣惠方》共 100 卷，载方 16834 首。该书沿用了巢元方在成书于 610 年的《诸病源候论》中确定的疾病分类法，每门之前均以巢著之说述介病源。朝廷将《太平圣惠方》镂板刻印，每州颁赐两套。也正是在此时，朝廷下诏诸州各置医博士"掌"之。这些医博士在为本州官民提供医疗保健服务时，可能会以《太平圣惠方》为参考，而宋太宗也令医博士为想抄写《太平圣惠方》的官民提供方便（冈西为人 1969，713—720）。

宋朝还专门编修供医学校和考试用的医学文献。翰林医官院编修了汉、隋三部医经《黄帝内经素问》《黄帝八十一难经》和《巢氏诸病源候总论》的权威传本，1027 年由国子监刻版刊印。同年，医官院还刊刻了翰林医官王惟一（活跃于 1023—1031 年）的《铜人腧穴针灸图经》（成书于 1023—1026 年之间）。不同医学流派对经脉和穴位的位置莫衷一是，但该书提供了标准化的权威针灸图谱（见图4.2）。王惟一制造的针灸铜人由胸、背前后两件构成，内雕脏腑，外

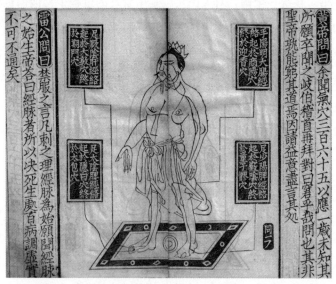

图 4.2 经络之起点。图中注记从右上角起依次为：手阳明大肠经、足少阳脾经、足太阴脾经、足厥阴肝经。金人于 1186 年重新刊刻了王惟一的针灸著作，并更名为《新刊补注铜人腧穴针灸图经》，此图即出自金刻本（清宣统元年［1909 年］贵池刘氏影金刻本）。图片由李约瑟研究所提供

　中国医药与治疗史（插图版）

刻经脉，其上镂有穴位，穴旁刻题穴名。考试时，以黄蜡封涂铜人表面的孔穴，其内灌注水银或水。学生用针扎入，若取穴准确，水银或水就会流出（Goldschmidt 2009，31—37，208 注 67）。12 世纪末，太医局还为医学校编纂刊印了更专业的书籍，如《小儿卫生总微论方》《太医局诸科程文》（冈西为人 1969，1053—1059，1351—1354）。

　　校正医书局成立后，1057—1069 年间国家刊行医学书籍达到了高峰。医书局刊行的书包括当时最大的本草著作《嘉祐补注神农本草》，该书探讨了 1084 种药物，并配有大量插图（文树德 1986，60—68）。不过，校正医书局大部分的工作是收集、整理、刊刻汉唐以来的医学典籍的权威版本（见表 4.1）。宋以前，这些医书通常通过辛苦的手抄缓慢地流传，不仅难得一见，而且有不同传本。宋代的官刻本医书在不同医派和国家医学藏书馆之外广为流传，我们现在看到的许多校订本都是宋刻本（Sivin 1993，196—215）。宋朝通过由官方刊刻某些医书，赋予了它们医学经典的地位，使它们成为具有医学传统的权威性的基础。官刻医书的刊行也使原先模糊不清的观念更广泛地传播，从而引发深刻的理论变革。

表 4.1　校正医书局校正、刊刻的医书

医书局刊刻的时间	作者，书名，卷数（原编纂／写作时间）
1057 年之后	《黄帝内经太素》，30 卷（前 1 世纪）
1057 年之后	《灵枢经》，12 卷（前 1 世纪）
1057 年之后	皇甫谧，《针灸甲乙经》，8 卷（256—282）
1061 年	《嘉祐补注神农本草》（补充修订 974 年编纂的《开宝本草》而成），21 卷（部分内容赖其他著作引录得以保存）
1062 年	《本草图经》，21 卷（1096 年重印；旨在与《嘉祐补注神农本草》配套使用；部分内容赖其他著作引录得以保存）
1064—1067 年	孙思邈，《千金翼方》，30 卷（682）
1065 年	张仲景，《伤寒论》，10 卷（205）
1066 年	孙思邈，《千金要方》，30 卷（652）

1066 年	张仲景，《新编金匮要略方论》，3 卷（205）
1066 年	张仲景，《金匮玉函经》，8 卷（205）
1067 年	《重广补注黄帝内经素问》，24 卷（前 1 世纪）
1069 年	王焘，《外台秘要方》，40 卷（752）
1069 年	王叔和（201—280），《脉经》，10 卷（约 280 年）
1069 年	皇甫谧，《黄帝三部针灸甲乙经》，12 卷（256—282）

注：本表根据冈西为人《宋以前医籍考》（1969）编制。

如我们所见，宋朝由太医局、熟药所和医博士开展医疗救助的制度逐渐常规化，为此须收集整理医学知识。百科全书式的本草书和方书虽然于此有益，却不便于日常使用。校正医书局重新刊印的医学经典以理论探讨为主，虽有助于医药人才的培养，但也不实用。虽然医书局也刻印了中古的一些小型方书，但是其中许多医方被认为不合用于"当世之疾"。为了满足需要，1080 年，精简的 10 卷本《太医局方》刻版印行。这些出版物反映了生产医学知识的不同途径：刊印本草著作和百科全书式的方书是一项包容性的计划，志在囊括所有可以获得的知识；校正医书局整理、刊印医经则具有排他性，确定了何为正统知识，同时对医学治疗和非医学治疗的区分也达到了前所未有的程度；而印行《太医局方》是个实用性计划，它为了实际应用把医学知识变得简单易懂。

108　　徽宗朝通过一系列的文化、宗教和常规机构（包括上文所言熟药所的增设），营造了皇权赫赫的景象。宋徽宗即位后，开始了又一轮雄心勃勃的书籍刊刻，上述三种类型的医书均刊行天下。在实用性医书方面，1107 年，即增设熟药所后不久，药局编纂了《太平惠民和剂局方》，全书共 10 卷。不久后该书流传开来，甚至在宋亡后的很长时间内仍行销于世。至于有包容性的医书，徽宗时共刊印了两部：一为 1116 年增订的《政和新修经史证类备用本草》，该书原为私人撰述，约成于 1080 年之后，1108 年经修订后刊印。全书 30卷，收载药物 1748 种，为前所未有之多（文树德 1986，70—77）。一为编于 1117 年的《圣济总录》。正如奉宋太宗之命编修，992 年成书的《太平圣惠方》，《圣济总录》也是一部百科全书式的方书，共 200 卷，是《太平圣惠方》的两倍。其图文均有增补，并增加了约四分之一的医方，宋徽宗在序言中自夸该书"无不悉备"。最后，关于具有排他性的医学经典，宋徽宗不仅仅推崇经典文本，而且亲撰权威著作《圣济经》，阐述理论原则（冈西为人 1969，794—816，794—811）。

改革南方的疗疾风俗

宋初的医事管理还有第四种做法：传播医学知识以达到移风易俗的目的。虽然上述三种模式的医书刊印与医事管理总的说来也是为此目的，但是在南方任职的官员仍致力于改变南方的风俗，并专门为此颁行文献。要理解这些政策，我们必须先考虑广阔的历史背景和促使人们转而关注南方风俗的具体原因。

帝国晚期，长江下游以南的江南地区是文化发达的经济中心。现在，中国南方大多数省份的人们虽然可能说闽南话或吴越方言，但他们都认为自己是中国人（汉人或华人）。尽管现代人通常从种族或民族的角度看待彼此的不同，在帝国时期，至少文人精英却根据文化行为区分人。他们一般不以出身论人，而是认为人可以被教育、礼仪和道德所化。文人精英受教育的机会多，因此提升道德的能力和责任也更大。平民百姓虽然可能目不识丁，但也能以精英为榜样，听从他们的教诲。宋代的精英通常把长期接近传统的文化、权力中心，受其积极影响的北方村民，视作真正的传统规范的象征，而把那些远离中心、生活方式不同的人们，包括南方的黎民百姓，看成

109

是野蛮人，而且离北方的政治文化中心愈远，其野蛮程度愈高。他们崇祀的神祇被斥为"鬼"，宗教祭师则被视为"巫"（如"巫医"一词中的巫，含有奇特怪异的贬损之意）。他们的风俗，包括疗疾实践，被形容为"有毒""被玷辱"了（Hinrichs 2003；关于作为治疗者的巫觋，另见第三章的《巫者》）。

宋以前，偶尔有官员努力改革南方人的风俗，一个常见的方法是驱使人们信奉正统的神灵，如被神化了的因征服南方而闻名的将军。一些官员也忠告南人临事勿找当地的巫觋，甚至捣毁其祠庙。正如医疗救助，有宋一代改革南方风俗的运动不仅旗帜更鲜明，次数更多，更有创造性，而且开始将重心放在疾病的处置和医学知识上。宋代的官员不仅关注南方人的"尚鬼"之俗，而且关注他们的（1）信巫不信医；（2）不知医，不事医药；（3）因害怕传染，弃病人于不顾。其中第一点通常被视为后二者的根源。

宋朝立国后到12世纪，南方州县发生了零星的几起事件。1023年，朝廷对巫觋问题的关注达到了前所未有的程度。是年，洪州（在今江西）知州夏竦（985—1051）上奏说他取缔了洪州1900余户巫师，相当于每87户中即有1户为巫师。他捣毁淫祠，勒令巫师"改业归农，及攻习针灸方脉"（Hinrichs 2003，45），并希望国家宜有"严禁"。于是，朝廷下诏严惩：

> 师巫以邪神为名，屏去病人衣食汤药，断绝亲识看承，若情涉及陷害，及意望于病苦者，并共谋之人。（Hinrichs 2003，25—26）

110　　此诏书将981年朝廷禁巫令的范围扩大到整个今四川地区，由此涵盖了整个南方。当然，尽管当地的治疗者以及他们服务的人民没有留下他们自己的文字，但可以肯定的是他们不会认为自己信奉的神灵是"邪神"，他们乐于把病人被污染的衣服处理掉，明白屏去病人食物、汤药自有道理，认为巫师是在关心、帮助他们，与陷害、阴谋无关。

观点的分化冲突是如何出现的呢？在地方上，疫病大作时官员们施送汤药，以济民瘼，却听说当地人不会领情，因为巫觋告诉他们神灵不许，于是矛盾冲突产生了。官员们认为有此忌讳实因无知，但是其实这种做法不一定局限于未受过教育的南方百姓。把疾病作为上天惩罚的道教文献也告诉病人，进食、服药会影响康复，要恢复健康，必须净化自我、祷祝。由于地方巫祝也采用道教的祈禳之术（Davis 2001），因此他们可能也持类似观念。道教传统朝着不同的方向发展时，也吸收民间的做法，仪式性治疗期间禁食可能就是其中之一。

不过，在官员们眼中，民众拒进汤药（有时由官员个人出钱购买）是对其权威的极大冒犯，如夏竦所言："奉之（巫师）愈谨，信之益深。从其言甚于典章，畏其威重于官吏。"（Hinrichs 2003，44）官员们扩展了国家的职能，在瘟疫期间开展救助，却遭到了人们的抗拒。地方巫觋被官员们厌憎，不仅因为他们是崇奉非法神灵的祭师，还因为他们是仪式治疗者。

官员们的反应很有创造性。宋征服了在今四川省的后蜀不久，一名地方官为了扭转当地人对医药的偏见，派人抓来巫师鞭笞了一顿。当地百姓认为那些巫师侍奉的神灵会降罪于他，因此为了强调他的权力更大，几天后这位官员又把巫师鞭打了一顿。数十年后，又一位四川知县因当地民众不愿接受医疗救助，特遣吏煎药，强制患者服用。他上奏曰此举全活者十之七八，于是当地人始知信医药。111除了早在971年已有地方官规劝民众有病就医并分发汤药外，974年

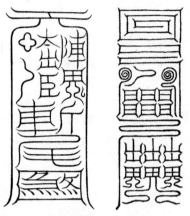

图4.3 官刊医书和道教文献中的符篆。左为《圣济总录》中的符篆，"门上安之斩温鬼"，出自赵佶《大德重校圣济总录》（1300），1813，卷195，71a，由哈佛燕京图书馆提供。右为"老君镇宅攘瘟符"："床上"。出自路时中《无上玄元三天玉堂大法》（1126），见《正统道藏》（1444—1445），1926，卷24，17

朝廷又诏令全国。国家也设法让民众利用医书，尤其是方书，以使人们求治于医药而不是巫觋。例如，某些情况下，医方被刻于木石，列于衙门左右，也有一些官员编写、刊印新的方书并直接发到巫师手中（Hinrichs 2011）。

南方另一个令人忿恚的重要风俗，即不和病人接触，现在我们看来是合乎情理的，对南方"愚民"，还有许多——或许甚至是大多数——宋代文人学士而言也是合理的。我们知道，宋代至少有一家病坊将病人分隔在不同的病室，以避免传染。预防传染的方法甚至出现在了孙思邈的《备急千金要方》和由国家刊行的方书，如《太平圣惠方》和《圣济总录》中。这被认为是巫觋使用的方法——"门施符咒，禁绝往还，斥远至亲，屏去便物"——在宋代的道教和医学文献中也记述颇多；"咒禁"甚至是宋代医学的主要科目之一（见图4.3）。而且，道教和医学文献皆视传染病为鬼怪作祟所致，这一点再次表明南方的黎民百姓与文化精英的行为有共同之处（Hinrichs 2003，130—202）。

如果仪式性治疗及隔离病人不是官方医学或者精英在生活中非112 常厌恶的事情，那么为什么官员们要革除南方的这些风俗？这是因为，虽然这些做法比较普遍，但是离弃病人破坏了家庭成员、街坊邻里团结互助的理想，而这些是国家合法性与统治的重要基础。我们可以看到，官员们不仅消极地试图移风易俗，也积极地描绘

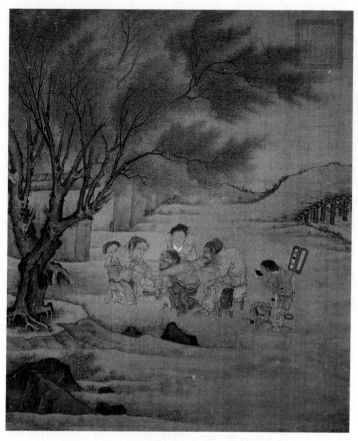

图 4.4　李唐《村医图》。现藏于台北故宫博物院

他们力求创造的世界。11—12 世纪初，在医疗救助、医学教育和医书出版发展的同时，描述平民百姓幸福生活的趋势也越来越明显——人民生活幸福，正可以说明朝廷宣传的风俗陶冶了他们的身心（Cheng 2003；Cheng 2011；Hammers 2002）。12 世纪初宫廷画家李唐（1066—1150）就描绘过乡村游方郎中医治病人的场景（见图4.4）。画中没有被隔离的病人和巫师的驱邪仪式，相反我们看到病人的亲属和邻居满怀同情、齐心协力地帮助病人，在病人忍受艾火烧灼的疼痛时按住其手脚，使其不能动弹。游方郎中施灸的正是国

家颁行的《铜人腧穴针灸图经》中标出的部位，其徒弟正试图把膏药吹凉，以便贴在灸后产生的水泡上。这一幕发生在村子围墙边的空地上，而不是黑暗、封闭的病房里。从郎中简单、破烂的衣着可以看出，他收费低廉。

虽然人们主要从道德的角度抨击对病人的隔离，南宋的一位学者程迥（活跃于 1163—1176 年）却是从医学角度提出了该问题。他撰文质疑传染的观点，不足为奇的是，他把隔离视为南方的风俗，并认为巫师难辞其咎。程迥自己的出发点是对传染的畏惧会对家庭造成破坏，一些官员则专门对左邻右舍对病人家庭唯恐避之不及、亲属弃病人于不顾等进行了谴责。著名理学家朱熹（1130—1200）反对程迥之说，认为传染确实会发生，不告诉人们这一点会使他们不再相信官员所言。他建议告诉人们，即使疾病会传染，也应该把恻隐之心和道义置于个人利益之前，这样等于给他们上了道德一课。于是，人们常常更多地从道德而不是医学的角度来探讨传染问题（Hinrichs 2003，203—226；Hinrichs 即将出版的新作）。

另外，到 11 世纪中叶——令巫师攻习"针灸方脉"的规定以及汤药的施送、方书的传播都是在扬医学治疗、抑仪式性治疗——选择特定类型的医方来传布，推动了认识和治疗瘟疫之法的产生，即，如果说某种方法对传染不完全怀疑，那么就将其置于治疗的框架之外。校正医书局 1065 年刊印的东汉时期关于伤寒瘟疫的专著，即张仲景的《伤寒论》，有助于阐明和推动这样一种方法。在《伤寒论》中，张氏没有关注疾病的传播问题，而是根据《素问》中提出的太阴、少阴、厥阴、太阳、阳明、少阳三阴三阳六经来分析伤寒的治疗。后来虽然有一些瘟疫，尤其是温病，被视为有传染性（病因是鬼神作祟），但医书的作者还是把伤寒的传播归因于外部的气候因素，而不是人与人之间的传播。伤寒派还把疾病和《内经》中所说的生理机能紧密相连，这种机能在更早时候的方书里有时显得含糊不清。

医书局刊印《伤寒论》后的十年里，为了革除地方陋俗，有两名官员召集医家编纂了伤寒方书。因为当地民众信巫不信医，淮南的一名县尉编撰了《伤寒救俗方》一书，其目的——改革习俗——在书名中显露无遗。该书还被刻在了石头上。在赣南做知州的刘彝（1017—1086），也在专论伤寒病的《正俗方》中阐明了类似的宗旨。不过，除了让民众了解《正俗方》，他也改巫为医：

> 尽籍管下巫师三千七百余人（相当于每 26.5 户即有一名巫师），勒各授一方，以医为业。（Hinrichs 2003，37—39）

几乎可以肯定这些巫师都不识字，他们如何处理刘彝的《正俗方》，文献资料没有告诉我们。但是，对于刘的同僚及地方精英而言，禁巫运动使巫术疗法与具有典范性的医学相对立，其开展加深了异端与正统的治疗之间的界限。

虽然单凭文盲的普遍存在就使人怀疑这些针对南方疗疾习俗的运动是否能直接影响南方的黎民百姓和巫师，但是他们也可能会发现，在读书人，包括文人和医家当中，应者日多。11 世纪后，总体上国家不再是社会变革的中心，官员抵制巫师的运动也变少了，但是地方士绅精英却捡起了这根接力棒（Sutton 2000）。在医学领域，由于校正医书局刻印了张仲景的《伤寒论》，伤寒成为理论和治疗的焦点。书中的方法是古典医学理论系统地发展为药物疗法的基础（Goldschmidt 2009），它还逐渐和五运六气学说相结合，后者也吸收了三阴三阳概念，关注疫病的预测和治疗。在宋徽宗统治时期出版的医书和官方医学课程中，五运六气学说占据了重要位置（Despeux 115

2001；Goldschmidt 2009）。

国家出版方书的榜样鼓励了医家和文人（多产的苏轼为其中之一）私人收集、刊刻医方。他们的行为推动了医学知识的传播，不太客气地说，也提高了自己关心民众福祉的名气。医学在国家治理中的突出地位，以及珍贵的新医学文献的进一步流传，激发了文人的兴趣。这种兴趣一开始只是文人学者的业余爱好，但是后来逐渐成为做官和教书之外的另一种选择。

身份结构与医学

虽然中古时期的一些贵族精英利用医学专业知识谋取了一官半职，但是在很大程度上他们只对照顾家人和自己感兴趣，无意以医为业。我们必须在身份结构发生了划时代变化的背景下，认识宋代精英对医学的浓厚兴趣。虽然任职资格依然是精英和平民之间的主要分界线，但取得资格的条件已经改变。

从汉末至唐，几个互通婚姻的世家大族把持了要职。在中央集权的隋唐时期，他们的财富、权力、声望愈来愈紧密地和朝廷相连，所以当唐朝覆亡后，他们实际上也不成气候了。与此同时，非贵族出身的读书人逐渐被吸收到政府，尤其是省一级的管理机构中。因此，宋代立国之初就有比较庞大的多样化的文官队伍，其中许多人在五代十国时期已因为善于处理军务或文书而被启用，而不是因为家庭背景。宋太宗尤其因重文抑武、扩大科举取士而闻名。同时朝廷也加强了考试的客观性，例如，重新誊录考卷，考生的姓名改用代号，如此一来，考官就认不出考生，也就无法徇私舞弊。这些措施使读书成为获得精英身份的关键，因此"文人"一词逐渐等同于精英。它们也为日益增多的人才走上仕途打开了方便之门，所以到了 12 世纪，许多医家让自己的儿子读书、应试，最后跻身官场。与此同时，因为僧多粥少，文人通过考试谋得一官半职的
机会也在按比例减少，因此我们看到越来越多的官宦子弟将注意力从中央政府转向服务乡里和联姻活动。因为这个原因，社会历史学家经常把南宋、金至清代的精英称作"地方士绅"。除了把注意力转向地方，地方士绅精英也开始从事其他行业，行医即为其中之一（Hymes 1987）。因此之故，医者与文人的社会距离缩短了。而且他们还经常互相往来，阅读、援引彼此的著作，并互为对方的著作作序（Hinrichs 2003，109—114，125—128）。

12 世纪初，宋徽宗已用"儒医"（scholar-physician）一词，这是文字记载中首次提及"儒医"，指的是一类学生——精通医学的儒生，徽宗希望能把他们罗致于新扩充的医学（Goldschmidt 2009，56—57）。"儒"，虽然此处译为"scholar"，但在英语中常常译作"Confucian"（儒家）。不过在"儒医"一词中，"儒"并不一定指有明确的儒家取向或背景。之后的数十年里，"儒医"既指学识渊博或品行端正的医者，也指从医的文人。南宋时期，尤其是在入仕与执教的主流出路更少的金代，所谓的儒医在今天常常被称作"辨证"的经典病理判断方法的基础上发展了疾病诊治法，某些情况下他们和在药局及其刊印的医书中占主导地位的标准化疗法针锋相对（Furth 1999，65—66）。这些医家把五运六气学说用于遣方用药，他们不仅要把握病人生理状况的微妙变化，以便做出诊断，而且要根据干支、天气变化、地理位置进行推算，以便根据药性决定药物的配伍。

这些博学多才的医家往往把一些动手的实践，如针灸、正骨、小手术、皮肤病的治疗、按摩和仪式疗法等，踢给名声不大、被贬为（正如过去医家通常被贬损）手艺人的从医者之流（梁其姿

2003c，383—386）。然而，受过良好教育的世医，包括一些被文人学者认为是从手艺人跃升为儒医的医家，则坚持不拘一格的行医风格。例如，医书著者张杲（活跃于1189年）交游广泛，父祖均业医，他力主大多数治疗秘不可言，尖锐地反对当时占上风的简单务实的治疗（这一点在大多数官私方书中都很突出），并对五运六气学说进行了理论简化（Hinrichs 2009）。

虽然大多数医术依然在家庭内部传承，但越来越多的有理想的医家购书研读，或者外出师从名医。他们大都拜多人为师，但是在金代，受当时的理学影响，一些人开始只投一人门下，由此形成了不同的医学传承（梁其姿 2003c，386—396）。

大众的疾病处理方式

医学领域的这些变化既是因身份结构、统治方法的改变而产生的，也是由随之而来的贸易模式的改变，人口的增长和流动所造成的。9、10世纪的战争毁坏了北方的平原，致使人口因死亡和向南方迁移而减少，南方人口增多。北方移民逐渐和南方人融合（期间不无冲突），开荒种地，发展农业。第二波人口迁徙出现在12世纪金人占领中原之后。宋室迁都杭州，兴建宫室、衙署，发展配套服务，因此吸引了更多的人，也加快了周边地区的发展（斯波义信 1988）。到12世纪，人口和经济中心已从传统的北方心脏地带转移到江南。主要通过福建泉州港进行的海外贸易继续增长，推动了道路、桥梁等基础设施建设和面向市场的农业、手工业专业化生产——包括药物生产——的发展（Clark 1991）。

商业的发展使得商业中心和城镇数量激增。小集市是定期开放的，而在大一点的城市中心，经营批发和零售的区域都已发展起

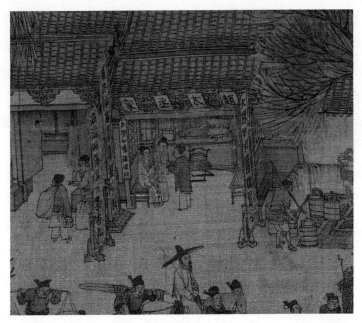

图 4.5　张择端（1085—1145）《清明上河图》中汴京的药铺。现藏于北京故宫博物院

来。涌现出了有坐堂医生的药店。在药物生产和销售的基地四川成都，每半年举办一次药市，商人们可以买卖当地种植的和进口的药材（斯波义信 1970，49）。走街串巷的草药商和治疗者到城里和定期集市上兜售药品、为人治病。

　　正如李唐的画作描绘了乡村生活中田园牧歌式的正统治疗，充满生气的城市生活也进入了帝国关于国家繁荣的想象。长卷《清明上河图》（11 世纪末或 12 世纪初）正是这样一幅宫廷画，它描绘了从宁静的乡村到生机勃勃、激动人心的汴京市场的日常生活。画中有两家药铺，一为正面全景（见图 4.5）。较后的那家药铺竖立的一 118 块牌子上说能"治酒所伤"，呼应了画中别处可见的饮酒主题。一块小一点的朝前的牌子则称能治"五劳七伤"，即过度放纵与过度劳累引起的疾病。另一块牌子提到了肠胃病，但也可能指酒食无度。和这些牌子的主题以及李唐画作中呈现出的巨大痛苦形成对比的是，药铺里一派安宁——宛如一个安静的岛屿，但实际这是在忙碌的大街上。一位医生在静静地检查坐在母亲膝头的小孩，他们身旁站着一名婢女。画中有两块牌子暗示这家药铺和官方有关，一块为"太医出丸医肠胃药"，另一块挂在门口的匾额说明药铺为"赵太丞家"所开，这就把繁华景象和国家医学政策的涓滴效应直接连在了一起（周宝珠1997，88，95—104）。

119　　　虽然原始资料的含糊不清和不一致使我们难以确定这一时期的疫情变化，但是上文所述的人口和社会经济模式的变化使许多学者推测宋代的传染病比以前多。货物和人口频繁流动，且又集中在城市，可能会使疾病传得更远更快。北人南迁后接触到了南方的疾病，无论是他们的免疫系统或是他们的治疗方法，都使他们没有做好对付这些疾病的准备。无论瘟疫自身的发生率或严重性有无增加，对瘟疫的创新性应对确实有所增多。我们已提及，官私医学都关注伤寒和五运六气说，二者都主要涉及瘟疫的治疗。

　　在南方，尽管有许多北宋官员反对，大众利用仪式对付包括瘟疫在内的疾病还是盛行不衰。其实，新的道教的治疗和驱邪活动出现并传遍南方，尤其是自12世纪以来（Davis 2001）。瘟神崇拜风行于这一时期，最流行的是五瘟使者和十二值年瘟王。五瘟使者和五行有关，十二瘟王被认为是值年太岁的下属。举行瘟醮时要抚慰这些神灵，驱邪仪式的高潮部分是让载有瘟神像的船漂走或烧毁。这类醮的确切起源尚不清楚，不过似乎是源于端午节放逐龙舟的仪式。端午节为每年阴历五月初五日——五瘟使者的生日——旨在预防夏季爆发瘟疫（Katz 1995，49—57）（见本章的《瘟神崇拜》）。虽然一些官员努力废巫兴医，但是在许多方面大众的驱邪仪式和节日依然

121　很有生命力。道士、和尚在许多受欢迎的节日举行仪式，不只是平

民百姓，文人学士也经常请他们治病。就个人而言，后一类人出于精神和健康原因仍在继续修炼强调凝神调息和内视的道教内丹。此时，"外丹"的典型事物丹药已全无市场，但是外丹的语言却渗透到了内丹术，最明显的是，炼丹、丹药、丹药中的常见成分丹砂都有同一个"丹"字。内丹的上清派尤为流行，金代又兴起了重要的道教新支派，全真教（见本章的《女道传奇》）。

医学遗产

除了元朝的地方医学和医户制度（见第五章的《医学与三皇庙》），宋以后历朝通常缩小而不是扩大医事管理的范围。然而，它们的许多影响今天我们仍能看到，东亚国家的"药局"一词即来自宋代的熟药所。除了考古发现和日本保存的著作与残本，校正医书局刊刻的医书依然是我们了解宋以前医学的主要资料来源。医书局重刊张仲景的著作后引起了医家对伤寒的兴趣，这种兴趣持续了数百年，催生了一个重要的医学流派（见第六章的《温病学派》；另见第七章）。官私医学刊本广泛流传，在东亚各国被重印、征引或根据当地医疗情况修正（见第五章的《宋代医学刊本与中古日本医学》和《朝鲜医学汇编：许浚〈东医宝鉴〉》）。

虽然巫觋直到今天仍活跃于中国大地，但是有学问的医家也更加普遍。在后来的朝代，随着文人出仕变得愈加困难，医学一直是可供选择的重要职业。儒医继续发展有个人特色的医术，世医子弟有时也谋得一官半职，这两类人并不总是判然有别。商业的发展、读书认字水平的提高以及印刷业的更广传播，持续不断地把民间的瘟神崇拜，驱邪的节日、仪式，以及经典医学知识的影响传往各地。

瘟神崇拜

康豹（Paul R. Katz）

宋代，南方新的道教礼仪活动吸收了瘟神崇拜的内容，这样的过程反映了道教和公共宗教传统之间由来已久的相互交融。在此过程中，道教一直竭力收编、改革，甚至消灭所到之处遇到的各式信
仰与仪式。虽然道士们付出很大努力要扫除地方淫祀，但我们也发现，许多情况下他们也不情愿地接受了他们憎恨的曾经试图毁灭的异端神祇。

神霄派的例子能说明这种相互作用。神霄派产生于宋，后来对道教的信仰与实践产生了重要影响。虽然我们不清楚神霄派的起源，但是其发展反映了道教与中国南方本土宗教传统的持续互动。大多数道教史强调林灵素（1075—1119）等主要神霄派道士在北宋徽宗朝的重要性，但是这一派也在道教和整个中国南方地方信仰之间的互动中扮演了重要角色，驱疫之神温琼就是一个例子。温琼又叫作温元帅，已知最早的温琼传即为神霄派大师黄公瑾（活跃于1274年）所撰。黄及其同侪似乎在一些最古老的温元帅庙的兴建上发挥了关键作用，也通过以驱逐瘟船为特色的仪式将温元帅崇拜推而广之。他们还把温琼视为一个为天庭尽忠尽职、富有同情心、勇于自我牺牲的英雄。

下文节选自黄公瑾于1274年撰写的温元帅传记：

> 温将公忠正直，既为岳神，永护玄帝香火，岳帝嘉之。一日，北帝降下瘟药千丸于东岳，敕令遗使行瘟……（岳帝召琼行瘟）琼奉命领药，再三以思：一丸之药，杀及千人，千人之

死，害及于千家。况气候传流，借毒行疾，又在此外余殃及人……不若我以一身以代千人，救得无限性命，又何所恨。乃仰天面北，一吞而尽。须臾腹痛身热，不可支持，乃焚香直诣岳帝前，变作一大猛鬼，奏闻其事，俯伏待罪。适北帝敕下催督检察，岳帝只得直述温琼不职之罪，奏闻北帝，遂下右胜院督过。玄帝嘉其用心，保明奏上，乞赦琼之罪。北帝可其请就，劝令专奉玄帝命，令阐化诛魔，由是威名愈震。（英译文见 Katz 1995，87—88）¹²¹

女道传奇

戴思博（Catherine Despeux）

　　宋代，几位女冠因为美德或得道而扬名。1294 年左右撰写的一些圣徒传记为大约 15 名宋代女性立传，其中有 7 人为宋徽宗时人，宋徽宗以支持神霄派而闻名（苗善时，卷 7，11b—12a），之中又以下列二人特别引人瞩目：一为曹道冲（1039—1115），她是已知唯一一位注《道德经》，并曾获宋徽宗敕封的女性；另一位是全真七子之一的孙不二（1119—1182），全真教是当时最重要的两大道派之一。

　　曹道冲，字希蕴，赐号清虚文逸大师，受箓于阁皂宗所在地阁皂山（位于江西）。阁皂宗从道教灵宝派传衍而来，1097 年已被正式承认。阁皂山的主要宫观崇真宫有道士数百人，许多文人学者也不时造访，其中一些人素有诗名，也了解内丹（卿希泰 1994，123—128，194—195）。曹氏的《老子注》保存在宋朝知名学者，包括宋徽宗和理学大师朱熹在内的注释集（《道德真经集注》）中，虽然曹道冲在其非常传统的注释中简要地提到了一般的内丹术，但对于女性如何修炼却未著一字。

　　孙不二所属的全真教产生于金人统治下的北方，它所教的内丹术相对简单，打坐法则与佛教禅宗相似。许多地方小团体，其中有一些为女性团体，都在全真教的大宫观中修道。全真教的几位祖师——包括孙不二上了年纪的丈夫马丹阳——经常吟诗劝说这些妇女提高自己的贞洁（Despeux 1990，127—138）。

　　后世曹道冲和孙不二的名声益隆，成为传奇人物。清代，她们开始被尊为当时出现的女丹功法的掌门，以及内容多为扶乩的著作的作者（Despeux 1990，83—155；Despeux and Kohn 2003，129—174）（另见第六章的《女丹》）。

宋代医学刊本与中古日本医学

安德鲁·戈布尔（Andrew Edmund Goble）

984年《医心方》成书后，在近三百年的时间里，日本的医学著述 123
比较沉寂。贵族世医对其文化资本的保卫限制了知识的传播，他们对中
国医学的发展也毫不熟悉。但是，从 13 世纪开始，由于中日两国僧侣
开辟了知识交流的新路线，并且利用了宋朝印刷革命的成果，情况发
生了很大改变。至 14 世纪初，中国刊印的书籍的唾手可得使医学知识
广为传播，知识的中心从贵族转向了僧侣，日本医学的工具大大增多。

镰仓极乐寺设立了当时日本最齐全的医疗设施，僧医梶原性全
（1266—1337）在寺中行医数十年。极乐寺为真言律宗的主要寺庙，
该宗供奉文殊菩萨，以慈善和安养病人的活动闻名。极乐寺的医疗
设施包括药师堂、疗病院、癞宿、药汤室、药房、悲田院、治马所，
此外至少还有一处地方未指明其功能，但有可能是门诊处。极乐寺 124
每年医治数千名病人。

梶原性全的著作反映了宋元医学在日本的影响，其历时两载
（1302—1304）而成的《顿医钞》用日文撰写，长约 3000 张叶子，
载方 1400 首，提到了至少 55 部中国医籍。成书于 1327 年的《万安
方》用汉语写就，长约 6800 张叶子，收方约 3100 个，提到了大约
270 部中国医籍（见图 4.6）。《万安方》是 17 世纪以前日本人撰写的
内容最丰富的医学著作，书中提到的许多著作在性全参考过的其他
著作中也引用过，因此看起来他确实接触过其中大约 80 部医书。这
是一个巨大的数目，而且它们都是宋元医书。相比之下，性全只提
到了三部日本的医学著作，其中之一为《医心方》，但是性全在多大
程度上参考了该书还不能确定。

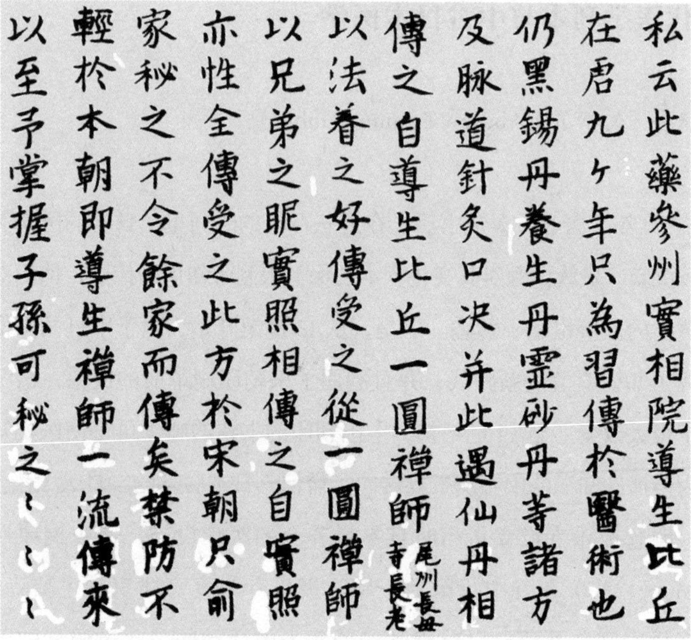

私云此藥參州實相院導生比丘
在唐九ヶ年只為習傳於醫術也
仍黑錫丹養生丹靈砂丹等諸方
及脉道針灸口决并此遇仙丹相
傳之自導生比丘一圓禪師尾州長母寺長老
以法眷之好傳受之從一圓禪師
以兄弟之昵實照相傳之自實照
亦性全傳受之此方於宋朝只俞
家秘之不令餘家而傳矣禁防不
輕於本朝即導生禪師一流傳來
以至予掌握子孫可秘之〻〻〻

图 4.6 梶原性全《万安方》(1327)，卷 52，1398，叶 52—134，52—135，科学书院（Kagaku Shoin）版。由安德鲁 · 戈布尔提供

性全接触了大量的中国医籍，《万安方》和《顿医钞》中出现的著作是珍贵的窗口，透过它可以窥视中国医学完整的动态。最有代表性的是官方药局编撰的医著，如北宋的《太平惠民和剂局方》，元代刊印的《圣济总录》和《御药院方》。性全还有几部著作专论某科，如儿科、妇科、热带疾病，另有一部创新之作探讨的则是病因和陈言所撰的有理论新意的《三因极一病证方论》。他还辑录了中国南方的许多实用手册，那里是中日互相往来的主要地区。性全收录的最后一类文本犹如昙花一现，在中国不是已佚失就是很快便默默无闻了，但是它们出现在性全的著作中，表明性全或提供医书的人是根据当时的名气而不是依据“传统”的感觉选择了它们，传统这个概念或许还没有完全形成。

性全的旁征博引和评注证明他通晓中国医学，了解新的医学专业领域，试验过大量医方，而不止他列出的数千个。广泛涉猎中国刊印的医籍使他得以评论他看到的日本医学的缺点。例如，他声称日本的医生由于无缘得见那些医学刊本，凭猜测开方用药。他力图纠正产前和产后护理中的错误做法，如不愿为孕妇开药，女性生完孩子后一周内不得躺倒或睡觉。

126

首先，性全传布了新的治疗方法。例如，他确定了某种以前被当作婴儿营养不良的疾病，需要通过改善饮食来治疗。老的医书用温性药物治疗呕吐，但是性全宣传刚传入日本不久的医书中推荐的与之相左的方法，认为呕吐本身是由热引起。其次，他掌握了又新又准确的技术信息，如药方中使用的度量衡的标准或变化，或对原先不精确的本草知识的修正。最后，他大大改变了药物的形态。性全在中国医籍中见到的近两万个医方中所包含的信息，以及他收录在《顿医钞》和《万安方》中的数千个医方，使丸散成药基本取代了用几乎不加处理的药材煎煮的汤药。接触到种类更多的药材和反映阿拉伯、中国制药情况的合药方法后，日本的方药本身变得更加复杂、精细。

总之，宋朝的印刷革命，医书在中国的大量刊刻，僧侣开辟交流的新渠道后医书的流入，各种药材的获取，这些因素的共同影响改变了中古的日本医学。

第五章　元明时期

梁其姿

13 世纪蒙古人一方面征战四方，大肆杀戮，破坏欧亚大陆的 129
基础设施。另一方面，分为四大汗国的蒙古帝国也鼓励境内的贸易
（包括药物），支持形形色色的宗教人士和技术专家（包括治疗者），
推动文化交流（包括以希腊医学为基础的阿拉伯医学和中国医学之
间的交流）（见本章《中国的阿拉伯医学》）。元朝统一了长期分裂
的南北领土，从而增加了交流的机会，包括业医者之间相互交流的
机会。

元朝之后是明朝（1368—1644），虽然它被认为是个封闭的朝
代，但与其他国家的接触与贸易持续不断（见本章的《明朝廷里的
越南僧医——慧靖》和《朝鲜医学汇编：许浚〈东医宝鉴〉》）。16 世
纪，耶稣会传教士发现文人学者和朝廷对他们的科学技术知识及宗
教教义既怀疑又感兴趣。

明朝恢复了科举制度的重要性，此举扩大了文人的文化权力。
与此同时，江南地区早已巩固的农业和商业经济促使江南的文人阶
层发展壮大，他们的身体观和健康观逐渐主导了晚期帝国的医学话
语。此外，明代后半期国家权力扩张到了珠江地区，为江南的儒医
打开了一个文化和生态都有别于江南的地方，在那里，身体似乎是
不一样的。新的传染病出现并蔓延到帝国的其他地方，这些观察发
现最后影响了关于身体、疾病和健康的主流话语。 130

从医者的类型与社会层级

　　科举制度的巩固使元明时期的医学"儒学化"，这一发展催生了日益复杂的学术传统，它以医学经典为基础，强调辨证，和通俗的有时是非学术的传统判然有别，后者还保留着地方性的，经常要动手的行医方式。

学术传统

　　宋金时期出现的医学学术传统发展到 14 世纪晚期，金元四大家——刘完素（约 1120—1200）、张从正（1156—1228）、李杲（1180—1251）、朱震亨（约 1282—1358）——开始成为这些传统的代表，其中前三者为金代的北方人，最后一位是元朝的南方人（梁其姿 2003c，374—375）。三位金代医学大家回归经典，尤其是《黄帝内经》，在此基础上革故鼎新，都对宋代医学做了修正。他们在运用五运六气理论时，对于用环境因素解释身体、疾病和治疗尤为敏感（Despeux 2001；梁其姿 2003c，379—380）。

　　刘完素和张从正好用泻法医治"北方"的"充实刚劲"的身体，李杲却强调用补法，因为战争、饥荒频发时，病人身体虚弱。至于对元明医学学术传统影响最大的，当推生活在统一的元朝的南方人、北方几位大家的医学理论的集大成者朱震亨。其名言"阳常有余，阴常不足"，把"火"视为有破坏性的不稳定状况的潜在源头，此观点"把医学上的身体和理学的形而上学相对应"（费侠莉 1999，147）。朱震亨在其家乡首先被认为是儒家学者而非医者，他是当时已成熟的儒医文化的缩影（费侠莉 2006）。

　　明代，学术一脉的医家数量大增，他们走的是朱震亨那样的道路，屡试不第之后学而成医。儒医、世医以南方的江浙两省最

131

　　　　　　　　　　　　　中国医药与治疗史（插图版）

多（朱震亨正是浙江人），而这两个省的入科中举者也最多（何炳棣1962，227），这绝非巧合。我们把名见史传的明代医家按省份划分，会发现明代江浙两省医家最多，其中大多数人因医术高明或所著医书而闻名乡里，许多人甚至被朝廷召为御医。换言之，明代中国医学文化的中心无疑是在江南地区，更具体地说是在江苏东部和浙江（谢娟2006，1207，1211—1212）（另见表5.1）。

表 5.1　明代名医的地理分布

省份 / 学医方式	自学	从名医学	从家人学
江苏	27	81	389
浙江	25	41	143
全国总计	101（元代29人）	271（元代77人）	769（元代282人）

资料来源: 陈道瑾、薛渭涛 1985；李经纬 1988；李济仁 1990；曾勇 1991；高伟 1994；梁其姿 1995。

正如隋唐时期印度对中国医学有明显的影响，元明时期也因中国和其他文化之间活跃的文化交流而知名：阿拉伯、欧洲基督教的医学思想在不同阶段通过不同渠道传到中国（马伯英、高晞、洪中立 1993；Garrett 2006；范适 1942）。1292—1293 年独一无二的回回药物院在元代都城的设立，清楚地反映了波斯医学发展到鼎盛时期蒙古人对它的扶持（宋岘 2001）（另见本章《中国的阿拉伯医学》）。三个世纪后解剖学书籍在中国的出版，也表明第一批来华耶稣会会士把欧洲基督教的解剖学知识带到了中国（祝平一 1996）。

非学术的传统

随着学术性的主流医学强调研究典籍、准确诊断和对症下药，其他的方法和专科——尤其是那些需要动手的技术或者比较戏剧化的疗法——逐渐被边缘化。更确切地说，它们日益流入民间的文盲治疗者之手，这些人大多靠口传心授延续传统。饱学的儒医长于根据自己对医学典籍的理解辨证施治，而民间的治疗者往往忽视脉诊，手工施治或者让病人服用立竿见影的药物，使症状迅速缓解或消失。

这样的业医者大多擅长针灸，按摩，眼科、皮肤科、肌肉损伤等手术以及其他外科疾病，他们也用催吐导泻、能快速消除症状的药物。此外，还有许多人从事天花接种。接生婆帮人接生、堕胎、照顾新生儿，她们也通过口头传授掌握医术（见本章的《种痘》）。

从事仪式性医疗的专家大多在寺庙祠观行医，他们是病人的又一种选择。仪式性的医疗技术有时可以上溯至古代的文献中或者后来的佛道仪式。许多仪式涉及神祇体系和地方社会的敬神拜神。尽管道士往往通过画符来治病，仪式治疗者并不总是根据书本行医（Strickmann 2002，123—193）。这些治疗者没有标准的诊断程序，也不太注意对症下药。仪式治疗者还不得不冒被官员迫害的风险，因为他们的行为既有"颠覆性"又有危险性，有时吸引的信众数量惊人（梁其姿 1987，149；梁其姿 1999，121—123）。更糟糕的是，儒医也指责这些治疗方法是异端。

元朝的医者，如倪维德（1302—1377），早已注意到两种传统的分离。他感叹儒医对眼科等专科的忽视："惟叹其治眼一书，独缺不全。虽杂见于诸书中，且不备不精。意以古人轻之，而不为之着说耶？抑亦授者之不真，而惟受之于浅薄耶？"（梁其姿 2003c，384）元代针灸医家滑寿（1304—1386）也痛惜"针道微而经络为之不明"（梁其姿 2003c，383）。

精英医家在从事外科时，仍设法把自己和民间的治疗者相区分。元代的外科太医齐德之（活跃于约 1335）批评疮科之流"多有不诊其脉候，专攻治外。或有征候疑难，别招方脉诊察。于疮科之辈，甘当浅陋之名"（梁其姿 2003c，384—385）。

这些边缘化的专科大夫——和无病不治的无名氏或没有受过儒医各种训练的仪式治疗者一起——为看得起病的老百姓治病疗疾，如下面的例子所示，精英儒医不愿动手的疾病由他们来医治。安徽名医孙一奎（1522—1619）遇一病人长大痈，已化脓，需用针刺破，但孙氏自谓"生平心慈，不能用针"，因此他请外科良手施针排脓，他自己则开内服药让病人服用（孙一奎1999，卷3，796）。许多主流医家恪守儒家的核心道德规范"仁"，由此为其他专科医家留出了空间。孙氏的例子说明治疗不同阶层病人的医者处于不同的社会层级，不过遗憾的是，关于他们总体上的社会处境，我们只有零星的资料（谢娟2006，1220—1223）。

医学知识的传承

承自宋朝的国家医学机构培养医生，整理医学经典，为民众提 139
供医药。元朝在许多方面承袭宋制，甚至有所发展，但是到了明代，诸如此类的努力已不如前。另一方面，人们越来越有意识地把行医作为一个行业，因为虽然没有正式的制度，但它有自己特定的培养过程、培养方法和伦理规范。关于如何开业行医的指导也出现在印刷文本中，如医书以及医学世家的家训。明代后半期还成立了地方性的医者公会。

1313年之前，元朝有70年没有开科取士，悬壶成为对儒士更有吸引力的选择。1262年，元政府成立地方医学，1272年成立医学提举司掌管医学。它们和特殊的医户制度及国家的仪式一起提高了医者的社会地位（Shinno 2007；邱仲麟2004，331—332；另见本章的《医学与三皇庙》）。然而，明朝建立后这类公共医学机构很快没落，宋朝由中央政府培养医家并使其合法化的理想被弃置一旁。在医学问题上，明政府基本只关心如何甄选御医来照顾皇家，而无心制订中央集权的医疗训练或考试计划。1384 年下诏恢复的地方医学与元朝的类似——都处于官僚机构的底层。但是，因为明朝政府把科举考试作为儒士迅速跻身仕途的主要渠道，科考的重要性降低了医者的威望，从医成为屡试不第、心有不甘的文人学子的第二选择。

虽然地方医学招募的医官理论上负责训练医生、改善当地的医疗服务，但是这一艰巨的任务从未被认真计划或付诸行动。大多数医官来自当地的医学世家或在籍的医户，他们不是借医官一职提高家族的地位，就是以之为进身之阶，如成为御医。至 16 世纪，随着地方医学制度的进一步衰落，大多数地方医官只是得过且过，做些鸡毛蒜皮甚至与医药无关的行政工作（梁其姿 1987；邱仲麟 2004，327—359）。有个具体的例子发生在浙江淳安，根据 16 世纪的一份文字记载，那里的医学荒废已久：

> 不知废于何时……今也学不存址，官不备员，即有习为两家，学者皆无所统摄，而其借空名以应上者，率市井庸流，尔无惑乎？（梁其姿 2001，223）

因此终明一代医生的训练基本是在国家机构之外进行。学术一脉的大多数医家不是由师父教导，便是由家中长辈培养，尤其是在医学世家。医生的训练在很大程度上回归到了通过仪式和文本传授而建立的古典的师徒授受模式（Sivin 1995，182—183）。不过，随着包括经典医籍在内的印刷本医书的普及，越来越多的医者至少是在起步阶段开始自学。

在不同的医学知识传承渠道中，儒医中最有特色的是在理学教育中普遍存在的具有排他性的师徒授受模式（见图 5.1）。医学知识

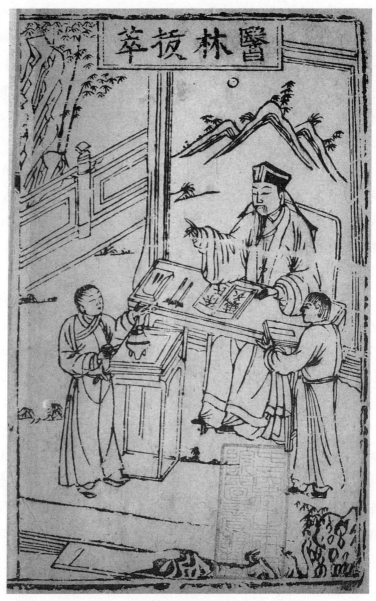

图 5.1　儒医课徒，一徒持针，一徒持书。出自徐凤《徐氏针灸大成：铜人徐氏针灸合刻》。由伦敦维康图书馆提供

也在家族内部传承，由此产生了医学世家。此二种模式有助于不同医学学派的巩固，在江南地区尤为如此。例如，自学了一段时间之后，朱震亨拜继承北方医学大家传统的罗知悌为师，朱氏又将其医学知识传授给当地的诸多弟子以及自己的子侄（由此成为医学世家）。在整个帝国晚期，朱震亨一派的医学思想对江南地区产生了深远的影响（梁其姿 2003c，388—389；费侠莉 2006，430—432）。

虽然妇女被排除在医学训练的师徒模式之外，但有时她们也在家族内学医，以便照顾家中妇孺，其中有些人甚至被召到宫里为皇室女眷诊疾。迫至晚明，我们看到一些出身于精英家庭的受过良好教育的女医撰写的医著（Cass 1986；费侠莉 1999，285—298；梁其姿 1999，126—127）。

非医学学术一脉的妇女甚至更为活跃。这些民间治疗者是如何养成的如今已难以追溯，因其方式多为口授，而且我们主要从文人学者和儒医的著述中了解她们的活动，而这些人常常从负面描述她们。元明时期体面的女性足不出户，但从事医疗和其他职业的妇女可以出入于内室，因此男性精英视其有扰乱内室之嫌。元代一文人造出"三姑六婆"一词，"三姑"指卦姑、尼姑、道姑，"六婆"指师婆、药婆、稳婆、牙婆、媒婆、虔婆，帝国晚期有人建议正经人家要像躲避"蛇蝎"一样躲避这9类人。从各种记述可知，除了比较明显的与治病疗疾有关的职业，许多教门女性，如女冠、女尼，都擅长针灸、眼科和皮肤科（梁其姿 1999）（儿童保健方面除了仰仗女性治疗者的知识，另有他途。关于这一点，参见本章的《幼科》）。

145　　无独有偶，民间的男性医者也出现在儒医的笔下。他们有时被蔑称为"俗医"或"福医"，这些人很少读医书，也"不明脉候"，但也有些人说他们"治无不效"（梁其姿 2003c，397）。元明社会还有一些走方郎中——铃医和草泽医。

到了晚明，一些官员对适当训练的普遍缺失表示担忧。学者吕
坤（1536—1618）建议政府恢复地方医学的功能，并建议医局令行
医人等，不分男妇，一律参加考试。成绩上等者应由良医进一步培
养，中等者应令记单方，提高医术，成绩下等者则不许行医，胆敢
行医的不合格庸医应永远被逐出当地。虽然中央政府从未考虑吕坤
提出的改革，遑论实施，但其建议表达了对民间医者的普遍关注，
以及越来越多的为医学知识与实践订立标准的想法（梁其姿 2003c，
397—398）。但是，明代既没有在医学问题上进行制度革新，也没有
尝试管理医者或颁发行医许可。

尽管官方对于管理医事不感兴趣，但儒医们的职业意识却越来
越强。明初的著名御医刘纯（14 世纪晚期）撰写、刊印了一系列
医书，教导门人和子孙如何治病疗疾、恪守医德。他还特别指出应
以标准价格和公认的医方为准，并遵守标准的诊治原则（梁其姿
2008）。后来，医学协会也编印类似的指导书。例如，1568 年，时在
都城顺天府（今北京）行医的安徽名医徐春甫成立了最早的医学协
会之一，宅仁医会，46 名会员集体起草了涉及医疗技术和医学伦理
的指导方针，并立约共同遵守（项长生 1981，144—146）。

后来，其他地方也成立了类似的儒医云集的医会。例如，万历
年间（1573—1620）钱塘（今杭州）成立了"天医社"，集合了当地
名医（梁其姿 2003b，148）。越来越多的明代刊刻的医学入门教材开
始包含医疗技术和医学伦理方面的指导，意在让读者知道一个经过
适当训练的医者应该是什么样子。学术传统下的医家逐渐形成一致
的意见：有必要在良医与庸医或民间医生之间划出界限。这种共识
不是在国家或正规公共机构的引导下产生的，而是随着儒医、医学
世家的壮大和印本市场的扩张而发展起来的（Brokaw 2007）。

16 世纪左右一种新的医学文本，即医案的出现，进一步说明了

明代医生行业的成熟。简洁的医案在早期的医学文献中已存在，但是直到此时医案专集才开始出版，尤其是在徽州地区，那里尊崇儒学，商业和医学文化兴盛，出版业发达。医案通常由医家或其徒弟书写，记录医家如何诊治以及病人的情况，有些医案也反映了医家与病人或病人家属之间有趣的关系。医案的日渐流行证明了儒医的社会地位已被公认。医案突出了医家高超的医术和道德力量，也显示了医家纵横交错的涵盖名人和下层劳动人民的社会网络。这些医案集也有意在不同人群——士、商、医——可以自由交往的文化中推广职业行为模式（费侠莉 2007；Grant 2003；Zeitlin 2007）。

药物的提供

元承宋制，也通过惠民药局的网络向贫民施送免费或价格低廉的药物，但是入明后这些举措沉寂了很长时间。元代的惠民药局大多设于 1298—1299 年间，它们充分利用了在籍的医户。其中一些药局似乎规模不小，例如，江西吉安府的药局成立于 1299 年，"择良医主之"，它"外有楼，中有厅，旁有舍，修制有具，曝藏给济有所"。该药局还负责为当地生病的囚犯提供药物和食物。吉安的惠民药局似乎运转了很久，1350 年，官员和医户捐资对药局进行了修葺（梁其姿 2001，226）。

一些省的惠民药局分成了总局和子局。如安徽歙县的惠民药局亦建于 1299 年，"全局修合药品四百余件，主医二人，药生五人，岁于医户轮差"。该药局似为全省的总局。1305 年，安徽令各州县设立子局，负责把歙县总局所制药品分发给贫民。在元代的南方地区，如此大规模的公共药局似乎比较常见（梁其姿 2001，226）。

明初惠民药局依然存在，但它们很快和地方医学一起走向没落。

虽然 1370、1374 年开国皇帝朱元璋先后下令重建惠民药局，但它们从未获得元朝那样的制度支持。最后一次下诏恢复药局是在 1428年，此后中央政府对药局似乎完全失去兴趣。最终承袭前朝的医户制度不可避免地废弛了，其作用也含糊不清，政府失却了最后的可以动员起来为地方公众健康事务服务的人力资源。

因此，惠民药局的功能与效率在很大程度上取决于地方官的个人意愿。以歙县的惠民药局为例，14 世纪 70 年代，在两名医官主事、两名药生的协助下，该局多少还以元代的规模运作，但是后来它衰落了，"人不沾惠"。1501 年被一位知府短暂地启用后，该药局明确被废。另一个例子是浙江杭州的药局，1370 年明太祖命天下府州县开设惠民药局时，杭州置局八所，但 15 世纪后半叶，八所药局减为一所。16 世纪中叶后药局普遍没落，只有在疫疠发生时才偶有地方官吏或慈善人士开局施药（梁其姿 1987；2001，227）。

在某种程度上，明代国家对医学问题的兴趣的持续降低被私人慈善组织的发展抵消了。根据地方志和文人著述等文字资料，从 16世纪开始，为了满足日益增长的需求，也为了提高自己作为地方领导的名望和地位，致仕的士大夫、富裕的文人学者，甚至药品行业，对于在家乡开办药局都越来越积极。文人杨东明在其家乡河南虞城成立的广仁会就是早期一个著名的例子。他把当地最富有的 31 人组织起来，包括一些名医，成立了广仁会，筹钱置办药物分发给贫民（梁其姿 1987，145；1997，38，59）。同样地，浙江绍兴的著名士大夫、明室忠臣祁彪佳（1602—1645；力主抗清），在 17 世纪 30 年代疫病发生期间多次在家乡组织病坊和药局。例如，1636 年，他与当地10 名医生立约到设在当地寺庙的药局轮值，每天有两名医生为病人免费诊断、施药。1641 年，他设立病坊专门收留流民，12 名医生轮流治疗卧床的病人，也诊治上门的当地贫民。开办这些医疗组织的费用来自祁氏一家及其朋友的捐助（梁其姿 1987，145—146；2001，229；Smith 1995）。

另一位明室忠臣，浙江海盐人彭期生（1584—1646），在 1626 年夏大疫之时，设药局于城墙四门，各选医家主之。他主要自己出钱办药局，此外也有政府的补助（陶御风、朱邦贤、洪丕谟 1988，20）。这些不是个别的例子，在它们的激励下，明末出现了一系列类似的地方慈善机构，它们在入清后依然存在（夫马进 1997；梁其姿 1997）。

除了这些慈善机构，自 15 世纪始，商业化的私人药铺的数量和规模也有发展。明代中草药和药品的商业化似乎催生了成熟的国内市场，几个地区中心举办季节性的药市，如河南禹州和辉州、安徽亳州、河北安国、山东济南、四川成都、江西樟树，可能还有其他一些较小的药材集散市场遍布全国。药市的增多解释了在全国范围内运作的商业性大药铺何以成立，并在清代甚至是现代继续发展（安冠英等 1993；陈新谦 1996）。各种药王崇拜部分地取代了元代确立的三皇崇拜，再次说明了区域性中药材市场的发展（赵元玲，出版时间不详；郑金生 1996；赵晋 2006）。

药物商业化的同时，药物炮制技术也在进步，这种进步减少了药物毒性，但也降低了药效——帝国晚期都有这一趋势（郑金生 2005，211）（见图 5.2）。药物炮制技术的发展在一定程度上是对当时药材市场发展的回应。因此，最重要的中国本草经典著作，李时珍（1518—1593）撰写的《本草纲目》，不仅是明代充满活力的药学知识传统的成果，也是在当时坚实的物质基础上结出的果实（见本章的《李时珍》）。

153 即便只有富裕的（通常是在城市里的）家庭才买得起商业化药铺出售的品质较好的药材与药物，但国内乃至国外生产的药材的广

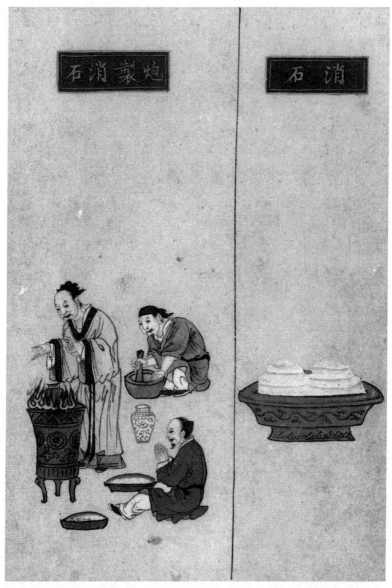

图 5.2　左图：炮制消石，右图：消石。出自《补遗雷公炮制便览》（1591 年宫廷彩绘稿本），上海辞书出版社据 1591 年本仿真影印本，145。由哈佛燕京图书馆提供

泛流通，却也方便了人们购买流动药贩售卖的低廉药品（见图 5.3）。从晚明学者吕坤建议的改革方案中，我们能看见人们对这些民间小贩持比较宽容的态度：考试下等者"只许熬膏卖生，不许行医"。换言之，明代社会对民间药贩子非常宽容。尽管官办药局没落了，但这些小贩的活动使老百姓可以买到廉价的药材和药品。

健康观、疾病观与身体观

成熟于晚明的养生术把炼养身体、延年益寿的观念表露无遗。养生产生于明代物质文化丰富的江南地区，是文人生活方式的一部分。一方面，它指日常生活的精致，从慎起居、衣物到节饮食，无所不包（Clunas 1991；Mote 1977，225—234；Lo and Barrett 2005）。另一方面，或许更重要的是，养生体现了关于理想的健康多子的身体的基本观念。

理想中多子长寿的男性"生殖的身体"（generative body），正如费侠莉（Charlotte Further）的恰如其分之言，其深层结构"建立在'内丹'的基础上，内丹术是一种起源于中古中国道教的哲学和身体修炼的传统，它和秘传的医学学说也有悠久的渊源"。到了晚明，"内丹是上层阶级的哲学折中主义和宗教融合的多维度的一面"（费侠莉 1999，191）。养精、气、神成为文人生活方式的内在的一部分，它把旨在同时提高男性身体生育能力的修身与养性结合起来。因为朱震亨建议控制有余的阳或火，所以理想的男性身体应该是能克制怒火和其他激烈情绪，且欲望也有所节制的。养生之道包括注意饮食、按时练习呼吸吐纳、打坐（费侠莉 1999，199—206）。

江南的文人学者和医家把这一理想的男性身体概念化，它和想象中南方边疆的放荡不羁、半开化的身体形成了鲜明对比。以前的

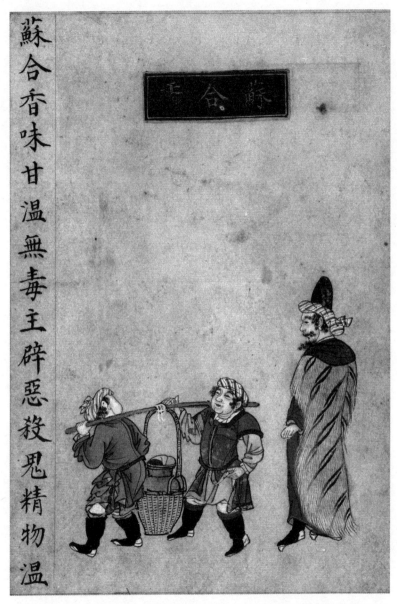

蘇合香味甘溫無毒主辟惡殺鬼精物溫

蘇合香

图 5.3　身着虎皮大氅，形象模式化的中亚或波斯商人与抬着苏合香的两名挑夫。苏合香由土耳其苏合香树树脂制成，书中文字称苏合香有辟恶杀鬼之功效。出自《补遗雷公炮制便览》（1591 年宫廷彩绘稿本），上海辞书出版社据 1591 年本仿真影印本，972。由哈佛燕京图书馆提供

文献早已把岭南地区形容为瘴气弥漫之地，宋元时期，南北之间不断增多的文化、政治联系更使人们认为岭南地区过于炎热潮湿，在那里，当地土著有独特的身体特征，危险的传染性疾病泛滥成灾（梁其姿 2002，172）。

想象中的有传染性的南方的身体造成的危险此时越来越近，最能象征此种危险的是麻风病人或广东疮患者。这些疾病非常相像，可能在很大程度上分别包括麻风病或梅毒，或与它们有关。因为它们的外部症状相似，帝国晚期的医书经常混淆这两种疾病。虽然帝国晚期通常把早先叫作疠 / 癞的疾病称为"麻风"，不过广东疮却被认为是新的疾病，16 世纪初首先出现于广东。瘴气弥漫的生态环境和当地人据称放荡不羁的行为被认为是麻风病和广东疮蔓延的主要原因，越来越多的医生觉得这两种疾病接近于皮肤病。作为外科疾病，讨论它们的主要是边缘医家，大多数儒医则避而不谈（梁其姿 2003a，2009）。

正是这些边缘医家阐述了麻风病和广东疮通过人与人之间的接触传播的观点，包括共享卧房、茅厕，接触病人的寝具、衣服以及性交。对于传染的这些认识最早出现在道教的仪式文本中（Strickmann 2002，36—39），后被宋代的医家如陈言（活跃于 1161—1176 年）吸收。陈氏是第一位指出癞疾会传染的医家，不过主要是边缘医家——尤其是 16 世纪中叶受道教医学思想深刻影响的沈之问——最详细地描述了麻风的各种传染途径。另一个这样的例子是晚明的陈司成，他是首位著书探讨广东疮的医家。该书刊于 1632 年，继承了沈之问关于麻风病传播的观点，解释了广东疮的传染性。陈司成的著作在日本颇受瞩目，因为 17 世纪后梅毒成了日本严重的健康问题。具有讽刺性的是，该书的日文版 19 世纪初流传于中国，正是这一版本引起了西方传教士医生对广东疮的注意（梁其姿 2009）。

麻风病的日渐普遍，广东疮的传播，以及晚明一系列瘟疫的发生（Dunstan 1975），促使医家刊印医书，阐发新的医学思想，吴有性（1582—1652）的《温疫论》（1642）就是一个突出的例子。吴为苏州人士，他提出，这些病和瘟疫皆因天地之间的某种杂气而起，它通过口鼻而入，致人疾病。当时认为湿热地区的土壤里蒸腾出来的瘴气，死水、腐烂的植物和尸体或道德堕落造成的污秽，都能使人生病，吴氏的"杂气"概念就糅合了这些流行的观念与理论（梁其姿 2002）。相较于沈之问、陈言阐述的人与人相染的观点，吴有性的杂气致病说显然是有意识地修正了张仲景在汉代典籍《伤寒论》中提出的瘟疫由伤寒引起的经典解释。对吴有性而言，被污染的杂气导致的疾病可能由传染造成，但不会是由于伤寒。吴氏认为具体的地方环境与人体的致病因素构成了杂气，这一新主张后来为清代医家进一步发展（见第六章的《温病学派》）。

从 16 世纪开始麻风院在中国南方的普遍开设，充分揭示了传染观念对社会的冲击。明代江西、福建、广东、浙江都设立了麻风院，清代的麻风院更多。不同于中古时期收容癞病人，显示佛家慈悲心肠的佛教机构，明清政府拨款给麻风院，规定病人额数，为了防止传染而区隔病人与健康人。这些麻风院起初设在城镇中心，但是后来逐渐被赶到离城市越来越远的山区或岛上，这清楚地表明民众害怕因为接触病人而染上麻风病。在中国这些是最早的为了保护健康人群而设立的隔离机构，它们在近代尚存。不过，因为北方地区似乎没有建立麻风院，因此我们应该注意疾病观念的地区差异。

新医疗技术的出现加强了新的疾病观与身体观。种痘——在一定条件下给健康的儿童接种人痘——于 15 世纪末兴起，明末和入清后在江南地区尤为流行。理想中应于合适的时间（如天气温和的时候）接种，希望由此可使儿童出一次安全无恙的天花，对更危险的

157

瘟疫也有免疫力。最普遍的种痘法是将新鲜的痘疮浆液或研细的痘痂粉导入儿童鼻孔。帝国晚期，痘浆或痘痂粉的取制、保存越来越精细，以确保人工痘苗的安全（范行准 1953；梁其姿 1987，1996）（另见本章的《种痘》）。

158   13 世纪，医家用"胎毒"概念解释种痘的作用。他们认为胎毒——胎儿天生的毒，父母在妊娠期纵欲所致——是许多呈现出皮肤病症的疾病的肇因。通过种痘让儿童出天花，原则上是清除胎毒的办法，之后儿童即便染上天花也不至于送命（张嘉凤 2000，23—
159   38）。后来种痘新法的引进，包括 19 世纪初琴纳的牛痘接种法，只不过巩固了胎毒理论，而不是推动了其他解释。

结论

元明政府有时会被僵化地认为是专制的，元明文人则是保守的，但其实这是一个出现巨变的时代。元代官办医学的发展没有阻碍民间形形色色的医学流派的传播，而是可能起了推动作用，虽然这种作用是间接的。明代官办医学教育与医疗救助虽然收缩，但是实用的家庭医疗手册、医学初级读本和医案集却更容易到手，越来越多的人利用出版的医著自行习医。地方士绅更多地参与慈善事业，包括医疗救助。社会地位较高的儒医阶层的壮大，没有阻止民间创举如种痘传遍各个角落。中上层女性的活动范围虽被局限于"内室"，但男人们不能阻止她们接触医学知识以及诸如"三姑六婆"之类的治疗者。新的疾病如麻风病和广东疮促使医家重新思索旧理论，而老问题如瘟疫和传染也引起了理论再思考。

中国的阿拉伯医学

保罗·比尔（Paul D. Buell）

虽然伊斯兰的理论家和整合者做出了许多自己的贡献，但"阿 132
拉伯医学"的经典文本实译自希腊语。阿拉伯医学如今是伊斯兰世
界的传统医学，但是过去它也是大半个欧亚大陆的世界性医学，在
蒙古帝国时期影响的范围最广。实际上，阿拉伯医学是当时精英们
更青睐的医学，在元代它让中国医学面临严峻的挑战。

阿拉伯医学最早在唐代出现于中国，中国医学借鉴了阿拉伯医
学中经过修正的体液说、冷—热分类法、多种草药和药膳。唐代编
写的《胡本草》残篇以及稍晚的《海药本草》，正是早期的反映这种
文化交流的证据。这两部书都是关于外来药物的本草专著。《海药本
草》的作者李珣（活跃于 10 世纪）为伊朗人后裔，我们也可以从他
身上推断出外国人也在中国行医。

为了中外臣民，元朝统治者以早先的海内外医学为基础，包括
药物、药材的分类体系和北方独立的医学传统，积极地赞助并推动
阿拉伯医学的整合。明代重新修订的《回回药方》便是成果之一。
该书原为厚达 3500 页的大百科全书，但是现在仅存 484 页，原来的
36 卷仅存 3 卷（卷 12、卷 30 和卷 34）及目录卷下卷。残存的 3 卷
分别关注了各种麻痹症和相关情况（卷 12），各种杂症（卷 30），从
刀箭伤、骨折到烧伤、咬伤等各种创伤以及烧灼等疗法（卷 34）。颅
骨骨折已用到高级的外科手术。从目录可知，在已亡佚的卷里，最
严重的损失是"修合药饵门"（卷 36）和"杂症门"（卷 29）。

该书的独一无二之处在于它包含了阿拉伯文的药名和术语。尽 133
管有这些主要来自波斯的东西，但残卷的内容清楚地表明它涉及不

止一种医学，甚至包括藏族的医学。而且，整部书已被中国的身体观和医学观同化。例如，它采用了中国疾病种类的术语"风"，生理系统的术语如"脏腑""气血"。明代重修此书，显示了对阿拉伯医学持续不衰的兴趣。元代宫廷饮食著作《饮膳正要》刊行于1330年（见图5.4），明代也继承了该书中的阿拉伯医学传统。虽然伊斯兰

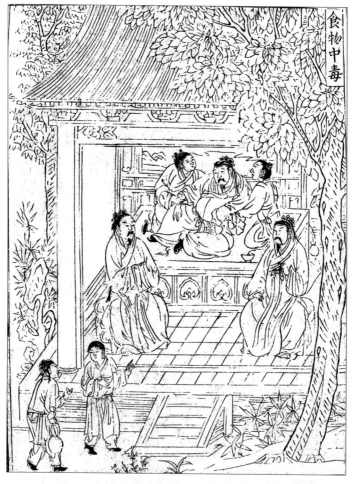

图 5.4　两名儒医在忠告食物中毒的病人。出自忽思慧《饮膳正要》。由伦敦维康图书馆提供

医学对中国医学理论的长期影响尚不清楚，但是中国的本草书，如
《本草纲目》（见本章《李时珍》），广泛吸收了《饮膳正要》和其他
阿拉伯著作中的知识。

明朝廷里的越南僧医——慧靖

米歇尔·汤普森（C. Michele Thompson）

1385 年，位于中国南部边境，占今越南北部三分之一领土的大越国由陈朝（1225—1400）统治。早从公元前以来中越之间的关系就不稳定，不过这种关系也有积极的一面：医药产品和医学信息的相互交流。马王堆汉墓出土的手稿里有许多越南的医方，这说明汉朝和越南之间已有医学上的接触（Harper 1998，尤其是 173—183），在此非常早的时期，于今中国东南和越南北部的许多小国家都遍布着越族人民。后来在中国人统治期间（前 111—公元 939），当地的医药产品是贡品之一（Schafer 1967；Li 1979）。脱离中国的统治后，大越君主依然效忠于中国，和中国的皇帝互送礼物／贡品。贡品通常为药品、香料、奇花异果和兽类，有时还包括在艺术或科学方面有卓异才能之人。1385 年，越南僧医慧靖被作为活的礼物送给了明朝。

慧靖（1330—约 1389）本名阮伯靖，出家后更名为慧靖，意为"安静的智慧"。他出生于海阳省（Hải Dương）的 Nghĩa Phú 村，6 岁时父母双亡，佛寺里的僧人将其抚养成人，并授之以佛儒知识，以便赴考。慧靖科举高中，但并未出仕为官，而是出家为僧。在大越国，寺院常常参与医疗保健事务，因此慧靖成为一名受人尊敬的医家和药师。他钻研各种植物，在几座寺庙里开辟药园，研究当地植物的药性，并且编撰关于越南医药学的书籍。慧靖基本的医学哲学是最好通过食用本地的果蔬、适当的锻炼、不耽于享乐来保持健康。他还进一步认为，越南的药物，如果使用得当，比进口的中国药物更适合治疗越南人的疾病（Dương 1947—1950，73—74；Hoang 1993，16—17）。

中国医药与治疗史（插图版）

慧靖名声在外后引起了朝廷的注意，1385 年，他和朝贡使团一起被遣往明朝，时年 55 岁。慧靖在中国事业有成，甚至，越南民间相信他救过某位得了产后并发症的中国皇后。他最著名的著作《南药神效》撰写于中国，旨在向中国医家解释越南医学。该书共 11 卷，记述药物和在中越两国都常见的 184 种医疗情况。慧靖曾把几套《南药神效》寄回了越南，在 1407 年明朝入侵之前，它们已毫无疑问地藏于越南的皇家藏书室（Hoang 1993，17）。在这次入侵中，许多越南文献被毁或被带到了中国（Dương 1947），慧靖的这部重要著作也消失不见了。不过，后人根据私人所藏的断章残卷对该书进行了整理，并于 1761 年付梓（Hoang 1993，38—39；Nguyen 1986，49；Thompson 2010，408）。

　　慧靖生前未获准回国，死后埋骨南京，其墓地成为造访南京一带的越南人的朝圣地。1676 年，慧靖家乡的一位学者抄录了墓碑上的墓志铭，让人刻在村里的另一块墓碑上（Hoang 1993，17）。令人难过的是，墓志铭请求来坟前凭吊的越南同胞将其遗骨送回故国（另见《南人南药》2012）。

朝鲜医学汇编：许浚《东医宝鉴》

徐素英（Soyoung Suh）

　　自隋朝或者更早的时候以来，朝鲜就依靠中国的医学文献认识健康与疾病，指导医疗活动。高丽王朝（918—1392）的官方使节带回了宋代医书，如《太平圣惠方》（992年刊印，1016年传到高丽）（三木荣1962，44），这种断断续续的书籍引进后来逐渐被国家有顺序有计划的出版活动取代。世宗大王（1418—1450年在位）赞助了一系列的文化事业，以展示新建立的朝鲜王朝的文化权威和自信，其中就有《医方类聚》的编纂（Kim 2001，532—535）。朝鲜王朝最重要的医学著作之一是敕修的《东医宝鉴》，该书由几名御医编纂在先，中间因日本入侵（1592—1598）一度停顿，最后由许浚（1539—1615）完成于1610年。

　　朝鲜社会身份世袭，等级森严，技术人员如医生和低级官吏多由"中人"充任，他们属于精英阶层，但又不是贵族，而只是平民。虽然一些两班精英精通医学，但他们不屑于行医牟利，也不鼓励自己的儿子以医为业。许浚正是一名出生于两班家庭的私生子，暧昧的身份使其无法成为高官，却为其打开了其他道路。他自学儒家经典，掌握医学知识，最后成为一名御医（Kim 2000，103）。在任御医期间，许浚因为1590年治愈了太子的天花而赢得宣祖（1552—1608）的信任。日军入侵，宣祖逃亡在外时，许浚一直随侍左右（Shin 2001，115—116）。

　　在《东医宝鉴》中，许浚以之前的中朝医籍为基础，对医学知识进行了重新整合。他参考了230多部以前的医学文献，尤重最新的明朝医书，但是也比以往更详细地记述了朝鲜本土植物的名称和药性。根据这些资料，许浚列出了2000多种症状，1400多种药材和4000个医方（Shin 2001，206）。全书共分五大部分，即"内景篇""外形篇""杂病篇""汤液篇"和"针灸篇"。许浚特意名该书为"东医"，进一步表达了他对朝鲜风土的兴趣。他还主张，既然中国的医家，如李杲和朱震亨，分别代表"北医"和"南医"，他纂辑的这部书堪称"东医"。

然而，许浚所谓的独特的"东医"并不是从中国的医学传统转向纯朝鲜本土的医学传统，相反，其《东医宝鉴》是朝鲜医家巧妙地融合朝鲜人的认识和来自中国的新知识，在医学撰述中突破地理和政治屏障的典范。在18世纪的东亚，卷帙浩繁的《东医宝鉴》受到了欢迎，不仅是因其疗效和本土性，也因其具有精致的中国典籍的写作风格与合理的结构。

139

许浚的《东医宝鉴》比任何前近代的朝鲜医书都受文人学者及大众的关注。继1613年首次刻版刊行之后，1724年德川时期的日本刊印了该书，1799年再版。从1763年开始，中国也将《东医宝鉴》一版再版（Shin 2001，222—228）。2009年联合国教科文组织把《东医宝鉴》列入世界记忆遗产名录，当代韩国人视该书为韩国在传统医学方面取得的最高成就。

医学与三皇庙

秦玲子（Reiko Shinno）

13世纪初蒙古人横扫欧亚大陆时，很重视医生和其他许多行业里手的作用，他们在巩固了统治之后依然如此。元代统治者赋予医者蠲免差役的特权，并将医者另立征税和管理的户籍，称为"医户"。忽必烈君臣恢复了金代的太医院，扩大了它的权力，提高了它的威望。太医院的汉人职官进言恢复官办医学，1260年忽必烈登基后把建立地方医学定为制度。元政府扩大了地方医学网络，使其达至帝国时期的巅峰。

地方医学的教师必须每十天开一次讨论会，会议要求所有医户子弟参加，非医户出身的士子如果喜欢，也可以参加。太医院把要讨论的题目发给地方医学，老师必须把自己的见解和学生的表现上报给太医院。这些记录被用来评核师生双方，有时也成为升迁的依据。表现不好的老师会被罚俸，最坏的情况下会丢掉饭碗。

当时的中国人希望正规学校里建有崇祀典范的庙宇，例如，儒学有宣圣庙。13世纪末，元朝政府为医学建立了三皇庙。三皇——伏羲、神农、黄帝——是神话传说中为医药做出了巨大贡献的帝王。以前的许多朝代把三皇作为君主楷模和文明的创立者合祀或独祀，但元朝是第一个因为他们在医学上的贡献而由官方建庙立祠的朝代。三皇庙也供奉三皇的妻子（中国的其他神也有此特权）和另外十位
历史名医。在某些地方，例如庆元路（今宁波市），医学学堂内附设三皇庙，而在其他地方，如奉元路（今西安市；见图5.5），只有一座三皇庙，医学师生定期去那里见面，他们在探讨医学之前必须焚香祷祝。

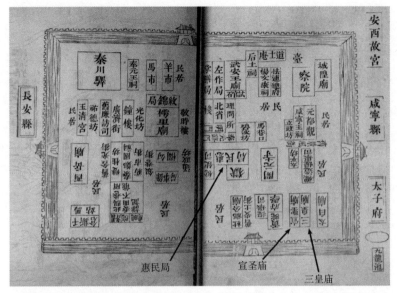

图 5.5 《奉元城图》，出自李好文《长安志图》上卷，11b—12a，1970 年。由美国国会图书馆提供

　　许多著名文人称颂三皇庙的文章被刻在寺庙的墙上或近旁的石碑上，其中一些文章认为三皇庙不仅对医者重要，对一般的儒士也是重要的，因为三皇开创了"道"。此外，也有作者称赞元朝统治者关心民众福祉。在元代的都城之一上都（今内蒙古锡林郭勒盟），有位塑像大师采用西印度的技术为三皇造像，获得了忽必烈的丰厚赏赐，此事进一步证明了三皇庙的重要性和元代跨文化互动的活跃（秦铃子 2007；Allsen 2001，141—160；大岛立子 1980）。

幼科

熊秉真

　　历史上并不是所有的社会都把幼儿看作需要特别照顾的对象，也不认为他们在某些方面和成人基本不同或有和成人不一样的要求。但是在中国，千百年来幼儿保健知识不仅是民间家庭认知的竞技场，而且也是医学学术的一个重要领域。宗教观、伦理观常常和儒家思想交织在一起，但也不仅仅是儒家思想，它们有力地加强了父母、长辈、急公尚义者对孩子的爱，进一步使他们担负起照护婴幼的神圣职责（熊秉真 2005）。

　　在钱乙之后，幼科逐渐成为一些业医者和医学世家专擅的医科，后者如万氏家族。14 世纪，万氏开始在长江中游的湖北罗田行医，传至第三代的万全（1499—1582）时，他把万家的实践经验精心编撰成简明的医书《育婴家秘》，该书很快传遍长江中游、江南和东南省份。具有讽刺性的是，万全的十个儿子无一愿意从医，因此万家的医术面临失传的威胁。这一点促使万全另外写了一本《幼科发挥》，更全面地补充了《育婴家秘》所缺少的理论知识。就这样，维持、延续家族医学传统的责任演变成了宏大的社会使命，为医学知识的传播做出了贡献（万全 1986，iii；熊秉真 2005，40—43）。

李时珍

韩恭肯（Kenneth J. Hammond）

　　李时珍（1518—1593）出生于今华中湖北省，家庭世代习医业 　151
医。因家境富裕，李时珍自幼习儒备考，通过乡试便可光耀李家门
楣，广开财路。李时珍的父亲李言闻中过秀才，但未能再进一步，
因此把注意力转向了家庭传统的谋生之道：行医。1549 年，李言闻
任职于北京的太医院，在那里学习了一年。李时珍年十三中秀才，
但正如其父，此后屡试不第。1538 年后李时珍弃儒学医，继承父业。
其父进京后，他凭借自身的能力成为邑里名医。父亲回家后，轮到
他去京师学医，之后受聘于湖北的藩王楚王府。

　　在行医过程中，李时珍对当时关于治病用的各种药物的知识备

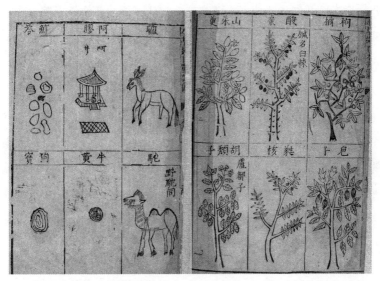

图 5.6　左图：上排从右至左为驴、阿胶、鲊荅，下排从右至左为驼、牛黄、
狗宝。右图：上排从右至左为枸橘、酸枣、山茱萸，下排从右至左为栀子、蕤核、
胡颓子。出自李时珍撰、李建元（李时珍之子）绘《本草纲目》，1590 年初刊。
由伦敦维康图书馆提供

感困惑。药物知识既见于宋及宋以前敕修的医学知识百科全书（见第四章），也有越来越多的学者和医家私人刊刻书籍，介绍他们的治疗效果和药方。李时珍常常发现这些书在描述某些药物及其疗效时，不是模糊不清，就是不准确。他决心解决这一问题，于是开始钻研书本并结合自身经验开展实地调查，最后撰成《本草纲目》一书（见图 5.6）。该书于 1596 年，即李时珍逝世三年后刊行。

为编撰《本草纲目》，李时珍引据历代诸家本草约 40 家、古今医家书目 361 家、古今经史诸家书目 591 家，其中 277 家未见于以前的医书。但是李时珍并不停留于引经据典，而是深入实际进行调查研究，正是在这一点上我们可以把他视为 16 世纪中国思想发展进程的一部分，当时许多领域的学者和研究者都开始着手"调查"。李时珍访采四方，从西南部的四川到东南部的湖南、江西、安徽、江苏，足迹几乎遍及华中。他披览许多学者的藏书，考校药物，绘制药物形态图并细加说明，在此基础上完成了他的药物学巨著。李时珍还和热衷于与认识自然世界的其他文人学者切磋交流，这些人包括顾问（1538 年中进士）、顾阙（1528—1613）兄弟，地理学家罗洪先（1504—1564）和杰出的文学家王世贞（1526—1590），王后来为《本草纲目》撰写了序言。从这些交游切磋中，我们看到了与大约同一时期的欧洲知识分子相似的话语特征——知识的传布与经验数据的分享。相应的社团，如 1603 年意大利建立的林琴科学院，促使欧洲各地的思想者相互联系，分享他们对周围世界的本质的观察与思考；李时珍与其诸友时相过从，互通书信，探讨自然、技艺以及他们从历史与现实生活中看到的模式与原则。

中国医药与治疗史（插图版）

种痘

张嘉凤

天花是致命的疾病，它使人体出现脓疱并通过脓疱四处传播。157种痘是利用痘浆或痘痂让那些还没有感染过天花的人得一次轻微的天花，以此防止出现使人破相，甚至丧失性命的严重情况。明代种痘似乎是从南方向外传播，人们普遍给儿童接种。一些人认为种痘首先出现在中国，然后传播到其他国家，但它也可能独立出现在不同地方。

在中国，农村地区最早种痘，因此种痘充满了与农业有关的隐喻:天花的医学术语"痘"与"豆"同音;种痘用到的痘痂或痘浆（即"苗"）被比作可以长出"天花"的"种苗"；种痘师用格言"种豆158得豆"来解释种痘的原理。种痘的方法包括：让受种者穿天花病人的衣服或盖其所用被子的痘衣法、痘浆法、水苗法和旱苗法。最终，最流行的种痘法是将干痘痂裹在棉花里蜡封，塞入鼻孔半日或一日后取出。

施种者最早为"种痘师"，他们大多从其他种痘师，通常是自己的父亲那里学会这门技术。他们主要在春秋两季在城乡走街串巷，有些是三五人一起行动，或是由师父带着徒弟或助手。他们通常在固定的地方逗留一个月左右，因为正常情况下需 12—30 天才能出痘。种痘师每日去看望受种儿童，举行仪式祈求痘神的护佑。在极少数情况下，他们也为严重的天花患者开药。随着种痘的普及，伦理问题开始出现。一些种过痘的人得了严重的天花或产生意想不到的副作用，一些人甚至死亡，由此招来了对种痘的批评与怀疑。尽管如此，在 17、18 世纪的中国，种痘依然是最流行的天花防治法。

1717 年左右，英国驻君士坦丁堡的公使夫人观察到土耳其妇女把痘痂放在健康人的皮肤里，此后天花接种逐渐引起欧洲的注意。目前尚不清楚它与中国的人痘接种术是否有历史渊源。17 世纪的最后 25 年，英国外科医生琴纳（Edward Jenner）吸收了他人的成果，推广了利用牛痘病毒的牛痘接种术。迟至 20 世纪初，遍及世界的牛痘接种尚未完全取代中国的人痘接种（张嘉凤 1996a，124—159）。

　　　　　　　　　　　　　　　　　　中国医药与治疗史（插图版）

第六章　清代

吴一立

1644 年 6 月，摄政王多尔衮（1612—1650）率铁骑进入北京，
大清王朝建立。他们的先祖女真人建立的金国曾经统治中原，因此
多尔衮的父亲努尔哈赤（1559—1626）和兄长皇太极（1592—1643）
一心复此伟业。在过去的几十年里，他们统一了亚洲东北的女真部
落（后更名满族），攻城略地，把明朝官民编入他们的行政与军事组
织，为成为一个堪与明朝抗衡的新王朝奠定了基础。1644 年 4 月，
李自成（1606—1645）领导的起义军占领北京，崇祯皇帝自缢身亡
之后，机会来了。在明朝总兵吴三桂（1612—1678）的支持下，满
族官兵打败李自成的军队，打着恢复德政的旗号进入北京。在随后
的 40 年里，清兵成功地控制了前明的所有领土，肃清了李部残余，
镇压了地方起义，击败了忠于明室的义军，平定了吴三桂和其他藩
王的武装起义。清朝皇帝也开疆拓土，到 1760 年，他们控制的多民
族国家的领土为明朝的两倍（Peterson 2002）。

清朝保留了明朝大体的社会、思想和政治框架，不过也进行了
旨在加强其权威的革新。虽然他们把正职留给了自己，但也积极地
通过科举考试把汉人精英网罗到政府中。从康熙皇帝（1661—1722
年在位）开始，清朝皇帝也积极支持、宣扬理学思想，由此他们在
肯定文化精英的价值观时，也利用它们肯定了皇帝的合法性，把皇
帝塑造为圣君明主和真正的天子。

随着清帝国愈合了战争的创伤，步入漫长的社会稳定期，早已
开始改变晚明社会的历史动力再次走上前来并展示它们的力量。在
广泛而深入的经济增长上，它表现为清代跨区域长距离贸易的扩张

与货币化，以及农作物、土地、农业劳动力的商品化与商业化。清代也以人口的迅速增长而著称。虽然学者们对于18世纪中国人口增长了两倍或三倍意见不一，但是毋庸置疑，按当时的标准中国人口很庞大，据估计1800年有3亿人（约占当时世界人口的三分之一）之多（Lee and Wang 1999；Peterson 2002）。影响清代人口增长率的因素仍有待挖掘，不过历史学者认为与下列因素有关：婴儿死亡率的降低；寿命的延长；经济作物对农业生产的积极影响；有效提高农作物产量的新技术与新种子的推广；甘薯、玉米等美洲作物的引进，使田间隙地也能种粮食（Lee and Wang 1999）。

165　　经济与人口的发展也改变了社会和文化。城市发展壮大，印刷、出版文化发达，受教育的机会增多。城乡经济的不断渗透把文人精英的价值观推广到了平民百姓，读书人也不再一心跻身仕途，而是从事各种职业。许多清代学者对晚明理学的思想倾向感到失望，把明朝的灭亡归咎于它。他们支持一场新的有影响的知识运动，它推动了对经典文本的细致严谨的考据，而富商的私人藏书的发展以及他们对学术和艺术的赞助使古文献的考据成为可能。

　　1940年鸦片战争爆发时，面对英国炮舰的正是这个清帝国。战争的催化剂是清朝大臣没收、销毁了外国商人的鸦片存货，但战争的舞台其实早在英国对清朝拒绝扩大贸易关系感到日益不满时已经搭好。英国在鸦片战争中的胜利，开启了一个帝国主义者对清朝索需无度的时代，这种索需伴随着，或者说导致了新的军事冲突。到19世纪末，外国列强竞相在中国划分租界，租借土地，使中国人陷入了国家将被"瓜分"的恐慌。雪上加霜的是，外患伴随着内忧，其中最具灾难性的是太平天国运动（1851—1864）。

　　不过，在鸦片战争、太平天国运动的后期，中央和地方的领导开始积极面对这些挑战，采取措施巩固、振兴国家与社会，他们还把西学整合到各种新的政府机构。不过，中国在甲午中日战争中战败之后，许多精英对朝廷不能顶住外国的压力，不愿实行彻底的改革深感失望。20世纪初，革命团体号召人们推翻清朝，孙中山提出的"民族、民权、民生"的三民主义口号成为许多想缔造一个新国家的人的战斗口号。1911年10月，在文武官员的支持下发动的革命起义最终迫使清帝退位，中国的帝制时代画上了句号。

166

20世纪的中国改革者回望他们的前辈时，谴责他们短视、固守传统、不愿改变。这一叙事也逐渐主导了早期西方对中国历史，包括医学史的研究。但是，近来的研究表明清代是个有社会文化革新、思想推动力、好奇心和开放性的时代，从而修正了先前的认识。这正是我们的起点，而我们的目标是了解清代的独特特征是如何塑造人们看待疾病与治疗的方式的。我们的探讨将围绕两个主题展开：（1）清代的社会变迁如何形塑治疗活动开展的意识形态和制度基准；（2）跨文化的医学交流，尤其是清朝与西方之间的交流。

文化、社会与思想趋势

前几章强调了中国的治疗活动的多元性与差异性，清代的特点也是如此，在各种领域的治疗和养生活动之间没有僵化不变的界限（吴一立 2010）。现有的律令规定要惩处把病人治死的医生或仪式专家，但却没有规定谁可以行医，成为治疗者的唯一的实际要求是能吸引顾客。结果，治疗的方法有多少，治疗者的类别便有多少。虽然有些人靠行医、为巫或靠其他专长为生，但对一些人而言，治病疗疾不过是赚钱的营生之一。此外，关于治疗活动，一有疾病，病人或其家人的第一步往往是靠自己的知识来辨别疾病并决定治疗方法。亲朋好友、街坊邻居相互交流的日常知识包括吃什么、补什么、门口挂什么符。

人们也查阅"日用百科全书",这类书流行于 16 世纪初,从指点人们养蚕到释梦,内容五花八门。在这些家庭参考用书中,医药和保持健康也是常有的主题,作者和读者一样认为知道如何增进健康和知道如何治病一样重要。与此相似,在"卫生"与"养生"的标题下也
167 谈到形形色色的调节、调和及增补身体元气的做法,从顺四时而作息、节制七情六欲到静思冥想和运动(Furth 1999;Rogaski 2004)。

一些促进健康的方法和那些号称能成仙的方法重合,它们包括"内丹",即在自己体内运用、修炼阴阳之气,以图混元归一,天人一体。"外丹"通过在鼎炉内熔化自然物质来炼制不死丹药,与此相似,内丹派以自己的身体为鼎炉炼成"圣胎"(Robinet 1997)。虽然历史上内丹是由男性修炼的,但是清代"女丹"也得到全面发展。"女丹"适合女性身体的特殊性,强调控驭女性经血的生育能力(Despeux 1990;Valussi 2008a)。

170 人们完全可以从各种信仰和技术中各取所需,而且经常多法并用。在召请外面的专家之前,他们可能早已试过各种自救的方法。他们对专家的选择反映了他们自己对问题的估计。这毛病吃了药就会好吗?给神灵上供或请人驱除邪魔会不会更有效果?生病或许是因为过去做过错事或祖坟位置不好?从故事、小说还有医案里发现的典型模式是,病人会求助于所有他们请得起的治疗者——有时是先后,有时是同时,根据他们自己觉得合适与否来比较、修改或反对治疗者提出的建议。现在生物医学专业的医生经常使用病人无法过问的诊治技术和设备,但是清代医家依靠的是没有其他辅助手段的肉眼观察和很容易从市场上买到的药材,原则上这些资源对愿意花时间研究其用途的人来说唾手可得。因此,医家和普通人的活动的实际区别可能是程度之别,而不是类型之别。

这些基本特征并非清代独有，但是在帝国晚期，在自明代以来越来越明显的历史动力的作用下，治疗与治疗者之间的界限更流动不定。许多受过教育的人把行医视为值得一做的行业或有吸引力的业余爱好，他们模糊了儒医和识文断字的医学爱好者的区别。出版业的发展也使医学文献更易获致，医学见解更易刊印成文。同时，通俗医学文本的层出不穷也坚定了人们的想法：每个人都可以成为自己的医生（吴一立 2010）。清代，医学活动的重心转移到地区精英那里时，这些离心力尤其重要。

官方医学与医书刊印

相较于历朝，清代中央政府没有把发展医学作为政治上优先考虑的问题，清朝皇帝对于编撰医书或者规划医学机构也缺乏个人兴趣（梁其姿 1987）。清统治者虽然保留了明朝的官方医疗服务机构，但是也缩小了它的活动范围。例如，明代御医的常客中有高官要人，但清代御医只能为宗室看病，以防备汉人医家和政治家合谋造反（张哲嘉 1998）。清代也废除了为政府输纳医生的世袭医户（何炳棣 1962）。只有影响到自己的政治合法性或统治能力时，中央政府才会主动介入医疗事务。清统治者特别关注天花的控制，天花在关内是常见的疾病，但在满族人的故乡此病少有，因此它对满族成年人是致命的，因为他们没有儿童期的免疫力。因此，清廷制定检疫和隔离措施，把满族官兵或皇室成员接触天花的可能性降至最低，幼年出过天花的康熙皇帝也在皇家推行种痘（张嘉凤 1996b；张嘉凤 2002）。满族人对天花的焦虑也促使清代太医院新增一科，即痘疹科。不过清统治者允许地方官员与精英带头采取措施减轻其他瘟疫，例如 18 世纪后从中国西南地区开始向外蔓延的腺型鼠疫。中央

171

政府在这类事情中的反应以赈济程序为蓝本，强调通过免费施医送药和其他类似的增强信心与社会稳定的措施来纾解危机（Benedict 1996）。

173　　清初兴文治，以彰显皇帝的仁智，从而加强王位的政治合法性，清政府刊印医学文献之举正是发生在这样的背景之下（Hanson 2003）。其中的一项文化事业是《古今图书集成》的编纂，该书共一万卷，由康熙皇帝下令编纂，完成于继位者其子雍正时期（1722—1735 年在位）。这套皇家百科全书的"医部"分门别类，以时间为

174　顺序辑录了自《黄帝内经》以来的医学文献中的重要内容。《四库全书》中亦收入了医学文本。

　　1772 年，乾隆皇帝（1736—1795 年在位）下令编纂一部具有权威性的大型图书。数百名文人学士被从全国各地征集而来，审阅图书 10000 多种，最终将 3000 多种书抄写、汇集成《四库全书》（Guy 1987）。乾隆皇帝令人手抄 7 部《四库全书》，其中 4 部留为御用，另外 3 部藏于指定的藏书阁，供臣民查阅（《四库全书》现有可全文搜索的电子版，供现代学者使用）。《四库全书》被抨击为是一场书籍清洗，因为在编纂过程中，成千上万的书籍因被认为有反清思想而被毁。虽然如此，《四库全书》中保存的近 100 种医书却为我们打开了一扇非常重要的窗口，通过它我们可以看到 18 世纪一些有影响的文人学者所界定的合适的医学知识。

《医宗金鉴》

　　《古今图书集成》和《四库全书》把医药作为人类不可缺少的知

175　识之一，而唯一一部由朝廷纯粹出于医学原因敕令编修的医书是 1742 年刊刻的《御纂医宗金鉴》（见图 6.1）。这部权威著作共 90 卷，太医

院定其为教科书，万一太医不幸被指控失职，该书也为判断的标准（张哲嘉 1998）。虽然《医宗金鉴》的规范性力量不出宫门——实际上，民间医家批评宫廷御医太拘泥于书中的指导原则，但该书是对 18 世纪精英医学的很有启发性的个案研究。乾隆皇帝因想被奉为为天下臣民树立行为规范的圣主明君而赞助《医宗金鉴》的编纂，但是决定医学正统的不是满族官员，而是主宰编纂委员会的中国东部江南地区的汉人医生（Hanson 2003）。自宋以来，这里就是中国经济最

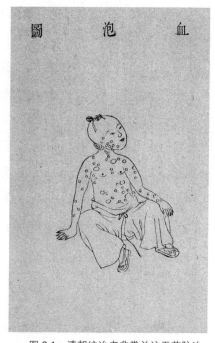

图 6.1　清朝统治者非常关注天花防治，因此也要求人们准确区分小儿的各种皮疹。清政府于 1742 年刊印的《御纂医宗金鉴》（吴谦等编）中附有 42 幅不同形式的"痘疹"插图，该"血泡图"即为其中之一。由伦敦维康图书馆提供

发达、文化最先进的地区，出过极多的文人政客，更不必说医家。

　　《医宗金鉴》的一个特点是，它把东汉名医张仲景的《伤寒论》 177 和《金匮要略》作为正宗医学的基础。这一取舍和儒医为了抬高医学的地位，试图把医学的知识谱系上溯至古代大有关系。16、17 世纪，医家把张仲景作为所谓"四大家"之一，该名称原指金元四位名医，但是到了 18 世纪，徐大椿（1693—1771）等儒医提出张仲景应该排在医学四大家之中，他的地位也应该远在其他三人之上。张仲景不仅仅是一位大家，而应该被尊为"圣"，他之于医学正如孔夫子之于儒学（Chao 2009）。

《医宗金鉴》的编纂思路表明编者非常重视"考证",引领这一颇具影响力的思潮的也是南方学者。据称宋人的注释曲解了原文,"考证"是用文献分析、校勘的方法找出汉代著作——包括张仲景的著作——原来的形、意。因此,考证派学者希望使宋代理学不再可信,恢复汉代经典在中国知识分子生活中的重要性(Elman 1984)。这些趋向也形塑了医学。《医宗金鉴》刊行数十年后,《四库全书》的编纂者也以是否采用考证方法评核诸书,摒弃不用者(Elman 1984)。由此,《四库全书》的医学部分巩固了文人医学与考证之间的关系。

医学的士绅化

考证派学者对医学的影响是清代医学士绅化的一个方面。宋代,政府官员想提高国家医疗实践的质量,因此试图让精英家庭的子弟相信行医是个令人尊敬的职业。他们用治国之道比喻医学,把医学誉为君子表现仁爱之心的有价值的工具。至清代,弃儒从医的人在小说和现实中都已成为平凡的人物。虽然著书立说者仍然一如宋代,把医学知识与儒家价值相系,但此种论调的背景已经改变。关于良医应该接受何种训练已引起争议,许多人坚持认为儒医优于其他类型的业医者(蒋熙德 2007;吴一立 2010)。

这一发展也根植于明代。明朝开国皇帝太祖朱元璋(1368—1398 年在位)首开级别较低的县试,通过者有资格参加乡试和会试,从而扩大了教育的通道。随着帝国晚期人口增长,这一政策大大增加了可进入竞争已十分激烈的体系内的人数,但是由于可供安排的职位数量相对稳定,所以能高中进士的人很少(Elman 2000)。结果,需要另谋生计的读书人迅速增多,一条可能的出路是行医。从表面上看，这令人想起元朝统治者罢科举时，医学也成为接近有权有钱的主顾的途径（Hymes 1987），但是现在是科举考试自身产生了源源不断的无业文人。

清代地方志中的"方技"志记录的医者中有许多生员等级的人，他们因无法在科考中再进一步而以医为业。福建人陈念祖（1753—1823）便是其中一个例子。陈念祖年四十方中举，年岁已算大。此时他行医已久，极有可能是受其祖父影响，其祖父也是弃儒从医。陈氏因普及医学知识而知名，曾为学医者编著教学用书，其中最著名的是《医学三字经》，该书的书名和形式都模仿幼童的启蒙读物。医家编写这类医学读物始于 14 世纪，清代这类书成为重要的医学作品（梁其姿 2003a）。除了为想成为医生的士子提供有用的医学入门知识外，这些医书作者也试图通过提供具有典范性的医学知识，界定何为合法的医学知识与实践。正如陈念祖的《医学三字经》，这些书通常效仿儒学读物，它们的作者明确比较了行医与文人之道。许多书还采用了有助记忆的歌诀，帮助读者牢记主要概念。清代太医院的教材《医宗金鉴》也以歌诀为主要形式。

这些自觉的规范的著作的撰写，呼应了儒医的一个普遍愿望，即让人们相信学问是医术的必要条件。他们的策略之一是重新诠释《礼记》中的古老谚语："医不三世，不服其药。"人们普遍认为，"三世"指家庭三代行医，知识代代相承。并且，人们普遍觉得这样的世医当然拥有特别有效的家传医术和秘方。但是，从 14 世纪开始，医书作者开始质疑这一解释，提出三世指掌握三部医学经典（Chao 2000）。晚明之后这些争论更激烈，清代医家自己也通过考证印证"三世之书"的解释。不过，医学的士绅化意味着许多受儒学熏陶的医家其实出身于医学世家，因此这些争论主要是关于如何界定医学的正统性，而不应被视为"世医"与"儒医"两类医生之间的斗争。

　　总之，清代有一批医家自视为知识界的一员，关心如何提高自己的社会地位和医学权威性（Chao 2009）。不过，不像欧洲或北美的医生，这些受过教育的中国医家没有借助法律条例或成立行业组织来规定谁有资格行医。相反，他们从文化的角度构建自己的权威，认同精英士大夫阶层的价值观，主张只有饱读诗书、道德超迈的君子才能正确地治病疗疾（蒋熙德 2007）。他们将其竞争者贬为只得古人之形、不得其神的庸医，谴责目不识丁的三姑六婆曲意逢迎宅门女眷，以招揽生意的行为（费侠莉 1999）。他们也指责病人相信民间偏方或朋友的建议胜过博学医家的忠告（徐大椿 1990）。

　　讽刺的是，这些经常性的抱怨表明，实际上儒医往往无法让顾客相信其固有的优势，各行各业的治疗者仍然是医疗市场的重要选择。即便是对产婆的最激烈的批评者，也不得不承认没有家庭愿意选择在没有产婆在场的情况下生孩子（吴一立 2010）。而且，在很大程度上，对医术不精者的抱怨可以被认为是上层阶级担心危及儒家道德的抱怨的一部分。例如，治疗女性身体的三姑六婆可能也会往她们的头脑里塞满离经叛道或稀奇古怪的想法（费侠莉 1999）（见第五章）。在受经济和社会变迁影响深远的时代，如清代，这样的担忧是深切的，尤其是因为精英的身份已由个人成就，而非出身来决定。有钱人可以出钱让儿子读书或捐官，名门望族也很容易因为子孙不成器而败落。人口增长加剧了社会和物质资源的竞争。对上层阶级而言，儒家的可敬与道德是精英这种社会身份的重要标记。例如，明清时期文人之间的"反巫共识"增强，这不是巧合（Sutton 2000，13）。明清二朝都规定要惩治据说用歪门邪道蒙蔽人们的巫觋。康熙圣谕本为在臣民中提倡儒家理想而作，而一些通俗的圣谕也指责了这些治疗者。但是即便某些精英可能看不起巫觋，其他人还是会光顾他们。

医书出版

　　许多历史学家认为宋朝是中国印刷革命的时代，事实上，印刷业的发展也成了中国商业化的城市文化的特点，于 16 世纪后在质和量上都比前代更上一层楼，这不仅表现为文本可得可用，也表现为基于文本的读写文化向广大民众的渗透。帝国晚期是暴发户的盛世，这促使书籍大量发行，以便向他们传授上流社会必备的画、诗、茶等知识。清代，福建四堡的书坊也兴旺发达起来，为民众大量印制便宜的书籍，包括医药著作（Brokaw 2007）。

　　一方面，获取医学文献的途径增多；另一方面，医学初级读本的编纂也越来越多。二者惠及了想要成为儒医的人，也使那些对医家抱有疑问的人们有了更多资本，因为这允许他们编纂针对普通人的家庭手册。例如，18、19 世纪中国重刻次数最多的一些书是传为出自浙北竹林寺的女科手册（吴一立 2000）。重刻这些著作的上层社会人士称他们发现了僧人的秘方，想让它们广为人用，以便人们在家治疗妇科疾病。另有一些文人学士则把医学作为业余爱好，在摘引他书的基础上编纂、刊刻他们自己的医学著作。简而言之，医学文本的扩散为儒医的培养提供了帮助，与此同时也破坏了他们对医学知识的独占权。

医疗善举

　　为家人、朋友、同僚提供医药和医疗保健方面的建议，是日常交际应酬的一部分，它为男女提供了对身边人表示关心爱护的途径。例如，官员龚春圃（活跃于 1854 年前后）担心自己无后，其同僚朱云谷给了他一个朱氏个人觉得有用的方子（吴一立 2000）。朱氏本人最初是从另一位官员王茂村手中得此医方，王家几代都用此方。

女性也研究医学文献，用医书造福他人。清代著名官员曾国藩（1811—1872）之女曾纪芬（1852—1942）就是一个很好的例子。根据纪芬女婿的记载，纪芬乐善好施，善良贤惠，一生井井有条、谨严自律，医学追求是其生活的一部分。即便在垂暮之年，她依然每天晨起祈祷、练书法、写信。午后小憩起来，"做些针黹，配制药物、滋补品，诸如此类。她还亲自用缝纫机做衣服，送给需要的人。每年她都按方合药……只要听说亲朋得病，她不是送药给他们，就是告诉他们药方"（曾纪芬 1993）。除了从已刊印的医书中寻找有用的方子，纪芬也从亲戚、熟人和药铺那里搜集医方。在她参阅过的医书中，有一本名为《验方新编》（1846 年初版），是长沙的底层文人鲍相璈（活跃于 19 世纪中叶）将书本中和亲朋见识过的药方汇编而成的。

行善积德、福有攸归的信仰，也鼓舞了业余爱好者为人治病疗疾。学者、医家袁黄（1586 年中进士）首先推广功过格，终清一代记录功过都是重要的做法（Brokaw 1991）。由此产生的一个结果是，好心男女把印制、分送通俗医学著作作为一桩善举。1715 年刊行的《达生编》是清代最著名、最普遍的医书之一，驱使人分发该书的一个重要因素实为积累功德。《达生编》篇幅短小，语言朴实；作者署名"亟斋居士"，是一名底层文人。亟斋居士针对男女读者，指出生孩子是一个自然的过程，顺产的关键在于让分娩遵循自身的节奏。姑且不论《达生编》内在的医学价值，该书的广布有赖于许多人——像江左的宋尔瑞在海洋行舟中遇风，发愿若船不倾覆，愿送《达生编》三千本。在不同版本的《达生编》的附录中，宋尔瑞和其他人讲述了他们因为重刊该书而获得（或希望得到）的回报：得子、中举、发财、家和、长寿、病愈。

医学与帮会

在帮会与教派的发展壮大中，医学知识的分享是不可缺少的一部分。这些团体的功能从互助互守到宗教研究，其中的一些也相信太平盛世终将来临，在某些情况下，这种信仰会导致群众起义。为了招徕并留住信徒，教派领袖允诺将其秘密才技教给忠诚的入会者。这些秘笈通常包括不外传的养生和长寿之法：护身咒语、打坐、武术——"拳法"，它既能祛病，又能防身。实际上，许多教派领袖本人也是治疗者，他们积极吸收治愈后心怀感激的病人入教。这样的动力助推了白莲教的发展，最终它演变成后来的反政府起义（韩书瑞 1979）。 183

治疗与帮会的密切关系也在所谓"义和团"的形成中发挥了关 185
键作用，1898—1900 年义和团对洋人的攻击被证明是清代历史的重要转折点。当时活跃于华北的各种帮会支持不同的治疗活动与保健方法，拳民的突出行为正是这些事物的糅合：武术、气功、吞符，或通过请神附身治病。除了保持健康，这些做法被认为能使人刀枪不入（Cohen 1997）。义和团拳民针对外国人采取暴力，起因在于不满德国传教士以及利用与洋人的关系在地方性争端中占据上风的中国信徒。1900 年，这些攻击变本加厉，拳民开始直接进攻北京的外国使馆区，并攻击其他城市的外国人。义和团运动得到了慈禧太后的鼓励与支持，她希望拳民能将帝国主义者赶出中国。不过，义和团运动最后被日、俄、英、美、法、意、德、奥匈帝国组成的八国联军镇压。胜利者迫使清政府于 1901 年签订了《辛丑条约》，通过条约列强攫取了数量惊人的赔偿并获权在北京派驻军队。义和团运 186
动的失败震碎了清廷保守派的自满，同时激发了精英改革者的反清情绪。十年后，这种紧张局势在推翻清皇室的革命中达到了顶点。

全球的医学交流

前几章中我们已看到，在中国，关于健康的信条与实践不仅吸收了境内非汉族的元素，也涵纳了邻国的文化因子。与此同时，作为引进的哲学、技术的一部分，中国的古典医学也被日本、越南和朝鲜采纳。整个帝国晚期，中国的医学知识一直在亚洲各国流传。医学文本是流通于区域贸易网络的商品，在朝鲜、日本、越南和东南亚国家都购买得到中国书籍，其中李时珍的百科全书《本草纲目》就是一个著名的例子（Elman 2005）。中国和其他国家的关系架构在朝贡体系上，该体系也为医学交流提供了一个管道。在国家之间相互赠送的礼物中通常会有药材，在中国的外国使节和出使外国的中国人也会把医书带回自己的祖国。

例如，1738 年清使节从朝鲜回国时，朝鲜赠送了一套权威的《东医宝鉴》（崔秀汉 1996），从此该书在清代广为流传。《东医宝鉴》由朝鲜的御医编纂，共 25 卷，首刊于 1613 年。无独有偶，1790 年两位派往北京的朝鲜官员偶得关于中国种痘术的书籍，回国后进献给正祖（1776—1800 年在位），在朝鲜推广种痘术（崔秀汉 1996；李经纬、林昭庚 2000）。总之，中外医学思想的互相交流有着悠久的历史。清代与历朝的不同之处，在于它把原先狭小的医学交流范围扩大到了欧洲、北美。而且，这些交流最终对清朝发生的事情产生了重要影响。

从马可·波罗的时代开始，来华的欧洲旅行者就记述了与健康有关的实践，但是这些记载相对简略而分散。自 15 世纪始，对海外的财富与土地的渴望，西班牙、葡萄牙，以及后来荷兰、英国和法国的海上贸易的拓展，加深了欧洲对亚洲的兴趣。1540 年耶稣会创立后，为了抵抗影响日深的新教，欧洲天主教徒也把亚洲作为一个

187

重要的传道阵地。这些交流的发展使关于中国治疗技术的详细信息得以传至欧洲（Barnes 2005b）。已知最早用欧洲的语言撰写的关于中国医学的著作完成于1671年，它介绍了诊脉与预后，作者是一位不知名的法国传教士，据说曾在中国传教。另一位传教士观察者是波兰的耶稣会士卜弥格（Michael Boym，1612—1659），他于1645年来华，当时清军入关不久，残明势力南渡，卜弥格前往南明朝廷传教。卜弥格在其著作《中国植物志》（1656年刊印）里描述了中国植物的药用价值，他还撰写了关于诊病方法的《中国诊脉秘法》（在其死后于1686年刊印）。

不过，关于中国医疗实践的三部最有影响的著作是由医生和科学家所写的，荷兰的商业网络使他们可以四处游历、活动，他们在亚洲其他国家生活期间了解到了中医。其中一人是德国医生克莱叶（Andreas Cleyer，1634—1697），1665—1697年他在巴达维亚（今印度尼西亚雅加达）的荷兰东印度公司任总医官。1680—1682年，克莱叶主要以卜弥格的未刊稿为基础，编写了两部关于中国的诊脉与医学学说的著作。荷兰医生维勒姆（Willem Ten Rhijne，约1647—1700）在德川时期的日本学了两年针灸，此后也迁到巴达维亚。其1683年的专著探讨了日本人如何用针灸治疗痛风。与此相似，德国博物学家、医生肯普费（Engelbert Kaempfer，1651—1716）也在日本的荷兰东印度公司工作了两年。1694年，他著文详细介绍日本的历史与文化，也描述了针灸的使用。所有这三本著作都流传于欧洲，被认为是对中医感兴趣者的标准参考书（Barnes 2005b）。

这些著作的历史证实了中国医学知识在亚洲各国的传播以及它对欧洲人的吸引力。除了针灸，欧洲人也渴望更多地了解中国的药物。欧洲人对亚洲香料的商业兴趣由来已久，由于许多香料也有药用价值，因此这种兴趣自然也延伸到了药物。同时，对神奇的中国草药的全新描述也对此产生了刺激作用（Barnes 2005b）。人参就是其中的一种被认为很奇妙的药物。据中医说人参能补阳、补气益气，其利用在中国有漫长的历史。到 17 世纪中叶，欧洲人似乎已经知道人参，中国人对人参的热情也激励了有进取心的北美人在当地寻找人参。加拿大人和美国人把找到的人参出口到中国，赚取了不少利润，直到 19 世纪人参贸易才逐渐减少。

188 　　西方人也经常从中国进口一种名为"中国根"（China root）、"中国木"（China wood）或者就叫"中国"（China）的草药，它很可能就是茯苓。1535 年葡萄牙人把中国根引进到西班牙，西班牙国王卡洛斯五世的痛风就是用它治好的。欧洲人从中国购买了许多药材和促进健康的东西，茯苓只是其中的一种。这些物品五花八门，有明矾、姜、八角茴香、小豆蔻、樟脑、高良姜等等。另外两种重要的进口商品是大黄，当然还有茶叶。但是到 18 世纪，英美人对茶叶的热情加剧了西方与中国的令人烦恼的贸易逆差，因为中国对西方人销往中国市场的大多数产品毫无兴趣。

　　清帝国成为全球药材、矿物和畜产品贸易网络的一部分，但是在重要性上逐渐压倒其他商品的药物是鸦片。公元七八世纪，阿拉伯商人把罂粟传到中国，起初罂粟被视为观赏植物，后来又因其药性受到重视（苏智良 1997；李时珍 1986）。鸦片有缓解腹泻、咳嗽、疼痛和发热的功效，意味着它常常被用来治疗传染病和流行病的症状与后遗症，包括生物医学中的痢疾、疟疾、天花和霍乱（Dikötter, Laaman, and Zhou 2004；苏智良 1997；徐谦 1986）。17世纪中叶前后，吸食掺杂烟草的鸦片的习惯可能通过荷兰商人从东南亚传到了中国，而在随后的一个半世纪里，中国的社会各阶层都以抽纯鸦片为消遣。

　　鸦片的流行使其成为足以吸引中国消费者的商品，最终扭转了西方在中国的贸易不平衡。把印度的鸦片销往中国所获的收益也成为英国进行帝国主义扩张的关键性收入（Brook and Wakabayashi 2000；Blue 2000），因此，甚至在1729年后清政府逐渐厉行禁烟时，鸦片的进口量依然增长。1729年，从英国进口的鸦片只有200箱，但是到了18、19世纪之交，年平均进口量已达4000—5000箱。此后，鸦片的进口量急剧上升，1823年达7000多箱，1833年20000多箱，1838年34000多箱（Zhou 1999，14；Spence 1999，130）。西南部地区如云南、四川也种鸦片，这些进口的鸦片也不得不和有利可图的国内鸦片贸易展开竞争。

在鸦片吸食者中，有人把它作为闲暇的活动，有人以之为社交润滑剂，也有人是出于明确的治病目的。富裕的行家里手用堪称艺术品的器具吸食质量上乘的鸦片，炫耀自己的阔绰。贫穷的劳动人民吸鸦片渣，麻痹因饥饿或疲劳产生的痛苦。但是在此时期，鸦片瘾也成了鸦片大量进口所造成的普遍社会问题。时人谴责鸦片损害了个人健康、家庭财富、社会道德以及国家武备（Brook and Wakabayashi 2000；Blue 2000）。中国的白银大量流入外国鸦片商人的口袋，也威胁到了中国经济的健康。1839年，钦差大臣林则徐（1785—1850）在广州没收并销毁外国鸦片两万余箱，同年道光皇帝下令永远禁绝鸦片贸易。但是，这一短暂的胜利很快被英国的武装反抗抵消。中英鸦片战争最终打开了中国的大门，使中国随之饱受帝国主义的侵略。

耶稣会士与欧洲医学的输入

全球贸易网络使中国医学信息得以传播到欧洲，也推动了欧洲医学知识流布到东亚。在德川幕府时期的日本，荷兰东印度公司是主要的传播媒介。因为害怕外国商人、传教士和日本的基督教徒可能会产生破坏性的影响，德川幕府严厉限制日本与其他国家接触。1639 年后，日本政府把所有的对外贸易局限在出岛（距长崎海岸不远）一地，只准荷兰人在那里开展贸易活动，因此正是通过荷兰人雇佣的医生和商人，西方医学信息才传到了日本。

相比之下，在 17、18 世纪的中国，耶稣会传教士是欧洲医学知识的主要传播者。他们的策略是让中国精英皈依，他们有意借用欧洲科学的力量布讲福音，用西方文明的成就打动受过教育的中国人（Standaert 2001）。通过这一手段，他们确实成功地使一些杰出的中国官员改变了信仰，也因其数学和天文学知识赢得了皇帝欢心。他们在钦天监为官，帮助解决了明末的历法危机。1644—1664 年，汤若望（Adam Schall von Bell, 1592—1666）掌清朝钦天监，最后被其中国对手以传播邪说和煽动性的宗教教义的借口而构陷入狱。但是，1669 年，由于耶稣会士证明了自己的天文计算更精确，南怀仁（Ferdinand Verbiest, 1623—1688）得以掌任钦天监（Standaert 2001）。

190   耶稣会士也介绍欧洲医学的某些方面，解剖学、生理学和药物学知识出现在他们的自然科学和宗教著作中。他们也撰写专业的医学著作，阐述欧洲的学说（Standaert 2001），其中最早的是由瑞士耶稣会士、医生邓玉函（Johann Schreck, 1576—1630）编译于 1625 年左右的解剖学草稿。1634 年，汤若望将邓玉函的译稿交给中国士大夫毕拱辰（1616 年中进士），毕对其印象深刻，加以润色、扩充后以"泰西人身说概"为题付梓（Hummel 1943；Standaert 2001）。17 世纪 30 年代完成的第二部书是《人身图说》，译自法国著名外科医生昂布鲁瓦兹·帕雷（Ambroise Paré, 1510—1590）的解剖学专著。该书主要由意大利耶稣会士罗雅谷（Giacomo Rho, 约 1593—1638）编译，他也和龙华民（Nicolo Longobardo，1559—1654）、邓玉函合作（Standaert 2001）。这两部著作后来如何在中国读者中流传开来有待细究，但是我们知道至少18、19世纪一些医生和学者已能看到并讨论它们了（Hanson 2006；王士雄 1851）。

在朝廷里，康熙皇帝对于欧洲的疗法和药物，包括所谓的"吸毒石"，都有浓厚的兴趣。为此，南怀仁和白晋（Joachim Bouvet，1656—1730）编写相关的文章与书籍，以启迪康熙皇帝。1685年，康熙皇帝甚至要求南怀仁安排更多的欧洲医生入朝。1693年，耶稣会士用秘鲁的金鸡纳树皮（含奎宁）治好了使康熙皇帝衰弱、发热的疾病（很可能是疟疾）后，康熙对西方医学更加感兴趣了。后来，康熙令法国耶稣会士巴多明（Dominique Parennin，1665—1741）编译一部满文的西方解剖学著作，即今《钦定格体全录》，在其内容中，赫然有哈维（William Harvey，1578—1657）发现的血液循环理论（Asen 2009）。该书现存9个版本，内有135幅根据欧洲的著作绘制的解剖图（Walravens 1996；Hanson 2003）。但是，该书显然只供皇室查阅，没有打算让它在广大业医者中流传。

针刺术在欧洲

18世纪，欧洲人对中国和中国医学的态度总体上是肯定的。虽然欧洲观察者蔑视中国人对解剖的无知，但是他们赞赏中国的药物和针灸表面的神效（Barnes 2005b）。实际上，19世纪二三十年代欧美掀起了一股针刺热。第一位在病人身上进行针刺疗法的法国医生是柏辽兹（Louis-Joseph Berlioz，作曲家埃克托·柏辽兹之父）。1816年柏辽兹发表文章介绍其成功的经历，提倡推广针刺。虽然不乏批评与质疑，但是法国外科医生的实验使针刺流行于法国和其他欧洲国家。19 世纪 20 年代，英国、意大利、爱尔兰、苏格兰、西班牙、德国的医生在重要的医学期刊上发表文章，讲述他们的针刺疗法实验。这些期刊在海外的流通，以及美国人在欧洲主要城市接受的医学训练，促使美国人对针刺产生了兴趣，也使一些美国医生亲自试验针刺疗法，其中包括巴彻（Franklin Bache，本杰明·富兰克林的曾孙）。1826 年，巴彻发表了著名的关于针刺疗效的报告。

相比之下，此时西方医学对中国疗法的影响微乎其微。18 世纪末，耶稣会士的影响明显减弱。当教皇试图禁止中国信徒祭祀祖先和孔子时，康熙皇帝驱逐了所有拒绝接受这些祭礼的传教士。虽然耶稣会传教士留了下来，但是这种紧张局势依然存在。随后于 1773 年，教皇下令解散耶稣会。直到 19 世纪新教传教士开始来到中国，才再次特意努力在中国的土壤播种西方的医学实践。

新教医学传教士

19 世纪初，传教士的活动被限制在澳门和广州郊区，广州是清代唯一的对外通商港口。1807 年，第一位新教传教士英国人马礼逊（Robert Morrison），在伦敦传教会的资助下踏上中国的土地。马礼逊也兼任英国东印度公司译员多年，1820 年，英国东印度公司的外科医生列文斯敦（John Livingstone）聘请马礼逊帮他在澳门开设一家诊所。这家诊所配有中文医书图书室和中草药，并雇了一名中医照看病人（王吉民、伍连德 1932）。不过，此时医学还没有明确用作传道布教的工具，直到美国医生、牧师伯驾（Peter Parker）受美部会（American Board of Commissioners for Foreign Missions）的派遣来到中国，这一点才开始改变。1835 年，伯驾在广州开办医院与药房，逐渐因治疗眼疾在广州成名。伯驾及其赞助者相信西方医学能展示西方文化的优越性，在诊所里近距离接触中国病人也为劝诱他们改变信仰提供了大量的机会。伯驾还训练了一批中国助手，以便和他一起从事医疗工作。

英国在鸦片战争中获胜后，迫使中国开放了 5 个口岸，西方人可以在那里居住、贸易。1856—1858 年第二次鸦片战争中清朝被英法联军打败后，又被迫增开 10 个口岸，并允许外国人在中国境内游历。受到国内宗教复兴运动的鼓舞，外加当时又获得了前所未有的接触中国民众的机会，欧美传教士的数量激增。他们继续把医学作为传播福音的辅助工具，开办诊所、医院和医学校。虽然在绝对数量上传教士、中国信徒以及学西医的中国人一直未能成为一个重要的团体，但他们是 19 世纪晚期在中国的改革运动中处于核心地位的现代化思想的主要传导者。 195

中国人的西医观

中国的思想家不仅对科学技术感兴趣，也渴望了解新观念，他们"用自己的方式"理解西方的学说，让它们为中国知识分子的目的服务（Elman 2005）。例如，耶稣会把欧洲科学引介到中国时，中国本土的"格物致知"传统已发生转变与复兴。著名学者方以智（1611—1671）力求积累关于自然现象的经得起检验的事实，以解释观察得到的宇宙模式。因此他拥抱那些似乎对他本人的研究有用的欧洲科学，如天文学、解剖学和生理学（Standaert 2001）。与此同时，他排斥那些需要靠信仰的无法验证的学说，尤其是宇宙结构能够证明造物主上帝之存在的这个来自国外的观点（Elman 2005）。

中国人现有的做法与关注点也同样形塑了中国人对 19 世纪欧美医学的反应。能吸引中国病人的西方疗法中，有些是治疗中国治疗

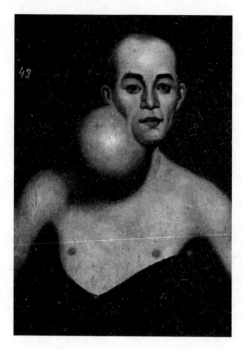

图 6.2 著名的中国肖像画师关乔昌（1801—1860）受美国医学传教士伯驾之托，为他医治的病人绘制了一百多幅油画肖像，这幅肿瘤病人像即为其中之一。伯驾把其中一些画挂在他开在广州的医院候诊室里，向中国病人显示西医的治疗力量。在巡回筹集资金的过程中，他也向国外的观众展示这些油画，说明中国需要基督教施以援手。由耶鲁大学哈维库欣 / 约翰·海·惠特尼医学图书馆提供

者不能医治或不予医治的疾病的。这样的疾病包括肿瘤，中国的医生通常用调气的膏药和口服药医治，传教士医生却用外科手术摘除，解除了那些中国成人和儿童有时多年来所遭受的肿瘤不断变大变形造成的痛苦。伯驾和其他传教士用图画和蚀刻版画记录了让人们印象深刻的病例（见图6.2），描绘了中国患者的坚忍，以及他们在适当情况下接受手术时的心甘情愿（Heinrich 2008）。中国的病人也愿意尝试看起来比现行的中国疗法更有效的西方医疗。例如，在华传教士赢得了擅治眼疾——包括白内障的美名，使得新教诊所、医院以医治眼疾为主要业务（王吉民、伍连德 1932）。虽然西方人对于中国人愿意接受眼部手术表示惊讶，但实际上自唐代以来天竺的金针拨障法就成了中国疗法的一部分（Andrews 1996；Kovacs and Unschuld 1998）。

中国医药与治疗史（插图版）

　　类似的因素也影响了中国人对牛痘接种法的接受程度。至少从16世纪开始，中国人就用天花患者身上的痘痂或痘浆接种，因此人们对于出一次轻微的天花便可获得免疫力的观念并不陌生。1805年，东印度公司的外科医生皮尔逊（Alexander Pearson，1780—1874）把牛痘接种引进到澳门。在中国助手的协助下，据说到1806年年底皮尔逊已为数千名当地华人接种牛痘（王吉民、伍连德1936，279）。虽然当地的人痘施种者把牛痘视为不受欢迎的竞争对手，但是许多精英把它当作更胜一筹的天花接种法予以推广，设立了一些慈善机构免费接种，并培养接种师（张嘉凤1996）。这些机构中有1815年由富裕的广州行商成立的种痘处，他们是清政府批准的唯一可以与西方直接贸易的中国商人。早期另一位牛痘的采纳者是商人邱熺（约1733—1851），他在听说了皮尔逊所做的事情后不久就作为成人接受了牛痘接种，并成为接种的积极鼓吹者，在其1817年的《引痘略》中宣传牛痘接种法。

　　许多中国读者也对西方的解剖学著作感到着迷，如英国外科医生、传教士合信（Benjamin Hobson，1816—1873）的《全体新论》（首刊于1851年，见图6.3）。在中国学者的协助下，合信用汉语进行翻译著述，他是第一位用汉语出版西方医学著作的新教传教士。不过，虽然合信希望能改革中国的医学知识，其读者却没有理由因为赞成西方的模式而放弃用阴阳学说理解身体。实际上，对合信的著作感兴趣的中国思想者主要是利用它们加深对"气"的认识。这些人包括内丹的修炼者，他们需要借助身体的"内景"图，让他们仿佛能看见气在全身的流动（Despeux 1994；Andrews 1996）。一些知名中医也认为，不了解脏腑的真实形态和内部结构，以及它们在体内的位置和相互之间的有形联系，就无法理解体内正气或邪气的产生与流动（王士雄1999）。

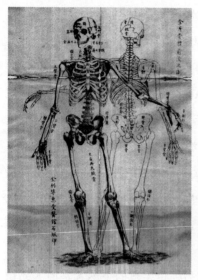

图 6.3　英国医学传教士合信（1816—1873）最早做出系统的努力，为培养中国医疗人员编译关于西方医学的书籍。后来传教士编译医书时也把合信的著作当作重要的参考。该正反两面骨骼图出自合信的《全体新论》初版。在中国学者的协助下，合信直接用汉语编译了四部医学著作，该书是最早的一本。见合信《全体新论》，1851 年版。由澳大利亚国家图书馆提供

　　其实，正是这样的疑虑驱使中医王清任（1768—1831）亲自观察暴露于外的和死刑犯的尸体。王氏批评现有医书不明脏腑，于 1830 年刊印了《医林改错》，纠正它们的错误。该书引起了极大的关注（否定与肯定均有），多次重印（Andrews 1996）。在这样的思想氛围下，西方的解剖学著作也是很有价值的知识来源。因为这个原因，时任两广总督的叶名琛之父叶志诜（号遂翁），于 1853 年覆刻合信《全体新论》插图，分成 8 长幅。叶解释说，这些关于身体结构的插图，"实足为望闻问切之补助云尔"（Hobson 1851b；"Obituary" 1873；Hummel 1943）。

　　一些医生也比较了西方的解剖学知识和中国法医学文本中的有关知识。世界上刊行最早的法医学专著是宋慈（1186—1249）的《洗冤集录》（1247），之后历代无不以之为官方验尸工作的基础（Needham 2000）。1694 年，清政府把宋慈的《洗冤集录》和元明时期的一些法医学著述汇成一书，颁行全国，作为以后所有尸伤勘验的官方指导。1770 年，清政府又印发检骨图，供地方司员记录尸身

上的伤痕。虽然政府的目标是把验尸工作标准化并提高准确性，许
多不得不用这些材料的官员和法律专家却都抱怨其中有严重的错误。
因此从 18 世纪晚期开始，其中一些人就刊刻私人的非官方的法医学
手册和案例集，纠正官方指导中的缺陷（Will 2007）（见图 6.4）。

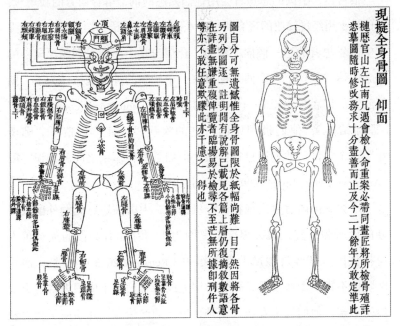

图 6.4　左图：检骨图仰面，出自钱秀昌《伤科补要》，1808 年著，1818 年刊
本。清政府曾公布检骨图，规范官吏们的尸骨检验，该图为其摹本。钱秀昌所论甚
广，包括如何医治金疮、咬伤、跌打损伤、烧伤、烫伤。他解释说，他绘明骨图仰
合两面，是因为医者需要"辨其骱之形，其骨之状"，以便有效地治疗"脱骱断骨"。
见钱秀昌《伤科补要》，1955（1818）。右图：骨图仰面，出自《洗冤录详义》。18
世纪末 19 世纪初，许多政府官员和法律专家著书纠正官方法医学指导，包括检骨
图中的错误。成书于 1854 年的《洗冤录详义》即为其中最有影响的著作之一，作者
为士大夫许梿（1833 年中进士）。许解释道，在他检验尸骨时有画师在旁记录骨头
的形状，根据 20 多年的验尸经验，他重新绘制了骨图。见《洗冤录详义》，1856
本。由琳达·巴恩斯提供

　　县令与尸体打交道，监督验尸，医学则是医家救死扶伤的领域，
但是两个领域之间也有交集：清代法医学著作的作者阅读医学经典，
以便更好地理解死亡的过程，而医家也会查阅法医学著作，增加关

于骨骼以及身体结构的知识（Despeux 2007；Will 2007）。后者包括杭州医家王士雄（1808—1868），他撰文比较了耶稣会士合信的著作《全体新论》与中国的医学、法医学著作中对骨骼的描述，也谈到一位县令朋友在监督验尸时的见闻（王士雄 1999）。

　　很自然，中国的思想者会用他们熟悉的词语解释西方的新观念，而传教士用经过修改的现有的中医术语来翻译英语术语的做法又加强了中国思想者的这一倾向。例如，合信与其中国助手利用"气"的概念表达"神经"这个西方的概念，于是脑的神经就被译为了"脑气筋"一词。与此相似，对于当时西方的"pulmonary consumption"（即肺结核），他们借用中国古老的疾病"劳症"创造了"肺劳症"这个名词。他们通过这种做法模糊了两种体系之间的知识界限（Andrews 1997；Shapiro 2003；Chan 2012）。

　　这类文化调适也出现在医疗机构里。中国人愿意光顾外国人开办的诊所和医院，很大程度上是因为中国存在着类似的为贫苦人民提供医疗和经济援助的慈善组织（Renshaw 2005）。但是，西式医院也不得不做些安排，顾及中国人的情感。鉴于中国人讲究男女授受不亲，他们为男女病人安排了不同的候诊室，并雇用了相对较多的女性医护人员。西方医生也知道，在给病人做检查时，必须吸收中国的做法才能赢得他们的信任，所以他们也搭脉、检查舌头（Renshaw 2005）。

200　　合信也试图把西方的外科技术以及它所需要的详细的解剖学知识介绍给中国读者，为此他需要进一步琢磨读者会如何看待这些技术。合信预期的受众，即儒医，正努力让医学更有学术性。在诊断方面，这意味着要明辨气及气在身体中的动态变化和表现。在治疗方面，则意味着善用植物药、动物药或矿物药，恢复体内本身的和谐。因此，这些趋势置药物治疗于动手操作的疗法之上。1882 年，

清太医院甚至废止针灸一科，把这项动手操作的疗法清除出太医院
（Andrews 1996；李建民 2011）。

不过必须强调的是，施于皮肉的外科手术历史上就是标准的
中国疗法的一部分，整个帝国晚期的医学文本和其他著述对此均
有记述。常见的疗法包括刺痈脓、金针拨障、缝合伤口和去腐肉
（Andrews 1996；李建民 2011）。一种治疗包括霍乱在内的疫病的
知名方法是刺臂弯或膝盖弯的穴位，去除体内的"毒血"（王士雄
1851）。历史学家推测，古老形式的放血或刺痈脓甚至有可能影响了
针刺术的发展（Epler 1980；Harper 1998）。所以即使需要动手的治
疗没有成为体面的实践或学习的对象，小外科技术依然是中国医学
图景中一个熟悉的特征。

西方医学与中国的自强

除了治疗活动，传教士也力图用他们办的报纸、杂志、教科书 201
或其他译著在中国传播西方医学知识。1860 年后，传教士的努力得
到了清代改革派官员的援助，后者也办学堂或军工厂，以增强国力，
提高国家抵制西方帝国主义的能力。在"自强"的口号下，这些官
员鼓励包括医学在内的西方科学技术的传播，经常延聘传教士和其
他外国人任管理人、教习和译员。例如，1862 年清政府成立京师同
文馆，培养译员，不久同文馆扩充为教授科学与医学的专科学校。
1871 年，同文馆聘苏格兰传教士、医生德贞（John Dudgeon）为解
剖学和生理学教习。德贞翻译、编撰西方医学著作，其中最著名者
为《全体通考》，1886 年由同文馆刊印，共计 16 册。该书的核心
内容译自格雷（Henry Gray，1827—1861）的《格氏解剖学》（高晞
2009）。

成立于 1865 年的江南机器制造总局也有多产的翻译馆，其最著名的译员是英国人傅兰雅（John Fryer，1839—1928），他在 1868—1896 年供职于江南制造总局的 28 年里，共翻译西方科学技术著作约 130 部，涉及解剖学、生理学、药物学、法医学和 X 光等等（Bennett 1967, 37，附录 2）。1885 年，傅兰雅还创办自己的格致书室（Scientific Book Depot），向公众出售译著和其他"有用的文献"。1896 年的一份目录列出了 17 种供出售的西方医学译著，涉及解剖学、热病、眼病、梅毒等主题（Bennett 1967，附录 2）。

因此在晚清，只要感兴趣，关于西方医学的具体知识不难获得。四川学者唐宗海（1847—1897）即为对西医产生兴趣的中国人之一，现代的历史学者认为他是早期试图汇通中西医的重量级人物。1873 年其父亲病死后，唐宗海开始一边钻研古典医学，一边参加科举考试（1889 年高中进士）。他阅读了王清任的《医林改错》，寓居通商口岸上海又为他接触西方医学提供了便利。19 世纪八九十年代，唐宗海撰写了不少医书，估量西方知识的相对效用以及它应如何融入中国医学（蒋熙德 2007；皮国立 2008）。

也正是在此时期，西方医学得到了晚清重臣之一、外交家、政治家李鸿章（1823—1901）的支持。作为鼓吹自强的领军人物，李鸿章本人积极采用西方科学技术，最为突出的是在工业和军事现代化领域。任直隶总督期间，因为 1879 年西医治愈了其夫人的无名重症，李鸿章出资协助传教士建立了一家传教士医院和医学堂。1888 年，李鸿章以清政府的名义接管了这些机构，打算利用它们为其北洋海陆军训练中国医生。学校的教习包括法国医生德帕斯（René Depasse），他也是李鸿章的私人医生（罗芙芸 1996）。

不过此时西方医学对中国治疗者与患者的影响总体上是比较有限的。学西医的中外医护人员数量稀少，对于庞大的清代人口难以产生多少直接的影响。而且更普遍的是，中国的观察者没有明显的理由认为19世纪的欧美医学整体上比本土的中国医学优越。清末，社会政治改革家为建设国家而奋斗，西方医学作为建国工具获得了极大的象征意义。但是在此之前，衡量西方医学价值的是它的疗效。医学传教士刚到中国的几十年里，西方医学的巨大成就——细菌理论、安全的腹部手术、接种疫苗、抗生素——要在许多年甚至几代之后才出现。换言之，西方的解剖学不一定能改善日常的医疗保健。实际上，对于许多急慢性或传染性疾病，中西方的方法在疗效上没有高下之分。

传染病霍乱就是一个很好的例子。1820年左右，霍乱通过海上贸易路线从印度传到了中国（Macpherson 1998）。霍乱的致病菌是霍乱弧菌，弧菌进入小肠，使其无法吸收液体，结果造成无法控制的水样腹泻，使人出现严重的脱水，循环系统和器官衰竭。如果不治疗，死亡率会高达40%至50%。19世纪，霍乱席卷了欧洲、中东、美洲和亚洲，成为当时紧迫的全球医学问题。在细菌理论尚未出现的时代，中西医都用环境论与体质论的解释来对付这一可怕的疾病，欧洲的传统观点是把霍乱归咎于瘴气或者与霍乱病人接触导致的。现在人们普遍认为治疗霍乱的唯一可靠的方法是由静脉注射补充流失的体液，但是19世纪西方的标准疗法是放血，服用强效通便药或泻药（包括氯化亚汞，一种水银化合物）、鸦片。

为了寻找对策，中国的医生博搜古今医学文献，刊印了许多医著，阐述自己的见解。西方称之为"Cholera"的流行病似乎和在中国被叫作"霍乱"（字面意思为"突然的混乱"。虽然"霍乱"是"cholera"的现代译词，但它原来的含义更广）或"痧"（"痧"是有害瘴气引起的一系列疾病的涵盖性术语）的疾病相似，但是对于"cholera"是这些古老疾病的新变体或是一个全新的疾病，人们

204 意见不一。在解释该流行病的著作中，最著名的是王士雄的《霍乱论》（王士雄 1851）。王士雄肯定暴发的疾病是霍乱，但他反对以前把霍乱归因于风邪入侵的说法。相反，他吸收了一些"温病"著作中的革新思想，提出霍乱的肇因是热有余。因此，王士雄建议用凉药，调节饮食，改善居住环境，以便使遇到热邪的危险降至最低（Hanson 2011）。

医学与现代化

205 　　截至 1893 年，据说来自北美和欧洲的 26 个布道团开办了 71 家医院、111 个诊所，都在忙于传教士所谓的"中国对于改革的迫切需求"（美国长老会 1896，34，327）。几年后，因为中国在中日甲午战争中惨败，本土的医学与医疗保健开始成为中国知识分子与政治家的重点关注对象。战争的起因是清代中国与明治时代的日本争夺对朝鲜的控制权，武装冲突刚爆发时，公众舆论看好中国，因为它拥有规模大得多的现代化海军。但清军最高指挥层的明争暗斗削弱了清军的实力，使日本人出人意料地获胜了，这扭转了人们一般的认知（Elman 2005）。现在日本成了亚洲成功实现现代化的象征，许多具有革命思想的中国青年东渡日本，学习西方科学，包括医学。这
206 些学生中最著名的有作家鲁迅（1881—1936），他于 1905 年赴日习医，后来认为笔比解剖刀更有力量才弃医从文。

　　这一时期，许多中国思想家开始把西式的医学现代化作为增强国力的先决条件，虽然他们对于何为现代化意见不一。在这个过程中，严复（1854—1921）翻译的赫胥黎关于社会达尔文主义的著作产生了重要的影响。1898 年光绪皇帝发动全面的社会、政治和经济改革而无果，使康有为（1858—1927）、梁启超（1873—1929）这样

　　　　　　　　　　　　　　　　　中国医药与治疗史（插图版）

的思想家想当然地认为中国欲图存续，必须提高中国人种的质量。这种优生学的论调部分地吸收了中国本土的"胎教"思想，其目的是养育出优秀的男丁，光宗耀祖。不过，此时中国人从人种的角度被视为一个大家族，在一个适者生存的世界与白色、黑色、褐色和红色人种做斗争（Dikötter 1998）。

对于人种适应性的关注也促使人们努力提高中国妇女的地位，改善母婴保健状况。女性健康于是被视为女性获得权力与国家强盛的工具。持这种观念的人包括石美玉（1873—1954，又名 Mary Stone）和康爱德（1873—1931，又名 Ida Kahn，后又取中文名"康成"），前者是中国卫理公会牧师的女儿，后者在襁褓中即被美国传教士霍格女士（Gertrude Howe）收养。当时在国外学医的中国女性为数寥寥，她们是其中声名最著者。1896 年，石美玉和康爱德一起从密歇根大学医学院毕业，回国任医学传教士。后来她们就在中国推广西方医学，不仅把它作为改善妇幼健康的工具，而且将它看作培养可与男性相提并论的女性医学专业人员的方法（Shemo 2011）。在以西方医学为改革工具的男性知识分子中，突出的有上海名医丁福保（1874—1952）。20 世纪的头 10 年，丁福保是提倡中医科学化的主要人物，所谓科学化，包括推广西方医学和改进中国的医疗实践。丁氏一生从事了无数活动，包括成立中西医学研究会并创办会刊（Andrews 1996）。

在此时的欧洲和日本，公共卫生是现代性与国家繁荣的基石已成为标准观点。身在中国的外国观察者惊骇于他们看到的政府对清洁卫生的漠不关心，以及中国人社区的脏乱不堪。在外国人控制下 207
的租界，他们以不同的速度和目的建立了公共卫生基础设施，而且只要一有机会就把它们延伸到华人社区。例如，镇压了通商口岸城市天津的义和团之后，八国联军占领了天津，把公共卫生作为当务之急，并且只有在清政府同意沿用他们的卫生政策之后才把天津交还给中国（罗芙芸 2004）。越来越多的学西医的中国人也对这样的观点产生了共鸣，尤其是那些留学日本的中国人。义和团起义惨遭镇压也震惊了朝廷的保守派，使他们也想实施重大变革，增强王朝的政治合法性。

1902 年，清朝的第一个市卫生局在天津诞生，其职责是"保卫民生"（罗芙芸 2004）。几年后，清政府成立了国家机构民政部，掌警政与卫生事务（罗芙芸 2004；Renshaw 2005）。1910—1911 年东北暴发肺鼠疫，朝廷委派出生于马来西亚、留学英国的伍连德医生（1879—1960）采取现代的流行病学和公共卫生措施，包括验尸、火化尸体，来控制瘟疫。为了支撑其在国际上的合法性，清政府后来高歌伍连德成功控制了鼠疫，但是几个月后清政府就被推翻了。

1911 年的革命没有缔造革命者希望的新中国，在后来的思想和政治混乱中，医学依然是改革者的重要目标。他们相信只有将中国文化彻底现代化才能拯救国家，也发自内心地赞赏生物医学的先进，他们的担忧正是受这两种因素的驱使。这些情绪最后汇聚在一场要求完全废止本土医学的运动上。作为回应，中医的捍卫者辩驳说中医是中国国粹不可分割的一部分。但是，他们在一个生物医学占主导地位的世界为保存这笔文化遗产所做的努力，也为中国本土的医疗保健注入了新的制度和认识论上的动力。

中国医药与治疗史（插图版）

节育与人口统计

白馥兰（Francesca Bray）

近些年人口学家认为，只有战争、饥荒和疾病才能阻止清帝国晚期人口的无限制增长。不过 1949 年前的数据——主要来自国家的税收记录、人口统计和家谱——是不完整的，而且可以做出不同的解释。一些历史学者（Wolf 2001）主张，父系不惜任何代价也要多生儿子的冲动，决定了整个中国历史上人口的大模式。但是现在有许多人口史学者提出，清代的记载表明另有一幅不同的图像：清代的女性生育年龄要晚于 1850 年以前的大多数欧洲国家，总的已婚夫妇生育率（存活的子女的数目）也比欧洲低；见于记载的生育间隔表明当时已有意实行生育控制。这些现象暗示清代的家庭进行了一些预防性生育控制，例如节制性生活或有选择地溺婴（溺杀女婴，但有时也溺男婴），以便每个孩子都能享有更多的资源（李伯重 1994；Lee and Wang 1999；Campbell，Wang，and Lee 2002；Zhao 2002）（见图 6.5）。

新人口学家也提及妇科或女科、儿科中限制生育的医学理论，这两个科最早出现在宋代，到明中叶已成为蓬勃发展的专科（费侠莉 1999；本书熊秉真文）。这些理论在清代社会（至少在富人与读书人中）广为流传，它们劝阻女子在 18 岁（按中国人的算法为 20 岁）之前生孩子，因恐伤其脏腑。男子则应待至 30 岁，以固阳锁精，且应少行房，以提高胚胎质量（费侠莉 1994）。

这些理论是否化为实践？在此医案为我们提供了进一步的线索。那些记录病人年龄、关注孕情的医案通常涉及 20 岁以上的女子。例如，在徐大椿记录的 300 多个医案中，只有一位女病人不足 20 岁

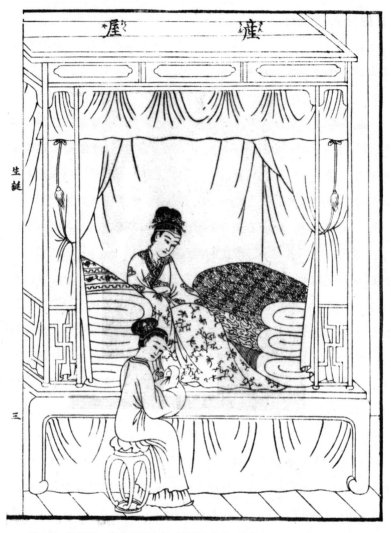

图 6.5　产屋图，出自中川忠英《清俗纪闻》，卷六，1799。由哈佛燕京图书馆提供

（徐大椿 1988，卷 32）。在关于生育情况的记录中，既有一生仅怀孕一两次的女子，也有一妇人共怀孕 21 次，但只有 5 名子女成活，直到 37 岁才诞下期盼已久的儿子（Bray 2008）。

医案强调孕妇、胎儿和婴儿的脆弱，这些医案涉及的不是普通

　中国医药与治疗史（插图版）

经历，而是一些异常情况，包括妊鬼胎和生鬼怪（吴一立 2002；Zeitlin 2007）。它们从不提溺婴，而是展示如何把医学理论转化为社会上更能接受的其他调节生殖的技术，尤其是把调经作为改善女性健康与生育能力的首选。停经意味着可能有危险的疾病，但它也很难与早孕相区分。医术精到的医家会用温和的活血药物试探是否怀孕，而庸医或女性自己可能会下猛药让月经来。医家也会用较猛的药物终止不顺的妊娠，但并不愿这样做，因为堕胎药会危及女性健康。调节母亲和胎儿的生理需求之间的冲突有时需要医家随机应变，以保全母婴。无法两全时，母亲的需要占优先地位；有时医家会应焦虑不安的丈夫之求让孕妇服堕胎药（Bray 1997，317—334）。

医学资料为人口模式提供了文化背景，但是它们呈现了完全不同维度的经历或选择。不过，一般来说它们印证了人口学者的论点：清帝国晚期的殷富之家重视子女的质量胜过数量。它们也暗示了妊娠中的两难困境给了妇女某种形式的生育控制权。我们无法判 165
断的是这些是如何影响人口模式的。

女丹

阿琳娜（Elena Valussi）

　　女丹作为内丹术的一支，17 世纪开始发展于中国。它专门针对女性修炼者，其发展壮大与多个因素有关。一方面，越来越多的女性想从宗教活动中寻求指导；另一方面，社会风气的改变促使人们关注妇女参加家门外的宗教（和非宗教）活动。清代统治者对贞洁怀有浓厚的兴趣，为女性制定了惩罚性的法律条文，而且一般情况下他们对于女性的社会角色的看法反动得多，这意味着如今她们已不能走出家门参加从前可以参加的许多宗教活动（Theiss 2004）。女丹虽然是由男性发展起来，但它看起来是个安全的替代物，没有男性老师在场也能在家这个私密空间修炼（Valussi 2008c）。

　　下文节选自 1906 年出版的《女丹合编》（见图6.6）的序言，它从丹术的角度描述了男女的身体，揭示了当时的医学与文化如何认识男女之间宇宙论的、社会的及生理的差别。

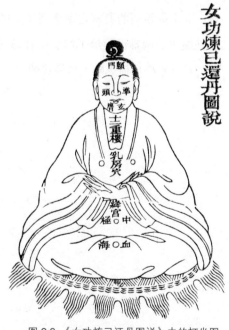

图 6.6 《女功炼己还丹图说》中的打坐图，图中标明练功的重要穴位。出自贺龙骧辑《女丹合编》，1906。由阿琳娜提供

　　如男属阳，阳则
　　　清；女属阴，阴则浊。

男性刚，女性柔。男情急，女情缓；男念杂，女念纯。男主动，动则气易泄；女主静，静则气易敛。男为离，如日，一年一周天；女为坎，如月，一月一周天。男气难伏，女气易伏。此秉气之不同也。

男喉有结，女喉无结。男乳无汁，小；女乳有汁，大。男基凸，女基凹。男曰精室，女曰子宫。男命在炁穴中，女命在乳房中。男以腰为肾，女以血为肾。男为精，其色白，名白虎；女为血，其色赤，名赤龙。男精阳中有阴，女血阴中有阳。男精之炁充足，女血之炁些微。此形体之不同也。

男先炼本元，后炼形质；女先炼形质，后炼本元。男阳从下泄，女阳从上升。男修成，不漏精，谓之"降白虎"；女修成，不漏经，谓之"斩赤龙"。男精逆行而成仙，女血直腾归心窍。……男修曰太阳炼气，女修曰太阴炼形。男曰胎，女曰息。男白虎降，则茎（即阴茎）缩如童体；女赤龙斩，则乳缩如男体（此处白虎喻精液，赤龙喻经血）。男出神迟，成道亦迟；女出神速，成道亦速。男可自昇，女必待度。男必面壁，女少还虚。男成为真人，女成为元君。此工法之不同也。

若性命之理则无不同。吾告女流，必先于不同处求其同，又于同处求其不同。凡不同者，皆在赤龙未斩之先。凡同者，皆在赤龙已斩之后，此万古不易之定论也。（英译文见 Valussi 2008c）

19 世纪的腺鼠疫

班凯乐（Carol Benedict）

171　　1894 年，腺鼠疫在中国南方的城市广州和香港暴发。十年内，轮船把染上鼠疫的老鼠带到遥远的港口，如孟买（印度）、开普敦（南非）、里约热内卢（巴西）和旧金山（美国），很快引发了一场一直持续到 20 世纪的世界性大流行病（Echenberg 2007）。

172　　近代的此次大流行病起源于中国西南。滇西山区的生态条件非常有利于野生啮齿动物鼠疫疫源地的形成与维持，1750 年后，清朝铜矿开采业的发展使移民更频繁地接触这一疫源地。1772—1830年，鼠疫从滇西边陲传播到人口较稠密的滇东。1850 年后，广东商人通过连接遥远的云南与沿海地区的水陆两路，进一步把鼠疫往东传播。19 世纪六七十年代，鼠疫首先穿过广西和粤西，最终于90 年代抵达珠江三角洲，蔓延到广州、香港，然后继续沿着中国的海岸线向北扩散，并横跨台湾海峡，到达厦门、上海等沿海城市（Benedict 1996）。

　　1894 年腺鼠疫在香港出现后引起了国际关注。在许多欧美人眼中，鼠疫给中国打上了卫生"落后"国家的标记，因为它虽处现代却还潜伏着"中世纪"的疾病。因为害怕鼠疫可能会波及自己的社会，欧洲、美国和日本政府很快派出科学家赴香港进行调查。法国微生物学家耶尔森（Alexandre Yersin）和日本细菌学家北里柴三郎各自发现了鼠疫的病原体，鼠疫杆菌（Cunningham 1992）。

　　虽然香港的鼠疫使科学家找出了鼠疫的微生物元凶，但是对于鼠疫的生态与传染病学原理的生物医学认识仍在发展中。例如，直到 1900 年之后，鼠蚤作为主要病媒的作用才被广泛承认。当时许多在香港工作的西方医生依然相信鼠疫是一种由华人"不文明"的生活环境造成的"污秽"病，这种论调导致了带有侵略性的鼠疫控制政策，包括大规模清洁下层阶级的居住区，隔离鼠疫患者，设置防疫封锁线防止华人四处流动。这些政策自然引起了华人社区精英与非精英的反抗，只有部分奏效。

　　将近 20 年后的 1910—1911 年，当一场灾难性的肺鼠疫在中国东北的铁路沿线暴发时，中国官方对强制性的西式公共卫生措施的态度已发生引人瞩目的转变（Nathan 1967）（见图 6.7）。因为日俄都想在东北攫夺更多领土，清政府官员担心列强会以控制鼠疫为借口扩张到东北地区，因此他们自己在中国人当中推行了检疫和其他西式鼠疫控制措施。清政府相信，卫生现代性对于民族的救赎是至关重要的。所谓卫生现代性，指一系列复杂、动态的卫生实践，它包含了国家权力、科学的进步标准、相对符合现代性的社会达尔文主

173

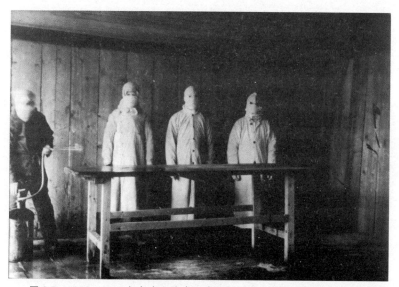

图 6.7　1910—1911 年冬奉天防疫医院的解剖室，医院里的助手在用碳酸蒸汽喷雾（carbolic spray）为设备消毒。由华盛顿特区美国国会图书馆版画和摄影部（Prints and Photographs Division）提供

义的"中国人种"概念。结果，卫生现代性成了整个 20 世纪所有统治中国的政权追求的公共卫生模式（罗芙芸 2004），19 世纪的鼠疫由此被证明是重新认识中国政府以及近代国家与社会之间的关系的基础。

太医

张哲嘉

皇帝身边的太医同时兼具两种身份。首先，负责管理整个国家 175
的医疗体系，并裁定何为正统的医学知识，至少在名义上如此。其
次，太医更重要的职责是为皇家提供医疗照护，执行皇帝下达的医
疗任务，如检视大臣的健康状况。在清代，发挥这些功能的机构是
太医院。不像宋元时期，清代的太医院已不再监管隶属地方政府的
医学，不过它依然要求地方举荐最出色的医生入朝，以保证太医院
的服务质量。除了循正式途径入选的御医，皇帝偶尔也会征召卓异
的私人业医者进宫视疾。不管因何理由进入太医院，被选为太医的
人被认为是全天下最好的医生（见图 6.8）。

民间流传着不少关于太医的逸闻，其中一个家喻户晓的传说讲
的是太医如何诊断皇室女性。据说，为了维护体统，女病人隔着帘
幕让医生诊断，太医只能通过系在她手腕上的丝线把脉。但是，根
据侍奉过慈禧太后的私人医生回忆，此一说法纯属谣传。相反，可 176
靠的资料表明，安全有效的疗法依然是朝廷更为关注的问题。

为了确保皇室的病人得到正确的治疗，太医的相关活动被详细
记录和监控。按照当时的通行做法，通常由多位太医共同诊治病人。
根据规定，每位太医有权单独草拟药方，然后所有太医——包括监
督医疗过程的军机处——讨论治疗的方案，直到达成共识。之后的
每一步都必须在控管之下——如病患本人是否同意、检查煎制后的
方药，之后还要将治疗记录放在奏事处备查。这样做确保了宫外的
大臣也知悉皇帝的病情，从而避免突如其来的阴谋或谋杀。同时也
可使更多的人进献医疗信息，并查验御医的表现。

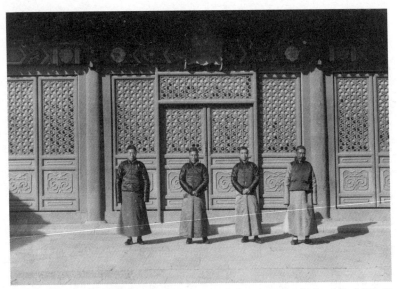

图 6.8　1920 年左右北京太医院门口四名穿着正式服装的男子。由华盛顿大学医学院贝克医学图书馆提供

　　起初只有少数官员可以接触这些文件，但是清末在慈禧太后的控制下，光绪皇帝的脉案开始在报纸上逐日登载。至今这些记录留存在清宫的"用药底簿"档案中。

　　许多人怀疑这些文件的真实性，认为慈禧太后出于自己的政治目的进行了伪造。但是，帝师翁同龢的日记和其他一些资料证实了这些文件有一定的真实性，因为参与诊治皇帝的人需要通过它们审视甚至质疑太医的治疗方法。为了赢得治愈皇家病人的荣耀，太医必须捍卫自己的地位，经得起挑战，并让政治权威服从其医学知识的权威性。

　　2008 年，在光绪皇帝去世一百年之际，中国的专家宣布，近年对光绪皇帝头发的分析表明，光绪是砒霜中毒而亡。虽然对此说法的质疑仍然存在，但是如果最终能证实为真，这个事实将表明：虽然监察制度或许能防止医疗过失，但它可能仍无法避免皇帝死于政治阴谋家之手。

从明清白话小说看"江湖"中的医学与武术

古柏（Paize Keulemans）

20世纪的武侠小说常常把中医和武术描写成在概念上通过内在 183
的力量，即"气"联系在一起的（Schmidt-Herzog 2003）。据说医家
和练武之人都能通过御气、养气治愈病人，或者轻轻一碰就能杀死
对手。在《武侠小说鉴赏大典》关于武功技巧的近一百个条目中，
半数以上涉及气（温子健 1994，941—983）。书中对于"医"有如是
评论："在武侠小说中，经络穴位不仅是祛病、扶伤的关键，更被渲
染为武功精进的不二法门。"（温子健 1994，559）

相比之下，16—19世纪的白话武侠小说并不强调这一点，无
论是最早的（16世纪的《水浒传》）或是最晚的（文康［活跃于
1823—1866年］的《儿女英雄传》），都没有把用气作为武术技法
（王广西 2002，419）。相反，他们描述了外在的形式、神奇的护符、
毒药、阵法。结果，这一时期的医学学者转向了代表家庭领域的
《红楼梦》这样的小说（Idema 1977；Schonebaum 2004）。

但是，明清武侠小说确实把被称为"江湖"的边缘世界中的医
学与武术联系了起来。江湖在两个方面是正常社会之外的另一种选
择。第一，江湖存在于家庭、官场等主要的社会结构之外，它在客
栈、街头、庙会和丛林。第二，不像等级森严的正常社会，江湖总 184
是在流动变化中，其中生活着漂泊不定的亡命之徒：和尚、教头、
街头小贩、小偷、游走于城乡的从医者。作为一个边缘世界，江湖
逃避规则，有时甚至怀疑规则（Kuhn 1990）。

明清小说没有把江湖中的医学/武术塑造为内在的修炼，而是
将其视为流转不已的身体、金钱和社会能量的外在表现。例如，清

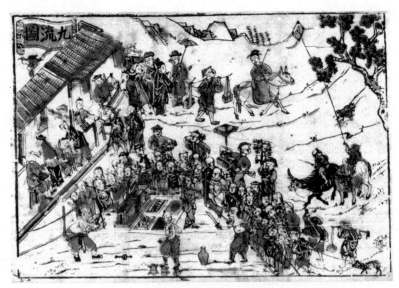
图 6.9　清初年画《九流图》。王树村私人藏品

初年画《九流图》描画了社会上的九种职业（见图 6.9），他们"流"到了一起。循环流动的起点是马背上的读书人，接着是水牛上的儿童，然后是身姿矫健的武师。三名赤膊的武师，一人手执双刀，一人挥剑，而另一人轻轻地从一个陶坛子跳到另一个坛子上。还有一名杂耍班成员手拿一面小鼓站在一堆五花八门的药物旁边（王树村1991，407），周围是骑马的读书人、卑微的书贩、儿童、老人、乞丐和商人。《水浒传》中的一个场面说明了明清小说对这种时刻的想象：

185　　　　　正来到市镇上，只见那里一伙人围住着看。宋江分开人丛，
　　　　　挨入去看时，却原来是一个使枪棒卖膏药的……看他使了一回
　　　　　枪棒。那教头放下了手中枪棒，又使了一回拳，宋江喝采道：
　　　　　"好枪棒拳脚！"那人却拿起一个盘子来，口里开科道："小人
　　　　　远方来的人，投贵地特来就事，虽无惊人的本事，全靠恩官作

　　　　　　　　　　　　　　　　　　　　　　中国医药与治疗史（插图版）

成，远处夸，称近方卖弄，如要筋骨膏药，当下取赎。如不用
膏药，可烦赐些银两铜钱赍发，休教空过了。"（施耐庵、罗贯
中 1993，574；陈曦钟、侯忠义、鲁玉川 1998，上册，671）

实际上涉及医药的不过是叫卖"筋骨膏药"——有这些膏药对武师
而言完全合乎情理。不过，这个例子也阐明了文人精英常常不愿耗
费笔墨的民间社会阶层中行医与练武之间的联系。

18 世纪欧洲对"功夫"的认识

琳达·巴恩斯（Linda L. Barnes）

191 　　一般情况下"功夫"指修身之术，但是现在世界各地都认为它指粤语中的"功夫"（kungfu），即武术。早在电影、电视、音乐推广"功夫"指武术的概念之前，欧洲人所论的功夫指涉的范围更广。1779 年，耶稣会传教士钱德明（Jean-Joseph-Marie Amiot，1718—1793）在北京抱怨说，中国人长期上当受骗，以为这些"奇异的姿势"能治疗疾病，挣脱感官释放心灵，使人与神交接，打开通往不朽的大门。他进一步说，根据中国人的认识，身体如水，而健康处于动态的平衡中。练习功夫之人注意身体各部位的协调，循环系统器官的作用与反作用，体液的分泌和食物的消化。钱德明建议欧洲的医生"检查道士的功夫是否真是一种医疗实践，能用来减轻或治

192 疗某些疾病"。假若果真如此，也不枉他辛苦关注一场。

　　但是 1783 年钱德明了解到麦斯麦（Anton Mesmer）的动物磁力说（animal magnetism）之后，他的想法改变了，他写道，"我已窥见，尽管是透过云层，它是中国的功夫，也是麦斯麦式的医学"（Huard and Wong 1968，62—63）（见图 6.10）。他把阴阳等同于磁力说：

193 　　　　动物磁力及其两极，我很简单地用太极、阴、阳代替……起支配作用的秩序，其力量——我们虚弱的身体不知其界限何在——其不可思议的繁殖力，各种令人惊讶的产物……不过是在和谐的原则下阴阳合一的结果（64—65）。

阴阳有余或不足会产生失调或紊乱，最后导致疾病。为了恢复和谐

　　中国医药与治疗史（插图版）

与健康，人们应该调节有余或不足。钱德明提出，麦斯麦的实践相当于了解阴阳的状态：

　　　　对你们来说可能只是莫名其妙的术语，对我来说则是一种明确的语言，正如信仰牛顿学说的人和其他哲学家用他们的语

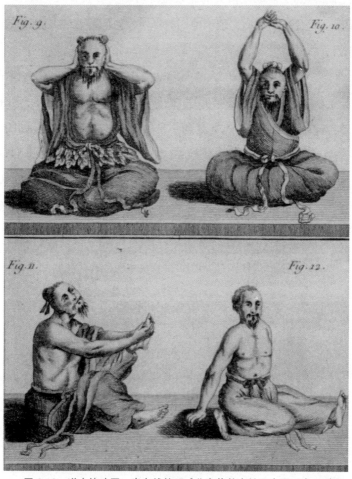

图 6.10　道士练功图。出自钱德明《北京传教士关于中国历史、科学、艺术、风俗、习惯录》(Amoit, *Mémoires concernant l'histoire, les sciences, les arts, les moeurs, les usages, etc. des Chinois*) 卷 4，1779。哈佛大学威德纳图书馆（Widener Library）藏

言说起引力定律、电、磁力的运动、行星的运转，等等，等等……三十年来，我只听人说起气、阴、阳；我应该熟悉这些词，它们是中国所有科学的关键（67—68）。

钱德明推测功夫始于（神话中的）舜帝、黄帝和神农，一些医家肯定还在练习。"假如在偌大的北京城练习功夫者只有二三人，"他补充说，"我会找到他们，记下他们的修习，他们修习的方法和依据的原则"（63）。

　　1784 年，他提出中国人的阴阳学说比麦斯麦的动物磁力说早了四千年。"无处不至，无所不在，微妙至极，无可比拟，天然易于接受、传递、交换此刻所有印象的正是中国人的阴阳。"（Huard 1968, 81—82）那些学会调和体内阴阳的人可以通过"天地间性质相同的流体"操控阴阳，探知远方的现象。这样的人似乎能知道远处发生的事情，"仿佛就发生在眼前"（83）。对于这种可能性，钱德明没有否认（英译文见 Barnes 2005b）。

温病学派

韩嵩（Marta E. Hanson）

在有文字可考的历史上，季节性发作的疾病的防治一直是中国医家关注的问题，有时政府也表示关切。清代，医家从以前的温病著作中汲取知识，并把它们转化为新的有影响力的流行病病原学解释框架。不过正如中国的许多疾病概念，温病概念产生后的两千多年里，其含义已有变化。例如，《黄帝内经素问》（前1世纪）中的《评热病论》给出了"热病"的两个关键定义：（1）外邪引起的一系列急性热病；（2）伤寒病的一种。冬伤于寒，春夏"伏气"发为壮热，化燥伤阴。后来张仲景在《伤寒杂病论》中采纳了第二种定义，把温病作为伤寒病的一种，其特征是热盛。

1065年，北宋政府将《伤寒论》单独刊印。后世的思想者以《伤寒论》为主要来源，对温病的不同方面进行阐释，产生了新的分歧。争论的焦点不仅包括寒邪、热邪在季节性与流行性疾病中的相对重要性，还有它们在病因学上的关系。例如，刘完素认为在他生活的时代，火热导致的病症比伤寒更普遍、更棘手。王安道（约1332—1391）第一个提出温病不能归入伤寒，汪机（1463—1539）则进一步区分了伏气温病与新感温病。吴有性认为特定的戾气——而不是四时不正之气——导致了温病，它们是一种"温疫"。

17世纪中叶至19世纪的医家以这些更早的医书为基础，把温病从伤寒的一种变成了值得大书特书的单独的一类疾病。这些例子说明了一个核心概念在定义和类别上会经历怎样的变化——这一过程在医学史上并非不常见。20世纪的中国历史学者后来把清代的这些医家称为"温病学派"（current of learning）（任应秋1980；蒋熙德 2007；Hanson 2011）。"current"一词令人想起流体，用词堪称贴切，因为关注温病的医家从未紧密结合到可以成为一个明显的"学派"（school）。他们通常通过其他联系对温病产生兴趣，例如血缘关系、师徒关系、地缘关系，或是因为在实践中有共同的理念或风格。20世纪温病治法继续发展，至今仍有争议。当代的医生发现它们有临床价值，尤其是2003年SARS肆虐期间用它们治疗过中国的病人。

中国医药与治疗史（插图版）

第七章 民国时期

导言：20 世纪初医疗实践概貌

中华民国时期（1912—1949），中国的医学最为不拘一格，从 209 民间的医疗实践到世界上最先进的生物医学设施，无所不包。最有名的是，（美国）洛克菲勒基金会在北京协和医学院（PUMC）的前身——教会创办的协和医学堂的旧址上建立了当时最先进的医院和医学院。1921 年，新的北京协和医学院落成，聘请西方名医任教，采用当时最好的技术，把中国的精英学生培养成中国（生物）医学专业未来的领导者（Bullock 1980）。

其他的西方医学机构包括：规模较小的教会医院、诊所；多教派合作开办的"协和医学院"，它们把传教士的资源集中在一起，以便提供比较现代和昂贵的西式设施（见图 7.1）；中、日、俄的军队医院；不断增多的私立医院和少数由地区或国家政府开办的医院。在一些主要城市，受过西式教育的医生开设了私人诊所；也有些执业医生自称受过西式医学教育，但是因为开业许可规定很少实施，他们有可能是在某个小医学堂读过书，或从书本、当医院护工的经历中获得的知识（Balme 1921；王吉民、伍连德 1932）。药房、药店常常雇用执业医生或由执业医生经营，他们给顾客开中药或西药，也可能中西药兼营。 211

在我们不严格地称作"中国医学"的天地里，有继承家学或拜师学艺，在自家诊所或病人家里行医的儒医；有新的中医学堂的毕业生；有专科医师，如著名的专擅妇科的竹林寺僧、长于骨科的武

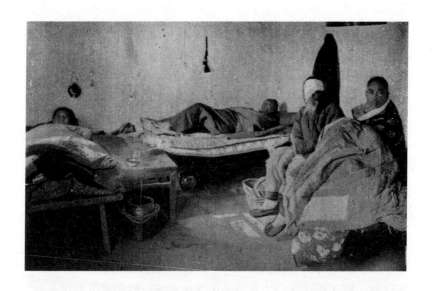

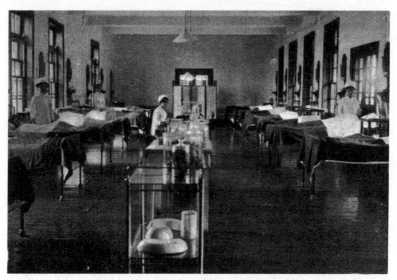

图 7.1　上图：老式教会医院的病房，下图：现代教会医院的病房。参见 Balme,
China and Modern Medicine, 1921。由康特韦医学图书馆提供

中国医药与治疗史（插图版）

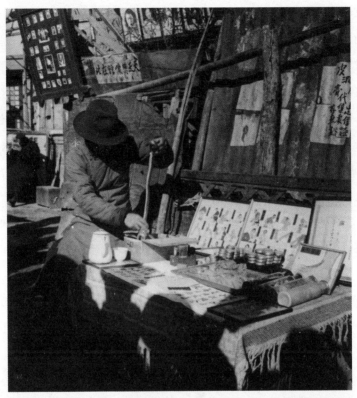

图 7.2　在约 1933—1946 年的北京，一名街头郎中坐在摊位边，双手拿蛇，摊上摆放着药品和画着主治疾病的图片。哈佛-燕京图书馆赫达·莫里逊（Hedda Morrison）藏品，版权归哈佛学院院长和研究员所有

术家、耳鼻喉科的专家；有针灸医师，他们一般不是学者精英，而是游医；有四处兜售丸散膏丹的药贩子；有在寺庙里在治病问题上给人出主意的人，从卖药方、算命到祷祝；有按摩师，他们通常是盲人；还有收钱为人拔坏牙的牙医，他们会把拔掉的牙堆成一堆，为他们的生意做广告。（见图 7.2）

除了这些数量占优势的男性业医者，女性也活跃在医疗领域，她们一般当产婆（见图 7.3）；或是儿科护理师，尤其是用灸法和按摩照护小儿；或是种痘师。这些种痘师——也包括男性——到病人

家中监督全家上下为祝祷、饮食调养做好充分准备，因为这对于为幼儿接种旱苗的危险之举很重要。痘疹被认为是"生死之门"，是否成功通过这个门非常重要，以致媒婆在查看未来新娘或新郎时，一定会看看他们脸上有没有痘疤。接种者在等待痘发，并得一次轻微的痘疹"热病"的二三十天里，全家人必须吃素，避开肉类的热性。人们还在家里、寺庙、道观或在发痘期间临时设坛祭拜痘疹娘娘（通常还有别的神）。全家都要保持干净、纯洁，这既指身体的清洁，也指不说脏话、不轻浮、不行房（张嘉凤 1996a）。

19 世纪初，华南广州的慈善机构率先采用琴纳的牛痘接种法时，²¹³保留了许多这种仪式。在中部和北部省份，人们经过更长的时间才接受牛痘接种。20 世纪初，在外国控制下的通商口岸大城市，一有疫病可能会波及当地，当局就实行强制性接种。虽然现在接种似乎是安全、必需的公共卫生措施，但是当时存在许多风险。早先几批

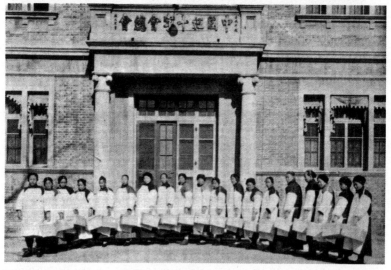

图 7.3　1929 年，一些传统产婆接受了卫生助产方法的培训，培训课程由助产教育委员会委员杨崇瑞博士设计。参见王吉民、伍连德，1936。由康特韦医学图书馆提供

中国医药与治疗史（插图版）

从英国、法国、印度进口的疫苗，常常在途中就失效了，所以那些接种过的人可能还会得天花并死亡。更糟糕的是，有几批疫苗在冷冻之前被细菌污染了，导致了败血症。最后，因为出牛痘不会留疤，所以也就不可能辨别某个年轻人是否已通过"生死之门"，结果在说合婚姻的过程中产生了一些问题（Summers 1995）。

如果我们只考虑 20 世纪上半叶精英的、文人的医疗实践，会发现有许多互相竞争的流派和医学世家。其中比较受欢迎的有金元四大家的追随者，专攻温病的医家，以及奉汉朝张仲景经方为圭臬的医家。其他一些流派秉承家学，知识由父亲传给子侄，偶尔也传给可信的外人。还有其他一些流派，如近些年蒋熙德（Volker Scheid）研究的以江苏孟河为中心的医家，他们因同出一地而形成孟河医派，以此相号召并在主要城市如上海开辟了天地。文化程度较低的业医者的技艺主要来自家传秘学，进一步增加了医学理论和医疗实践的多样性（蒋熙德 2007；Sivin 1995）。

民间对瘟疫（无论其为伤寒或温病）的应对，包括集体组织大型的迎神赛会，驱逐"疫鬼"。在赛会上，锣鼓喧天，鞭炮齐鸣，声势浩大。一些参加者扮成动物，或高举老虎、狮子甚至大象像。也有人扮成天庭官员，手举写有"驱瘟逐疫""四方平安""消灾降福"的牌子和旗帜（Benedict 1996；Katz 1995）。

20 世纪，尤其是在中华人民共和国（见第八章）时期，杂乱的医疗市场最终被统一到一个单一的医疗体系中，这个体系以现代生物医学为样板衡量中国医学是否合格。虽然直到 1949 年之后才完成这一转变，民国时期紧锣密鼓的国家建设迫使中医的支持者为医学理论与实践制定了堪称"现代"与"科学"的新标准。

214

公共卫生与现代国家

现代民族国家肩负公共卫生之责。国家应该担起责任，为所有公民提供健康环境的观念最早出现在英国。当时是为了提高新兴工业化城市中工人的效率，英国功利主义者制订了此规划，并提出"最大多数人之最大幸福"（The greatest happiness of the greatest number）的口号证明其合理性。规划促成了医疗机构的诞生和医生的进一步专业化，每个镇都设有卫生官员，医生独占行医权，作为交换，他们必须立约为政府维持教育和医术的水准（Rosen 1958；Porter 1994）。

在中国，虽然古代的文献曾述及如何根据治病的能力品第医家，但实际上只有为皇室培养御医的太医院的学生才需要考试，因此 20 世纪之前没有一般的医疗许可制度。同时，人民的健康被认为是国家的责任之一，因此国家会不时编纂、颁行医书，也形成了疫疬大作时由国家政府的地方代表——地方官免费施医送药的悠久传统。但是清代，瘟疫发生时开展医疗救助（也包括饥荒和水灾中的赈济活动）的责任，越来越多地由地方精英，即所谓士绅来承担（梁其姿 1987）。

1895—1905 年这动荡不安的十年内所发生之事促使中国开始建设现代国家，最终政府对于中国人口的健康所负的责任越来越大。在此时期，许多人认为 1894—1895 年中日甲午战争中日本获胜是因为他们高效、彻底地吸收了西方的军事技术。中国不仅蒙受耻辱，丧失领土，而且还要支付巨额的战争赔款。1900 年八国联军侵华，并最终通过不平等条约，向清政府索要了更多的赔款，清政府也丧失了中部和南方数省的控制权及其税收。战争赔款加剧了清政府的财政损失，最后清政府不得不推行号称"新政"的现代化改革。

新政措施包括:(1)编练西式新军;(2)废除科举制,兴办新学堂,开展科学与西方语言教育;(3)效法 1868 年的日本明治维新,成立咨议局,预备立宪。新的财政改革,包括建立现代银行,推动工业化,改革税收制度也同样重要。概括地说,清末统治者把注意力集中在选择性地采用西方的方法,以增强军事力量,恢复正常的财政,使西方和日本帝国主义者在中国无路可走。如第六章所言,清政府用现代的隔离与卫生监管方法控制了 1910 年东北的肺鼠疫,使俄、日两国军队没有了进一步侵占中国领土的借口。而且我们还将看到,毕业于剑桥大学、为了防疫殚精竭虑的伍连德医生,后来为中华民国政府组织了许多以前没有的国家公共卫生机构(见图 7.4)。

1908 年,这个刚刚尝试现代化的国家首次明确告诉世界中医亦可改革。接着,具有改革思想的两江总督、满族人端方恢复旧制,对业医者进行考试给照。他要求所有挂牌或收诊金的医生必须通过考试获得执照,若不能,则处以罚款。试题很不简单,要求应试者必须通晓中西医学。例如:

1. 论中西脉学之得失。

2. 论中西药学之异同。

3. 论古人之用麻醉药(显然是要求论述神医华佗的成分不明的麻沸散)。

4. 论爱克斯光线之功用(统而观之,此题涉及华佗看穿身体的能力,要求应试者把它与现代的 X 射线技术进行比较)。

5. 论中西针法。

6. 论鼠疫病因、疗法(此题要求应试者注意腺鼠疫[bubonic plague]即中国之时疫"鼠疫"[rat epidemic]。多年后西方才阐明鼠疫通过疫蚤传播)。

这些问题显然是要求应试者不仅饱读古典医学文献,还要了

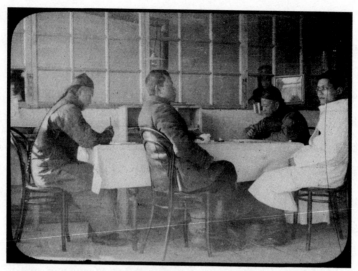

图 7.4　1911 年，伍连德医生在黑龙江省哈尔滨傅家甸的防疫总部听取汇报。伍连德是出生于马来西亚的华人，马来西亚名为 Gnoh Lean Tuck。31 岁时，他被任命为东三省防疫事务总处首任总办，后来作为传染病学、鸦片贸易和医学教育方面的专家赢得国际认可。1935 年，伍连德被提名为诺贝尔医学奖候选人。见斯特朗（Richard Pearson Strong）论文。由康特韦医学图书馆提供

解西方医学的发展，如 X 射线和血清疗法。前者由伦琴（Wilhelm Röntgen）发现于 1895 年年底，后者能有效治疗传染性疾病，如白喉，它在当时的西方还是个新生事物（Andrews 1996）。

此次考试是中国首次有文字记载的试图对所有民间开业医生实行的行医执照考试，比中华医学会（西医的组织）的成立早了 7 年。

217 很自然，中医界一些有影响的人物觉得考试之举令人痛心。1908 年，《绍兴医药学报》的创办人之一何廉臣（1861—1929）写道：

　　　　其间最可惜者，竟有临症甚多，实验精深，或手术纯熟，而不通国文者，因其不通国文之故而名落孙山，政府因而停止其营业。

　　　　　　　　　　　　　　　　中国医药与治疗史（插图版）

何廉臣用社会达尔文主义的辞藻把考试比作为了生存而进行的激烈竞争。在这种竞争中,"优者胜,劣者败",他劝医界诸君不要"存立于竞争激烈之场"。不过,他为文盲业医者和按摩师、针灸师等那些动手治疗的人说话,这一点倒不常见。更多的精英医家忙于把自己和低级治疗者相区分,在医疗市场,这些人是他们的竞争对手。

民国政治

清帝的退位中断了晚清逐步吸收西方政治和文化的进程。1912年成立的中华民国以再造中国,使之成为现代民主国家为目标,但是,由于华北依然处于前清军将领袁世凯的军事控制之下,新政权的目标打了折扣。袁世凯同意只要他成为首任总统就支持民国,为了避免战争,临时大总统孙中山接受了这些条件。袁世凯虽然同意1913年2月举行国会选举(只有5%的人有资格投票),却又不尊重选举出来的国会,免去反对者的职务,甚至实行暗杀。1915年他决定恢复帝制,自立为帝。不过,声势浩大的反对迫使袁于3个月后取消帝制。次年6月,袁世凯病死。

袁世凯逝世后,没有一支军事力量能统御新生的民国。1916—1927年,因为地方军阀在各自的地盘管理人民、征收赋税、蓄养军队,甚至自行铸币,所以这段时间被称为"军阀混战时期"。为了维持众多的军队,对广大农村人口的征敛逐步增强。与此同时,中国的盐税和关税收入不得不交给外国列强,支付自19世纪以来的战争赔款,使中央政府丧失了税源。相比之下,在外国人控制下的通商口岸(如上海、广州、天津),工业化快速发展,不仅加快了城市化的进程,也促成了城市雇佣劳动力阶层的形成,他们数量不大,影响却不小。

1921 年，正是在这样一个通商口岸城市上海，中国共产党正式成立。在共产国际的命令和苏联的指导下，共产党开始和国民党合作。袁世凯死后，孙中山在华南奠定了政治基础，他主持了此次国共合作。1925 年孙中山因癌症病逝之后，蒋介石跃升为新的领导人。1926 年，蒋介石开始"北伐"，试图用武力统一全中国，此举巩固了他的领导地位。

共产党领导下的上海总工会热情地支持统一，但是北伐引起了中国银行家和工业资本家的警惕，他们赞成国家统一，但是不欢迎社会主义革命。中国的资本家阶级投向蒋介石，资助他的统一大业，鼓励他的反共思想。1927 年 4 月，蒋介石撕毁了合作协定，在上海大肆屠杀共产党员，又在其他城市发动了血腥的镇压。幸存的共产党员和工会组织被迫解散，到农村腹地重振旗鼓。

1928 年，蒋介石的北伐军占领北京。虽然中国北方的军阀势力直到 1949 年才肃清，但是蒋介石设法与他们合作，在南京成立了新的国民政府。此后，医学和其他许多领域的国家建设活动风起云涌。

创造中国新医学

中华民国政府比清朝统治者唯科学主义得多，它为国家的教育体系制定了一套新规定。中医没有得到官方的支持，在政府的医学校（和晚清御医的医学训练不同）里甚至没有中医课程。所以 1913 年末，由几个地区性医学会联合成立的神州医药总会，组织全国 19 个省市的中医药团体的代表，成立代表团赴京请愿，要求政府将中医药纳入国家教育体系，中医学校有资格获得政府许可。正是在这一著名事件中，时任教育总长的汪大燮（1859—1929）反驳道："余决意今后废去中医，不用中药。"

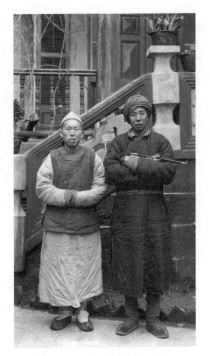

图 7.5 "我的中国收藏家", 1911年2月15日。照片左边的男子是湖北宜昌的地方名医, 也是1910—1911年协助植物学家欧内斯特·威尔逊(Ernest Henry Wilson, 1876—1930)采集植物的十来个人中的一个。威尔逊后来成为阿诺德植物园园长。威尔逊拍摄, 阿诺德植物园图书馆藏, 版权归哈佛学院院长和研究员所有

清代, 汪大燮曾出任驻英公使和驻日公使, 因此通晓国外的风土人情。其言论常常被视为官方废止中医运动的先声, 但赵洪钧在其关于中国中西医论争的开创性研究中引用了描述此次冲突的其他文件, 指出无论汪大燮持何种个人立场, 政府拒绝将中医药纳入国家教育体系并不意味着也有废除中医的意图。实际上, 国务院发表了声明, 明确反对这样的想法。中医被任由其自生自灭(赵洪钧1989)(见图7.5)。

显而易见的是, 中医的地位因为和西医的比较而动摇。清代, 220 光绪皇帝和慈禧太后于1908年11月14日、15日先后亡故后, 几名御医被革职, 太医院在中医药之外增设新的西医西药部门。这一具有象征意义的行为降低了中医在宫廷里正式的垄断地位, 而新生的中华民国政权完全取消了中医的官方角色。

这一时期，尤其是在五四运动期间，许多留学回来的城市新兴知识分子公开反对中医。五四运动肇始于 1919 年 5 月 4 日，它为未来十年的文化改革定下了基调。1915 年，中国"新思潮"的领导机关，《青年杂志》的主编陈独秀在发刊词《敬告青年》中说：

> 士不知科学，故袭阴阳家符瑞五行之说，惑世诬民……医不知科学，既不解人身之构造，复不事药性之分析，菌毒传染，更无闻焉。（Croizier 1968，71）

222　　　面对这样的批评，中医团体的领导人试图让中医看上去具有科学性。对许多人来说，第一步是实现中医内在的一致性。他们编辑了新的中医教科书，通过只引用简短的文章段落模糊了不同医学"经典"之间的抵牾，至今中医教科书仍有这一习惯。一些中医改革者也把中医理论与阴阳五行的难分难解视为不利因素，因为这些概念颇遭受过西方教育的年青一代知识分子的蔑视与嘲笑，一些新的教科书尤其不想提到它们。"文化大革命"结束后不久，五行学说与中医的"科学"成分水火难容的观点重新出现，一些版本的中医教科书故意删除了所有与五行有关的内容。

　　　王慎轩的《中医新论汇编》（1932）"哲理"篇编录了 20 世纪二三十年代关于阴阳五行学说的论争，主要是对它们进行重新诠释而不是弃之不顾。例如，上海名医恽铁樵（1878—1935）认为五行乃四时之代名词。与此相反，许多现代化的推动者——包括在国医
223　馆领导中医"科学化"运动的陆渊雷（1894—1955）——斥责五行理论纯属迷信（陆渊雷 1931，1—3）。《中医学基础》是药学系学生的较高级的基础理论教材，其第一版（1978）和第二版（1985）的显著区别是第一版讨论了阴阳学说，但没有涉及五行，而第二版辟

出专门的章节予以探讨，且以之为组织原则（20世纪80年代末，笔者在南京学习中药学，曾问及为何有此差异，中国药科大学教职员答曰，"70年代五行被认为不科学"）。

其他人强烈反对这些措施，认为它们会使中医不再是中国的医学。例如，谢观（1880—1950）谴责这些激进的改革者始为主人，复为奴隶（当然，其意指西方文化的奴隶）。其个人的策略是反对融汇两种医学体系，主张中医作为卓越的有学术性的学科独立发展。为了这个目的，谢观编纂了《中国医学大辞典》（全四册），1921年由（中国人所有的）上海商务印书馆出版。这部前所未有的中国医学术语大辞典的出版似乎晚了，然而从当时的背景来看却是合情合理。西方蒸汽驱动型印刷机的引进降低了书籍生产的成本，创办于上海的商务印书馆的大部分收入即来自新学制参考书和教科书的销售（例如，1915年商务印书馆也出版了《辞源》）。

谢观故意将中文的西方医学术语排除在他主编的辞典之外，旨在提倡把中医作为民族主义的国学运动的一部分，鲜明地反对那些西化的鼓吹者。20世纪初中国试图把中医标准化，《中国医学大辞典》仍然是这种尝试中的重要里程碑，时至今日仍不时再版。谢观采用当时的技术编纂了一部现代工具书，它对于重新评价作为现代——同时显然也是中国的——医学专业的中医是有贡献的。

另一位发行过医学刊物的著名中医何廉臣（1908年鼓动人们抵制行医执照考试的那位），把注意力投向了浩如烟海的中医医案，决定借鉴西方的病历格式把这些中国医学实践的记录规范化，将散漫、自由发挥的中国医案按照"病者""病名""原因""症候""诊断""疗法""处方""效果"的新标题重新组织。何廉臣是浙江绍兴人士，绍兴医药研究社的创始人之一。他认为，通过效仿西医的病历，中医可以改善医案，赢得中国政府的支持。这一策略绝非向西

224

医让步，它将帮助中医保持其独特性。他相信，通过使中医标准化，中医可以被定义。一旦中医被明确定义，就能有效地捍卫和推广中医。正如谢观编纂的辞典，这种革新不仅有助于缔造新中医，还能使中医学科的规则一旦创立后就固定化了。在这个意义上，新中医是"发明传统"的一个例子（Hobsbawm and Ranger 1983）。

这一时期改革中医方面最杰出的人物或许是丁甘仁（1866—1924）。丁氏出生于长江下游距上海不远的孟河地区，融孟河几大医家之长，发挥了"孟河医学"兼收并蓄的特色。孟河医学借鉴了孟河地区众多医家的丰富藏书，兼顾文化修养与学术造诣，融汇了伤寒、温病及金元诸家的观点，追求用药的精准。

就此而论，孟河医学很适合走中医现代化的道路，因其对传统文献较少门户之见，易于适应科学的论调，即让经验服务于根据经验观察到的疗效。因此，丁甘仁乐于让何廉臣用新的规范化医案程式重写自己的验案并出版。丁氏提高中医水准的努力集中在医学教育方面，他创办了一所现代的中医专门学校并亲自授课，设置明确的课程，延揽名师任教，开展临床训练，为多元化的中国医学创立了一个值得尊敬的医科（蒋熙德 2007）。

丁甘仁创办的上海中医专门学校成立于 1915 年，1917 年开始招生。1915—1927 年，政局极不稳定，中央无力控制地方，在这 13 年里共出现过大约 50 个不同"内阁"。虽然北洋政府的教育总长不愿把中医纳入国家的教育体系，但是丁甘仁及其同事利用政治局势，争取了一位总长对于中医事业（以及"国学"事业和总体上的中国文化价值）的同情，使新学校获得了政府的办学许可。他们的成功引起了中国西医界的激烈抗议，虽然西医学校是多年来政府唯一认可的医学校。上海中医专门学校设两年预科，之后是三年本科。令人惊讶的是，该校所教的科目中竟然有生理学，另外值得注意的是，

225

该校没有开设任何与针灸有关的课程。

20世纪二三十年代还有其他许多新的中医学校，在它们的课程里，临床训练之前常有（西方的）解剖学、生理学等必修课，有些学校甚至教授病理学或细菌学，这些科目越来越被认为对于完全"科学的"医学教育必不可少，无论是中医或西医。

废止中医运动

许多受过教育的中国人把中医视为阻碍中国现代化的腐败、迷信的封建文化的一部分，认为应努力废除中医。1927年国民政府在南京重新成立之后，设立了中国第一个卫生部，致力于在中国推进现代（西方）医学事业。在卫生部召开的第一届中央卫生委员会议上，留学日本的西医余云岫（1879—1954）提出了"废止旧医以扫除医事卫生之障碍案"。该提案效法明治时期日本的医学改革，甚至更为严酷，只给了中医三年时间接受现代医学训练，否则禁止行医。雷祥麟称，在此次会议上"中医遇上了国家"，因为这是国家政府首次考虑对所有的医学实践设定标准（雷祥麟1999）。

参加第一届中央卫生委员会的几乎都是西医界的代表，他们一致通过了提案。中医界闻讯利用其所有的新型社会组织——杂志、团体、学校，还有常规的报刊动员人们起来反对。1929年3月17日，全国医药团体代表大会在上海召开，这一日后来被定为"国医节"。全国200多个医药团体的将近300个代表参加了会议，为了表示对大会的支持，上海中药界停业半天，申明废除中医将使整个民族行业生计无着。他们指出，废止中医药，必然要用进口西药取代更便宜的中药，这无疑是在为西方帝国主义者张目。大会的主要成果是成立了新的协会——全国医药团体总联合会。该会推举以谢观为首

226

的 5 人组成请愿团，直接游说政府。谢观即前文所说的中医的改革者，他协助丁甘仁创办了第一个获得政府许可的中医学校，1921 年又主编了首部中国医学大辞典。

《康健报》主编陈存仁和《医界春秋》主编张赞臣是此次代表大会和随后的请愿团背后的推动力。他们到达南京政府机关后，卫生部长薛笃弼亲自会见他们。据陈存仁披露，薛部长微露忸怩内怍之状，陈氏认为这与政府内部对废止中医案的激烈反对有关。谢观发言后，薛笃弼回答说："卫生部决无废止中医之动机，虽有卫生会议之提案，有待于部务会议之决定，故请诸位放心，并请转告全国中医，幸勿误会！"

当晚，薛笃弼宴请代表团，菜蔬为中式（杯盘则用西式）。当时还有一名外宾，即著名地理学家哈定博士（Dr. Harding）。薛氏暗示代表席上勿因中医废止案而作责难之辞，恐遭外人之笑。席未半，哈定博士起立演说，介绍其在西藏以及西康（今并入西藏及四川）一带考察地理的结果，指出中国河道起于某地，经流某所，汇注何所，边讲解边放映各地地形风物影片。哈定讲毕，谢观起身彬彬有礼地补充哈定所言未详尽处，并引明清两代地图为证。哈定自称为发现江川水源来自西藏之第一人，谢观特地予以否认，指出哈定之说早已载于清代某籍。哈定博士大为惊奇，对其展示的知识印象深刻，自谓所遇中国人士具有本国地理知识者极少，能详述古今山川源流的仅谢老先生一人而已。根据陈存仁的记录，外宾口中的一席赞语使薛部长转惶惑而为欣悦，他对中医代表的态度明显好转（张赞臣 1954，56—60）。

这则故事表明，在把中医重塑为高尚职业的斗争中，谢观的参与意义重大。当时，最有影响的中国人是那些获得国外授予的资格的归国留学生，卫生部长想在这样的时候打造一个正在现代化的世界大国的形象，中医的继续存在可能会让这些人在和西方人打交道时感到尴尬。相比之下，谢观代表了中国最优秀的学术传统，他甚至能用自学的知识纠正外国人自诩做出了全新发现的错误。

政府中的西化派强烈反对发展中医教育，在后来此起彼伏的斗争中，谢观依然表现突出。西化派坚持反对把中医纳入任何政府批准的活动中，理由是中医不科学，是国家进步的障碍。谢观一再被推选到领导抗争活动的国家中医组织的执行委员会中（有时任主席）。到 1950 年谢观去世时，上海市卫生局已举办 11 次中医从业资格考试，每次谢观都被聘为考试委员会委员。

国医馆的成立

在 20 世纪唯科学主义的前 20 年，中医比较成功的一项防御之 230
举是把中医和国学运动相连。被普遍认为保守甚至反动的国学运动提出，中国文化对于中国在现代世界的存亡绝续至关重要。为此，甚至现代教育也应该有国学的重要组成部分，包括古典语言文学、音乐、艺术和中医。实际上，大多数热衷于国学的人也是现代化的鼓吹者，他们认为需要建立现代学制，创造国家的白话文。他们支持民俗比较研究，对于"雅"文化和"俗"文化的优缺点持与西化分子相似的态度。但是，医学提出了一个问题：保留"国医"，仅仅是因其方剂包含着一代代治疗者的智慧与经验，还是将其视为本土的治疗"科学"？在这一点上意见纷纭，随后在 1931 年成立的中央国医馆的工作问题上这点变得尤为显著。

国民政府废止中医药失败的两年后，由国家资助的中央国医馆成立。对于政府最终把中医合法化，中医界起初欢欣鼓舞。但是，国医馆的职责是把中医"科学化"，"整理"中医。那么应该怎么做？一些人认为只有捍卫经典理论，如阴阳五行，给它们以科学的解释，中医才能被认可。另有一些人，如国医馆最早的成员之一陆渊雷，则把医学经典如《黄帝内经》看作是"哲学思辨"，认为张仲景的比较实证的《伤寒论》包含有效的疗法，可以进行科学的调查研究。

其实，日本科学家从 19 世纪 80 年代开始就对《伤寒论》中的许多药物的活性化学物质做检测。对许多西医药行业的人而言，唯一可以接受的对中医的利用，就是把中医文化缩减为西式新药物的原材料宝库。例如，废止中医的第一人，从日本学成归来的医生余云岫即持此态度。因此，许多中医的支持者觉得国医馆成员也在积极推动这种态度上令人感到不舒服。

如何让人们接受中医的争论的关键是何为"经验"，特别是临床经验。这一点最早由赞成废除中医的余云岫等人提出，这种经验被认为是古典医学文献中唯一有价值的东西。它可以为新的具有药理活性的（西式）药物提供捷径，经过分析和临床试验后，这些药物将载入现代药典。面对科学是真理的仲裁者的文化，中医显然不能反对对他们的医学进行科学调查。但是，经验不仅仅是对不同药物、药方的疗效的临床观察的积累，他们承袭日本《皇汉医学》的作者、医生汤本求真的说法，指出经验不仅包括遣方用药，还包括身体及其反应。而且，身体的经验和身体对不同疗法的作用的经验不可截然分开。在这个意义上，经验体现在医者身上。它可以和阴阳五行学说分开，但是不能从人与人之间的相互作用中剥离。中医认为，这样的联系和西医用实验室的动物积累空洞的经验不同。

诚如余云岫很快指出的那样，这一论点的缺点是中医似乎在说人是——或者至少以前是——其实验室标本。如果治病救人的关键是身体化经验（embodied experience），那么中医如何在学校教

中国医药与治疗史（插图版）

授、传播（雷祥麟 2002）？在某种程度上，这些争论至今犹存。唯科学主义流行了数十年，产生了这样一种观点：对现象的科学解释胜过哲学的、宗教的或人文学科的解释。近来，关于安慰剂效应和病人—治疗者之间积极互动的重要性的研究表明，生物医学界已开始回过头接受治疗中身体化经验的作用（Harrington 1999；Kradin 2008）。民国的治疗者可能已熟悉这种作用，但是论争的内容是由象征着"科学"的事物决定的。

改造针灸

西方人一说起"中医"就会想到针灸。但是即使 1936 年南京国民政府首次颁布《中医条例》时，它也没有把针灸列入行医资格认定标准。那些想让中医成为可敬的现代学科的人遗漏针灸是故意为之。尽管针灸和中医本身一样古老，但是到清末它已沦为手艺人的活动。而且，针灸不仅仅包括用我们现在所知的细针针刺，确切地说，针具形状、大小多样，从粗针到或直或曲的手术刀不等。其实，中国的九针图说明帝国晚期的针灸实为一种小手术。正因如此，针灸和街头商贩、游医，而不是和文化精英联系在一起。1822 年，太医院的针灸科遭裁撤。到 20 世纪 30 年代初，一些作者抱怨说，几部医学典籍对腧穴的确切位置不是含糊不清，便是相互抵牾。

承淡安（1899—1957）用西方解剖学来解决针灸的困境。在初刊于 1931 年的开创性著作《中国针灸治疗学》中，承淡安指出针灸实已从中国消失，应该振兴针灸。承氏提出的振兴方法和早期日本的针灸改革有许多共同之处，包括用西方解剖学为腧穴定位。1934年，即《中国针灸治疗学》一书首次出版的 3 年后，承氏赴日本学了一年日语，并在东京针灸高等学校学习。他利用西方解剖学和生理学知识来重新认识针灸原理，总结说经脉由西方医学里的神经、血管和淋巴管等构成。他在"编辑大意"里解释说：

> 前人所注穴道，大都不详，穴道内容，更无记载。本书用科学方法整理之，每穴必注明解剖……前人按穴，虽就动脉处针刺，仍是针刺该部之神经，并不刺破动脉……而刺之目的则在该处之神经。（承淡安 1932）

但是，承淡安没有随心所欲地改造腧穴，而是以宋代官刻《铜人腧穴针灸图经》为依归。该书 1909 年重印，版本精良，作者王惟一是朝廷医官，他作此书的目的和承淡安几乎相同——鉴于当时腧穴知识繁杂，编写一部权威著作，确定腧穴位置。

承淡安用体表标示了经脉的真人照片说明他所重新定义的"穴

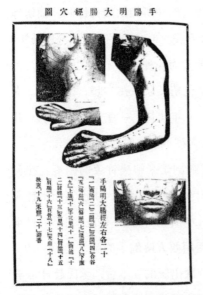
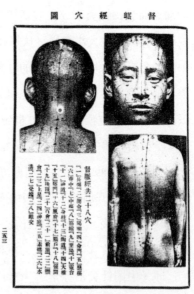

图 7.6 "经穴图"，出自承淡安《修订中国针灸治疗学》，1932 年。由吴章提供

道"（见图 7.6），这种摄影展示方法符合当时生物医学教科书用真实照片作为插图的潮流，该书的读者对此予以了高度赞扬。承氏云他利用西方解剖学知识确保穴位不靠近主要的血管，这一方法标志着针灸理论和实践的重大转变。在承淡安之前，针刺常常用来造成少量出血，以便清除所谓影响血气畅行的障碍。但是，在承淡安提出针灸通过神经起作用的观点之后，针灸穴位时出血开始被视为针灸师笨拙和缺乏经验的反映——这种看法至今常常出现。

社会对新的科学的承氏针灸学著作需求量极大，因此该书初版仅一年之后又出了修订版。1932 年的新版本有 22 位知名中医的题字或题词，还有其他 11 人的表示赞赏的序言。到 1937 年 5 月，《中国针灸治疗学》已出 8 版。中国的著名医史学家称该书为"近百年来影响最大的针灸专著"（甄志亚、傅维康 1991，453）。

除了用西方解剖学创造"科学的"针灸，承淡安反对根据谶纬之说决定针灸的时间，也反对前人将捻针手法分午前午后、阴日阳日、男左女右的做法。

实际上，承淡安不建议用灸法烧灼皮肤，因为它会留下丑陋的令人疼痛的伤疤。前人有"针则不灸，灸则不针"之说，承氏认为，这是使用粗劣的针造成的，它会损伤皮肤，针而再灸就有可能造成很大的伤口。如果不用艾灼烧皮肤，且仅用毫针，则针灸并施，必收良效。诸如此类的救偏补弊预示着针灸实践的重大变革的来临，而且存续至今。实际上现在所有的针灸都使用长度不等的金属毫针。用小手术刀、粗针做小手术或破痈脓过去是针灸师的主要业务，现在已基本消失。

毫无疑问，承淡安在使针灸"科学化"上取得了巨大的成功，在中国针灸历史文献中，对其活动的记载比对民国时期的其他针灸专家全面得多。确实，他似乎成了把针灸改造为精英的学术性的中国医学的推动力。1930 年，承淡安在无锡成立了中国第一个针灸函授学校，同一天又开始创立附属针灸学研究社。除此之外，1933 年他还创办中国最早的针灸刊物《针灸杂志》。他聘请名医为研究社讲课，其中一些人的名字我们在前几章已看到：中央国医馆首任馆长焦易堂；主编《中国医学大辞典》的谢观；谢观的学生，反废止中医运动的领导人之一张赞臣。至 1935 年，研究社已在 10 个不同省份以及香港租界、新加坡，建立了至少 14 个分社。1937 年，承淡安在无锡开办的函授学校提供两种不同课程——一年制的研究性课程，一个月 150 个学时；两年制的专修课程，一个月 175 个学时。同年，函授学校建立了一个图书馆，并在政府立案，更名为中国针灸专门学校。

因为日本侵略中国，1938 年承氏从无锡逃往重庆，1947 年重返故里后发现学校已毁。1949 年之后，承淡安重建中国针灸学研究社并重新开始出版活动。1954 年他成为江苏省中医大会主席和省人大代表，同年 11 月被聘为江苏省中医学校校长。1955 年承淡安当选中国科学院学部委员和中华医学会副会长，1957 年逝世。他创办的针灸学研究社现在依然活跃。

应该指出，人们对承淡安的行为并非没有异议：对针灸的其他修正和诠释也提了出来（Taylor 2005）。但是，他是成功地把中医的生理学和毫不含糊的西方解剖学相结合的第一人。王惟一设计的针灸铜人的现代版很清楚地代表了这一中西结合的身体。目前，中国主要的针灸学校，尤其是那些为外国人授课的学校，都有透明塑料制作的真人大小的人体模型，这样内部器官便可一目了然。腧穴和经脉的循行径路，即便那些被认为是在皮肤表层之下的，也清晰可见。正如最早译介到日本的荷兰解剖学文本，这些模型没有肌肉组织，它们在中医理论里没有重要性。

令人啼笑皆非的是，针灸科——对 20 世纪初的大多数中国人而言，它是医学遗产中最有问题的那部分——现在已成为中医中最有市场的方面。实际上在许多人眼中，针灸即中医。然而其实我们现在所知的针灸的存在时间尚不足 60 年，而且，我们认为是针灸针具的毫针，20 世纪初那些走街串巷的针灸师也几乎不用。

238

中国的解剖

韩依薇（Larissa Heinrich）

220   20 世纪以前中国从未系统开展过解剖，这在中国医学史上已是个老生常谈。19 世纪的西方医学传教士起初批评中国医家对解剖缺乏兴趣（他们自己对于无法弄到尸体进行解剖也感到懊恼），他们认为这是因为中国人对于亵渎尸体有"迷信"想法。例如，传教士医生嘉约翰（John Kerr）在 1867 年写道，"这里非常需要解剖的机会，中国人对死者的迷信的尊重似乎是进行这项重要研究不可逾越的障

221   碍"（王吉民、伍连德 1932，392）。为了绕过这些文化禁忌，西方的医学传教士想出许多巧妙的方法来介绍实用医学的基本元素：他们进口解剖标本和解剖后的动物，建立解剖模型，出版带插图的、以解剖原理为基础的解剖学中文教科书。

    不过许多西方传教士没有意识到，19 世纪晚期中国人对解剖的反对有更深的根源，不仅仅是因为迷信。正如他们之前的那些反对解剖的欧洲人，一些中国医家也怀疑对尸体（死后生理机能已改变）的研究在医学上是否与活人相关。他们也不确定，解剖对于中国丰富的医学传统会有什么立竿见影的贡献。而且，一些中国医生注意到（和当时对"人种"的某些认识一致），插图本解剖学教科书中的身体毕竟不是中国人的身体——因此对于那些医治中国人的身体的医家而言用途有限。虽然有诸如此类的反对，晚清各种改革和宣传运动风起云涌，对解剖的看法也随着政策和言论的改变而产生

222   了变化。到 20 世纪上半叶，解剖的鼓吹者已开始把支持解剖和支持中国政治、文化改革相提并论。有时，把身体捐献给科学的决定甚至被描述成是对国家的无私支持，医学校也会不时地进行人体解剖。

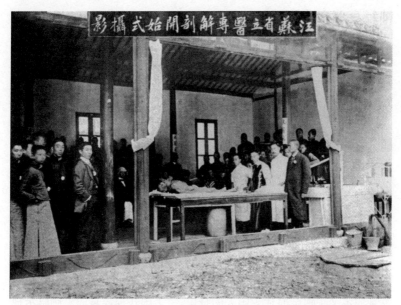

图 7.7　1913 年 11 月 13 日，江苏省立医学专门学校（又称江苏公立医学专门学校——译者注）在改置后的食堂餐厅进行了中国首次公开的尸体解剖。见《江苏公立医学专门学校校友会杂志》，1914 年，由王扬宗教授提供

1911 年后，中国和西方的鼓吹者都不断向新政府施加压力，要求将解剖合法化。

　　1913 年 11 月 13 日，江苏省立医学专门学校在改置后的食堂餐厅进行了中国首次公开的尸体解剖，8 天之后，北洋政府公布了关于尸体解剖法规的总统文告。13 日这天有百余人到场，包括江苏省省长的代表、许多地方官员、医生、医学校学生和一些外国男女。鉴于此次解剖对于医学的进步以及中国国家自身是一次极其难得的成功，组织者拍摄了一张合照，纪念中国首次公开的解剖。这张照片摄下了贵宾、医生、学生，当然还有尸体（见图 7.7）。

神经衰弱在中国

夏互辉（Hugh Shapiro）

227   在 20 世纪中国的身体史上，或许没有哪个疾病比神经衰弱更有趣。它在中国的兴盛世所罕见，和过去的完全缺失相比，它在当代的流行更引人注目。近代以前，中国的医学里没有"神经"的观念，而在欧美，神经的历史可以上溯至公元前 3 世纪（Staden 1989；栗山茂久 1999）。1869 年，美国的电疗医师比尔德（George Beard）提出，城市生活的压力、工业化时代的生存强度和市场的凶残，共同使身体结构负荷过重，使人精疲力竭（Beard 1869）。到 1890 年，神经衰弱定义了镀金时代美国人的身份。"美国式神经衰弱"则暗示现代性本身是病原，神经衰弱折磨着现代人（Beard 1881）。国家越发达，神经衰弱症越多。

    这种观念在中国非常新鲜。1933 年的一张"神经系统"教育海
228 报旨在普及从国外引进的医学观点，如大脑的分工（见图 7.8）。这一新的身体观形塑了体验不幸的新方法。而一旦神经和神经质的新观念深入人心，它们就仿佛早已有之。所以从这个角度看，神经衰弱从美、英、法、德、俄、日传播到中国是现代性传播到中国的必然结果。

    但是，1910—1920 年神经衰弱概念第一次在中国出现时，关于民族发展的自觉意识把它的普遍形象放大为不仅是个现代疾病，而且是现代人的疾病。整个 20 世纪，神经衰弱成为对精神科门诊病人最常见的诊断。诚如凯博文（Arthur Kleinman）的开拓性著作所言，它不只是个精神病学和神经学术语，在临床应用之外，神经衰弱成为痛苦的代名词，广泛用于自我诊断（Kleinman 1986）。在日常生活

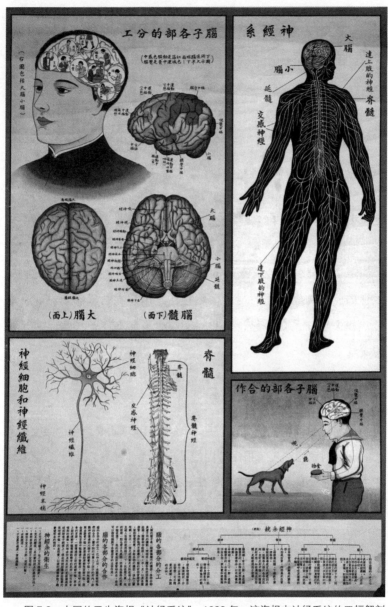

图 7.8　中国的卫生海报"神经系统"，1933 年。该海报由神经系统的四幅解剖图构成，包括大脑、脊髓和末梢神经系统。海报底部的文字解释了神经系统和大脑的功能。由国家医学图书馆提供

中，神经衰弱是失眠、记忆力衰退、眩晕、焦虑和易怒的罪魁祸首（Kleinman 1995）。实际上，尽管神经衰弱发源于外国，但在这些发源国取消了这一类别以及经历了最初的流行很久之后，神经衰弱在中国有了很大发展。

表面上，神经衰弱似乎是西方医学知识渗透到中国人普遍意识中的经典案例。但是不像欧美，20 世纪 20 年代就抛弃了这个概念，在 20 世纪末以前的中国，虽然精神病学对于神经衰弱持怀疑态度，但此概念仍大行其道（Lee 1999；Lee and Kleinman 2007）。不过，现在在中国的大城市和主要的医学中心，"神经衰弱"一词已完全从医学话语中消失，在上海、北京等城市，受过教育的年轻人觉得这个词陌生、莫名其妙（Phillips 等；Lee 2011；Kleinman 等 2011）。尽管如此，神经衰弱的观念依然存在，出现在自助手册中，而且经常和失眠联系在一起，一些临床医生也还在发表关于这种情况的文章。

我们该如何理解神经衰弱在 20 世纪中国的极度流行与长盛不衰？中国和西方都有关于身心交瘁的直觉，在 19 世纪的美国，世纪末的欧洲，明治晚期、大正时期和昭和初年的日本，与神经衰弱有关的一系列观念产生于根深蒂固的关于性欲、衰竭、生命力的概念。在中国，神经衰弱的流行也渊源于类似的身体元气的观念。因此，神经衰弱在中国和产生了这一特别的疾病类别的现代性关系不大，和潜在的关于机体运行机制的直觉关系更大。

卫生现代性的广告

罗芙芸（Ruth Rogaski）

在这则1937年的报纸广告中，一名妙龄女郎正在现代的西式浴缸里洗澡，姿态端庄（见图7.9）。铺了瓷砖的地板上放着她的拖鞋，帘子的后面，她赤裸的胴体若隐若现。在她的下方，一瓶消毒药水"来沙而"像人一样打退了三个头上长角的小"鬼"，它们代表着传染病细菌。广告鼓励读者每天沐浴时加几滴来沙而，杀灭皮肤微菌。广告上说，来沙而杀菌力大效速，甚至能深入孔口杀死细菌，包括潜伏在阴道里的导致异味的细菌。来沙而绝对是"妇女个人卫生之良友"。

在20世纪上半叶的美国，来沙而消毒药水的广告也很普遍（Tone 2001），但是内容、背景与中国的广告有明显的区别。在面临外敌入侵和内战的威胁时，中国在国家对政治自治的诉求中以"卫生"为中心主题，甚至鼓励个体女性用消毒水成就具有卫生现代性的生活方式。中国作为一个国家努力采用卫生技术，确保自己能生存于现代世界。

中国早已有自己的个人养生术（Harper 1998；Lo 2001b），如摄食养生，各种形式的锻炼，恪守行为与饮食禁忌，打坐。这种卫生（hygiene）统称"养生"，有时也叫"卫生"（guarding life），它借鉴了中医学术的阴阳宇宙观、佛道二教的身体操练以及关于身体与环境的通俗知识。它把对健康的责任放在个人，而不是社会团体或国家上。

与此相反，新的卫生利用了生理学、细菌学的实验室科学，以及英、法、德政府范围内最新的革命性发展。它不仅适用于个人的身体，也适用于群体、城市，甚至国家，要求政府估量、监察、控

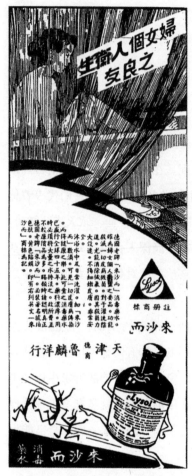

图 7.9　来沙而广告 "妇女个人卫生之良友"，见 1937 年 7 月 26 日天津《大公报》。由罗芙芸提供

制全体居民的健康，尤其是控制传染病。在帝国主义列强如英国、日本和美国的眼中，能否遏止细菌传播可以衡量一个国家，能否避免细菌滋生可以衡量一个民族。如果国家政府不能控制瘟疫，就有可能丧失主权，使帝国主义国家插手实行控制（Andrews 1996）。

这样的卫生需要逐户检查、隔离、接种等等，这些非常具有侵略性的措施和帝制时代中国人的治理观念相反。虽然许多中国人拥抱这一新取向，但也有一些人视细菌说为外国人废除中医，削弱中华民族的阴谋的一部分。1934 年某位中医如此写道："西医醉倒在细菌的大缸中，在名副其实的细菌世界中游泳……现在它竟敢侵入这黄帝之国了吗？"（罗芙芸 2004，249）

具有讽刺性的是，这则反映一名女郎与"邪恶的"细菌作战的广告登载于 1937 年 7 月 7 日抗日战争全面爆发不久之后。战争期间，日军的防疫给水部队，即 731 部队，用细菌战对付中国军民。来沙而广告与战争的并存说明了在"卫生"的范畴内，关于健康与卫生的新观念是如何反映 20 世纪中国复杂的现代性经历的一个方面的。

第八章　中华人民共和国

蒋熙德

在 1945—1949 年的内战中，中国共产党赢得了最后的胜利，　239
1949 年，中华人民共和国宣告成立。在"中西医合作"的口号下，
中国共产党在延安曾以中医争取广大农民的支持，满足在西药和技
术资源缺乏的环境下对医疗保健的需求。在思想上，共产党的领导
阶层则决心以西方，尤其是苏联为样板建立医疗保健体系。在这种
体系里，带有封建社会及其迷信思想之残余的医学几无立足之地。
与此同时，20 世纪二三十年代建立的中医基础设施几乎完全废除
（邓铁涛 1999，176—191）。但是，十年不到，政府又做出了种种努
力，试图把中医重新建设成能为中国乃至世界的医疗保健做出独特
贡献的现代医学。1958 年 10 月 11 日，毛泽东做了著名的批示，指
出中国医药学是"一个伟大的宝库"，应该努力发掘。1982 年，宪法
确立了"中西医并重"的原则。从那以后，中国既享受了多元化官
方医疗保健体系的成果，也面临着它所造成的问题（关于当代中国
中医的基本情况，参见蔡景峰等 1999；孟庆云 1999；Taylor 2005；
王致谱、蔡景峰 1999；张维耀 1994；甄志亚、傅维康 1991）。

产生这一体系的过程既不是直线型的，也不是经过深思熟虑的
总体规划的结果。相反，它是"逐渐削弱、分割的产物"，原因更多　241
地在于"谨慎处理（中医）作为'文化遗产'的价值"，而不是"考
虑其实际的治疗价值"（Taylor 2004，151）。因此，多元化医疗保健
在当代中国的兴起可谓反映了中国走过的曲折、痛苦、矛盾迭起的
道路，沿着这条路中国走到了今天。起初，中国梦想把西方的现代
性与独特的中国经验中的精华相结合，创造革命性的"新医学"。如

今，中国努力把商品化的中医嵌入转动了全球市场的技术文化网络中。单凭这个原因，叙述当代中国的中医史便不能不把它和中国的国家政治联系在一起。

这段历史可以分为五个时期，不过各个时期之间并没有固定的界限：（1）1949—1953年，这一阶段的特点是试图把中医纳入生物医学占主导地位的医疗保健体系中；（2）1954—1965年，根据毛泽东的指示，国家政策转向发展中医及其公共基础设施；（3）1966—1977年，在单一化意识形态的指导下，中医领域的活动萎缩；（4）1977—1989年，中医领域（及其他）再次充满了选择与可能性；（5）从1989年至今，中医被引导融入全球医疗保健体系的技术科学网络中。

正如第七章中所说，民国时期人体生物医学和科学思想已成为中医不可避免的参照（Andrews 1996；Karchmer 2004；雷祥麟1999）。但是，因为新中国的政治动力是把现代性和中国特色融合在一起，自定义为本质上是"中国的"医学也被留出了制度空间，以便它以退为进。在这个意义上，本章所讨论的五个时期对于整个20世纪中医师及其支持者遇到的挑战，即如何重构与现代有关的传统，如何使中医既是世界的又是中国的，都有不同的解决方法。

因此，20世纪，尤其是在1949年之后的中国，中医展开了全新的争取合法化的斗争。虽然帝国晚期儒医作为精英分子的身份从未稳固过，但至少他们对于其医药如何奏效和精英有相同的认识、文化观和感受。在个人，包括医者本人对健康的追求中，巫觋的、仪式的、宗教的医疗实践是始终存在的替代性选择，但是它们对于共有文化的宇宙论基础没有构成真正的挑战，医学正是这共有文化中历史较悠久的一部分。科学与西方代表了另一种甚至更先进的文化，它们改变了这一切。但是，如果把中医在当代中国的历史视为在此冲击下努力求存的历史，则未免失之简单。事情确实如此，但与此

242

同时又不尽如此。

审视中医在较长时期内的发展，1949 年之后的现代化并不只是延续了民国时期的潮流，而是也为寻找中医特有问题的解决之道提供了机会。例如，如何保护支持整个医疗保健体系的正统，以及与之默契相伴的在这个体系里获取地位与权力的途径。与此同时，也要给予个体业医者必要的自由，以便因地制宜。正统与自由的结合将使中医成为能发挥作用的医学与传统。从这个角度看，讲述中医在当代中国的发展时，最值得一提的特点不是它与西方的不断相遇，而是自宋以来国家首次直接、主动承担起医疗监管的责任。如此一来，国家不仅从根本上改变了医疗领域里所有其他代理人的位置，也缩小了他们的活动范围。

1949—1953 年

1949 年之后，中国开始有意识地构建医疗保健体系的整体结构，确定这个体系内各个组成部分的角色与相互关系。在实践中，1950 年和 1952 年召开的第一届和第二届全国卫生工作会议制定了"四大方针"，指明了努力的方向:（1）面向工农兵;（2）预防为主;（3）团结中西医;（4）卫生工作与群众运动相结合（蔡景峰等 1999，6）。但是，这些原则应该如何转化为实践没有被具体说明。大致上，虽然卫生部由西医掌权，他们欣赏西方，尤其是苏联的专业化医疗保健的现代化模式，但也有部门偏向于预防和群众运动，并以革命理想为主，专业知识为次（Lampton 1997 ; Taylor 2005）。

新口号"团结中西医"统摄了 20 世纪 50 年代初涉及中医的医疗保健政策。它讲求实效，允许数量可观的中医队伍——据估计 1949 年约有 30 万名中医——进入官方的医疗保健体系，尤其是群众运动项目。为此，中医要学习接种和其他基本的医疗保健，作为回报，只要他们能证明自己掌握了基本的生物医学知识，就会被授予行医的权利。不过，这并不意味着要无限延伸这项权利，或者在整个医疗保健体系内为中医辟出单独的空间，相反是要将其吸收到将一劳永逸地消除医学领域现有分歧的"新医"里（王致谱、蔡景峰1999，5—10）。

通过融汇中与西、传统与科学以缔造新医的这一愿景是自20世纪20年代以来各色改革派医家笔下一再出现的主题（见第七章；雷祥麟1998）。保守的一方，秦伯未、丁仲英等儒医认为"科学化"即体系化（秦伯未1929；丁仲英1936）。对他们而言，使中医更"科学"意味着把中医内部许多相互竞争的流派团结成一个医学体系，与此同时有效提高其核心学说的价值。此外，比较激进的现代化的鼓吹者，如陆渊雷、章次公，则批评中医学不科学和神秘的一面（陆渊雷1934；朱良春2000）。在他们看来，中医的真正价值在于世世代代中医师积累的经验，它们体现在经典医方、诊断技术和行医风格上，所有这些都可以由科学的（即西方的）医学进行分析并与之相结合（雷祥麟2002；Li 2003）。

在20世纪50年代初的政治气候下，后面那种立场使当时卫生部的主要官员，包括时任副部长的贺诚（1901—1992），产生了深深的共鸣（余云岫、祖述宪2006）。它的许多方面也和余云岫的思想接近，余是中华民国时期提倡医学革命的重要理论家，对于中医科学化一直怀有热切的兴趣，此时抓住时机试图东山再起。1950年，陆渊雷和余云岫受邀参加在北京召开的全国第一届卫生会议，这清楚地反映了当时现代化的方向。

这一时期对于在医学研究中占主导地位的针灸和中药的关注，也清楚地反映了这一方向。针灸被认为既是中国独有的，又是可以

中国医药与治疗史（插图版）

用巴甫洛夫的神经病理学解释的——这一苏联的，因此也是政治正确的科学研究法。此外，中药可以从民族主义的角度描述为中国人民与疾病做斗争的经验的具体象征。而且，把这样的经验转化为生物医学实践，由此把它与传统学说分开，这自 20 世纪 30 年代以来一直在进行中。

从诸如此类的具体的研究出发，有关方面决定把同样的策略用于整个中医学。卫生部的领导认为在中医已失去其实际用途时还未予以取缔，是因为"尚来不及培养大批有科学水平与经验的新医生去置换"（崔月犁 1997，218），因此从 1950 年 8 月到 1951 年 12 月，新政府通过了一系列法律，重新规定中医的行医资格。只有那些毕业于民国的大学，或者通过了这一时期偶尔举行的某次国家执业考试的医师才能获得执照。这样，新法使那些按照传统方式从师学艺及自学成才的医师无法继续行医。

1952 年举行了一次新的执业考试，因为主要考西方医学知识，通过率非常低，大多数中医师都没有通过（王致谱、蔡景峰 1999，8）。许多情况下医师可以钻法律漏洞，像以前一样继续执业，但是也有相当多的人确实放弃了，结果，在上海这座中医基础最雄厚的城市，1949—1953 年之间中医的数量减少了 11% 左右（王翘楚 1998，68；张明岛、邵浩奇 1998，137）。

与此同时，政府开始通过中医进修学校大规模开展执业中医的再教育。这些学校一直办到了 1953 年，其目的是提高中医师的生物医学知识水平和政治觉悟。虽然后来看来这些学校所教的生物医学知识根本不充分，但是它们确实使许多以前不了解西方医学的中医师熟悉了西医的主要概念和观点。此外，还通过考试选拔了一批年轻有为的中医师学习西医，为时 5 年（蔡景峰等 2000，87；K. Taylor 1999；王致谱、蔡景峰 1999，86—87）。

248

有意的中西医结合也有明确的政治功能，因为西医被认为是弥补传统中医师的思想缺陷的工具。例如，1953年毛泽东在中共中央政治局会议上指出，在团结中西医的过程中，"西医一定要打破（中医的）宗派主义"（崔月犁1997，155）。

在经济上，国家也开始削弱中医的独立性，把中医师吸收到国家控制的机构。起初中医学被排除在国家新的保障计划之外，尽管政府为党干部建了许多诊所。政府鼓励中医为了公众利益献出自己的家传药方，也鼓励他们加入较大的联合诊所。虽然私人开业行医直到1966年才被完全废止，但是例如在上海，私人开业的中医早已从1948年的3308人减少到了1965年的1000人左右（王翘楚1998，68—70；张明岛、邵浩奇1998，140）。

中医用各种迥然相异的方法适应了崭新的现实。那些和国民党精英关系密切的从大陆（内地）去了台湾、香港，后来又有些人移民到了美国。一些人的社会地位因此大大下降，而另有些人利用了新环境提供给他们的新机会，也正是在这批流亡者当中，出现了西方早期最重要的一些中医教师。

1949年之后，起初上海依然是中医改革的中心。例如，20世纪50年代初，在上海成立的中医进修学院，以及随后在当地开业的面向党干部的中医门诊所。二者都得到了陆渊雷的指导，陆最后也被任命为由政府委任的中医教材编纂委员会主席。在其他城市，中医科学化的重要鼓吹者——如北京的施今墨（1881—1969）、重庆的任应秋（1914—1984）——都成为领导或顾问。而且，因为政府强调针灸疗法的发展，针灸医师如上海的陆瘦燕（1909—1969）和北京的王乐亭（1895—1984），都从边缘位置走到了中医学领域的正中心（陈健民1990；陆炎垚1999，54—76，195—196；索延昌2000；Wang 2003）。

中国医药与治疗史（插图版）

但是，基本上中医的日常业务还是一如从前。1950 年出版的《上海名医志》介绍说，甚至像上海这样的大都市，对病人来说中医的籍贯和家庭背景也比其生物医学知识更重要（钱今阳 1950）。而对中医自己而言，是否要和新的社会精英建立个人联系，不仅涉及思想意识层面，还有个人习惯和生活方式方面的艰难抉择。应该放弃成功的事业加入联合诊所吗？应该接受再教育到何种程度？是否值得戒掉抽鸦片这个对付忙碌生活的行之有效的方法？当时这些都还是个人的决定，因为国家还没有制定条条框框来积极干预微观层面的个人的教学与实践。只有在后来的几个时期里，新的医疗保健政策才开始涉及日常和职业生活的每个方面，使中国的医疗实践发生了更为深刻的变化。

1954—1965 年

当代中国关于这一时期的历史研究认为，中国共产党一直采取有原则的态度去保护和推动中医的发展。更确切地说，这一态度出现在 1954 年到 1956 年之间，最后为中医构建了中医院校等基础设施和延续至今的临床实践的框架。

结果，中医逐渐被赋予自身的价值，被纳入了国家的保障计划。　250
1954 年 10 月，中央文委党组提议改善和加强中医，包括成立中国中医研究院，扩大中医的工作范围，把中医吸收到大医院。

不过，总的来说创造一个新社会和新医学的大目标依然指引着对中医的重新评价。当时政府总结了前期的经验后，制定了新政策：现在西医应该学习中医。通过学习和献身于为人民服务事业，这些医生"就可以把中西医界限取消"，成为新医学的先锋（崔月犁 1997，155）。这一阶段的目标绝对不是确保中医作为独立的传统而生存，确切地说，他试图打破某些机构内部现有的行为模式，希望西医从属于中医，目的是"迫使中西医合作，最终创造能成为世界医学的中国医学"（Taylor 2000，112）。

1955 年，全国各地的年轻西医被召集到北京参加第一届西医学习中医研究班。许多年轻西医和其他知识分子一样，认为中医又古老又落后，因此没有人乐意参加该研究班（马伯英 1993，583—584）。但是后来，研究班的重要地位使得它的许多毕业生走上了中医部门的显要位置。

251　　　全国各地的著名中医——尤其是四川和江苏的中医——都被邀请到北京当老师或卫生部的顾问。名医云集北京，不仅推动了 1955 年中国中医研究院在北京的成立，而且也使这些中医离新中国的政治权力中心更近（中国科学技术协会 1991）。此外，它悄悄地复苏了从师学医的传统。

此次名医齐聚北京产生了重要的结果。在之前的 50 年里，上海一直是公认的中医学中心，大多数有影响力的中医都曾在那里居住、学习、开业、授徒，民国时期最重要的中医学校在那里开办，所有重要的论争在那里展开。但是现在，随着北京的崛起，上海的影响力下降了。在新的人际网络和思想意识的推动下，政治渗透进了医学，其渗透方式迄今没有得到充分调查，而且通常只能间接确认。例如，20 世纪 50 年代中期反右运动发生的同时，比较激进的现代化鼓吹者如章次公等人的影响明显下降。这种调整导致了许多结果，其中之一是长期以来被视为最能代表中医中的神秘思想的五行学说，被坚决地重新吸收到中医教学中（何时希 1997，59—67；赵晋 2006）。

北京带了个头后，全国各地很快开设了各种时间长短不一、良莠不齐的学习班，让西医学习中医，这些班被整合到了西医院校。

到 1960 年，37 门全日制课程培训了 2300 多名医生，另有 36000 名西医一边工作一边接受中医学的培训（蔡景峰 1999，14）。中医被吸收到当时的西医医院和诊所，新的中医院也建了起来。中医作用在医疗保健领域的加强表现为中医和西医之间关系的重新定位，用新口号来说即"中医要科学化，西医要中国化"（马伯英 1993，575）。

因此，"中西医结合"——最早于 1956 年提出，它表明国家第二次试图在中国创造新医学——从 20 世纪 50 年代中期开始指导党的政策。中西医团结依然是最终目标，但人们开始相信这要比原先估计的时间长。中医师及其支持者感觉到政治气氛已经改变，抓住时机游说当权者建立独立的中医部门。在他们的活动下，1956 年成都、北京、广州、上海成立了 4 所中医学院，也利用各种资源发展了行政管理部门，其职责是指导国家和省里的中医研究、教育和实践。截至 1961 年，全国各地都设立了医学专科学校、研究院和教学医院（刘振民、崔文志 1998；朱潮、张慰丰 1990）。

中医部门突如其来的蓬勃发展为决策者带来了新问题，最急迫的是人力问题。仅靠从新学校毕业的中医意味着雄心勃勃的规划将打折扣，因此政府决定恢复传统的学徒制，即便它和封建意识形态及封建社会相连。从 1957 年开始，经过挑选的学生拜知名中医为师，同时还开办了特殊的班让这些人学习理论、西方医学和政治。结果，城乡地区的中医迅速增多。以上海为例，虽然和西医的更快增长相比依然落后，但是在不到十年的时间里，上海的中医差不多增加了一倍（王致谱、蔡景峰 1999，86—95）。

如果说是国家为中医的发展提供了动力，那么也是国家决定了中医发展的方向。通过一系列相互之间关系松散，但到目前还在定义着中医的身份的举措，中医的发展被纳入了中国更全面的国家建设和社会主义现代化事业。虽然这些举措的目标和范围不一，但它们的共同特点是使传统的行医模式简单化、常规化、系统化。卫生部直接指导下编订的国家新教材在把经典文本的内容翻译成现代汉语的同时，也试图把其中常常相互矛盾的知识精简为条理更清晰的体系，旨在把学习和老师个人独特的诠释、经验和习惯分开，为所有学生提供接触传统资源的平等机会。结果，虽然这些教科书号称是讲述过去积累的知识，但它们实际是以全新的方式勾画中医学。

253 　　一些论者认为这样的重组非常激进，以致出现了一种把现在的"中医"和古老的医学学术传统相分离的范式转变。另有一些人，包括中医自己，则强调连续性，认为知识与实践在现代的重新整理无非是不断发展的传统的另一个阶段。不过，双方都同意，整理的同时也暗示着象征当代中医实践的模式是"辨证论治"。

　　辨证论治指的是一种理想化的临床接触（clinical encounter），它由两个相互独立但又紧密结合的过程构成。第一步"辨证"，医生通过四诊辨清有关症状和体征，根据古典文献中的描述判断为某证。这些证和生物医学中的综合征相似。不过，证的主要目的不是为疾病下定义，而是掌握时时刻刻的病理变化，用中医学的语言来说，这种"证"描述的是"气化"的病理。

　　第二步，根据辨证的结果确定合适的治疗策略，以便平衡或控制病变过程。医生在诊断时通过望、闻、问、切，并利用自己的身体化经验和对病人身体的主观认识，把自己当成仪器来用。然后，医生把和病人互动的结果概括为某证，或者说做出诊断——辨证论治。因为医生要把自己的主观认识转化为一整套治疗策略，包括中药、针灸或其他相关的治疗方法，这种认识接着又要经历一个相反的过程（冯珠娣 1994b）。

　　虽然若干世纪以来中医治病疗疾时一直是辨证论治，代表中医实践本身的辨证论治的定义毫无疑问是中国医学制度化的产物。辨证论治一开始有此地位是因为它能最有效地协调制度化过程中的各种力量，而它的地位持续不坠是因为它证明了自己不仅足够顽强而且灵活，能适应不断变化的行医环境。辨证论治利用了中医学里古老的辨证观念和现代的马克思主义辩证法在意识形态、语言和概念上的相似性，也把毛泽东对实践的重视和 20 世纪 30 年代确立的中医为"经验"医学的定义结合在了一起。

20 世纪 50 年代中医把辨证重新解释为认识和解决人与环境之间产生的矛盾。而且，聚焦于证而不是疾病，为中医与西医划出鲜明的界限。与此同时，它也使中医师把自己的实践融入生物医学占主导地位的医疗保健体系中，履行他们对现代化的责任（Karchmer 2010）。

这种结合同时在两个不同层面展开，使得传统的医学实践最大程度地适应了新的应用环境。在或许最好称为自下而上的方式中，医生会把生物医学的技术和知识导入中医的辨证论治中，这可能意味着在比较传统的辨证的基础上，在中药方里添加一味能降低高血压的草药，也可能意味着把女性月经周期的激素变化视为中医中的某证，然后参照基础体温表而不是脉或舌开出古老的药方。这种结合在很大程度上是零零碎碎的，它与个人的偏好和习惯有关，通过小型网络（例如老师传给学生，在某些机构内部或者通过期刊文章）扩散。

与此相反，体现在教科书的写作中的自上而下法试图把中医定义为是中国的医学，同时也是世界的医学。鉴于中国的医疗保健体系内存在权力轻重之别，中医欲图在该体系内长存，就必须设法将其实践纳入由生物医学主宰的对身体的认识中。1964 年出版的第二版全国通用教材实现了这一目标。这些书在介绍病理、诊断和治疗时采用生物医学的病名作为总的标题，然后根据中医的证逐一进一

254

步分析（Karchmer 2004）。

　　这种结合的长期后果尚未完全显现，因此判断其最终影响为时过早。在某个层次上，它使中医成功地加入生物医学的社会技术网络，从而大大地扩大了中医在中国和世界各地的影响。但是随着时间的流逝，自下而上和自上而下的结合之间的平衡，以及生物医学的疾病和中医辨证之间孰轻孰重的平衡，已经逐渐产生变化。诊断生物医学的疾病原本是一个灵活的过程，在实践中与其说是一种必然，不如说是一个选择，而且这个选择正转变成方法，此时诊断生物医学疾病是制度上和事实上的主要任务，后面的所有行动都取决于此。只有认识疾病之后中医的"证"才派上用场——"证"现在已改叫"型"，这一过程赞成由生物医学来定义疾病，贬低传统的诊断法和它们对局部过程的强调。渐渐地，有种观点浮出水面：基于辨证论治的中医的制度化是中医作为独立有效的传统而结束的开始（刘力红 2006）。然而，其他人则认为这还远远不够，传统的科学化仍是一个尚未完成的工程（赵晋 2006）。

　　封建社会晚期，人们通常把中医想象为海纳百川，流派虽多，其源则一。任何认真读书的人若想习医，必得沿流溯源，因为源头有所有合理医术的基本范例。因此，当 1757 年杰出的儒医徐大椿刊印医学评论，试图使读者明白阅读经典医著的重要性时，他自然想到了河流的"源流"意象，名其书为《医学源流论》。

　　近两百年之后的 1935 年，另一位儒医谢观也采用了"源流"的形象，将其医史著作命名为《中国医学源流论》，该书把徐大椿提到的学者的医学重新定义为"国医"。国医不能以个人之见为基础，而应代表国家（种族意义上）从古至今的医学成就。谢观的医学史没有回望源头，而是线性的、渐进的，它效仿西方的欧洲，分为若干时期：成熟期（春秋战国至唐），此时国家建立了自己的文化；衰弱期（宋至民国），其特征是外国占领了中国的领土，中国进入了复兴、理性和进步（自"五四"始）的时期，当未来世界大同、历史终结时，这一时期也会最终消解。

谢观认为，纵观整个医学史，中医起初是统一的，但后来逐渐形成各种相互竞争的流派，因此清代中医出现了显而易见的危机，并需要克服。西方的学术方法可以用来讨论、解决中国传统内部的问题，从而增强其国际竞争力。但是，因为这一过程也可谓是永不休止的变化过程中的一个环节，根据古老的中国哲学，"变"是宇宙最基本的事实，因此它对中国传统本身的有效性不构成任何威胁。

256

20年后，辩证唯物主义和毛泽东思想成为任应秋等儒医的指导思想。任在中华人民共和国成立初期著有中国医史著作，在《中医各家学说》一书中，他把前代医家的成就誉为人类与疾病做斗争取得的经验。任应秋还提出，中医的不同学派并没有相互对立，而是均为一条知识长河的支流。他又把古老的河流意象与人道主义相连，幻想所有流派将来能汇聚成社会主义医学，这将是中国对世界的独特贡献（任应秋 1980，1981）。

为推动此进程，卫生部发动了学术交流活动，它在思想上响应了1956—1957年的"百花齐放、百家争鸣"，旨在汇集所有医学知识，取其精华，弃其糟粕。医学世家被鼓励将他们私人的医学知识公之于众，拒绝这样做的人可能会在政治上受到怀疑。

1960年，卫生部又发出指示，为了能更直接地获取个人知识，指示地方行政机关安排年轻医生向当地的所有名医学习。在学习过程中，这些医生要系统分析老师们的临床经验，收集病历（王翘楚1998，83—84；张明岛、邵浩奇 1998，149—150）。

与此同时，上海中医学院院长程门雪发起活动，分析20世纪上海最重要的医学流派的临床经验。上海中医学院直接与这些中医及其弟子、家人合作编撰了一系列文章，一年后即 1962 年出版，名为《近代中医流派经验选集》。在该书的序言中，程门雪指出编撰的目的是：

> 使各派各家的特色充分显示出来，然后博采众长，吸收融化，经过总结，把它们概括化、规律化，才能使中医学术水平大大提高，才能为整理发扬祖国医学遗产做出更大更好的贡献。（上海中医学院 1962，1—2）

程门雪编写的书的总体宗旨由此与指向国家统一、为社会主义集体事业做出个人牺牲的宏大政治纲领完全契合。医生早已不再独立开业行医，而是交出了经济自主权，成为国家医疗保健体系内领薪水的职员。这些医生此时在转型后的同样重要的社会机构内与人合作，政府试图借此与传统文化定义下的个人、群体身份认同决裂。国家向新社会的所有成员提倡把互相帮助作为社会关系的原则，而不仅限于家庭、家族或行业协会等社会小群体的成员之间。

　　甚至文化保守派如程门雪，那时也全心全意投身于这样的努力，这表明大多数中医界医师、教师深深觉得对于新中国必须尽此义务。但是，序言中的语言——“整理……祖国医学”等，是直接引自 20 世纪 30 年代的论争——也说明这些中医没有把目前他们所致力的事情和毕生的目标割裂。因此，即便他们声称不再固守他们自己的那一套，拥护国家新兴的医学正统，但是《近代中医流派经验选集》一书中的作者还是在重申他们个人不同的医学渊源。通过这种方式，他们——至少在理论上——为另一种中医史保留了工具。

　　因此，在某种重要的意义上，“文化大革命”前夕的中医依然是由自宋以来即困扰着中医的相同紧张局势界定的。政府试图创造一种信仰共同的真理、致力于人民保健事业的中国新医学，为此它设法打破宗派主义，纠正医生的价值观与信仰，重构他们的日常生活和行医方式。总的说来，中医界对于国家赋予他们及其医学的价值是心怀感激的。不过，他们也不愿割断把他们和各具特色的医学谱系联系在一起的特定的社会关系。无论他们多么想成为新中国的一部分，他们还是未能构建一种医学，可以一劳永逸地解决传统的权威（它必然和过去的模式相连）和当前不断变化、一直需要研究处理方法的问题之间的矛盾。中国医学史的下一个时期对于这一困境做出了革命的回应，虽然它也因为一边倒的激进主义而最终失败。

258

1966—1977 年

1966—1976 年的"无产阶级文化大革命"，使中国社会在这"失去的十年"里陷入动荡，至少可以部分地理解成是以激进的方式试图解决当时已显而易见的，不仅仅是在医学领域的矛盾。因为不满旧社会的行为习惯继续危害中国的社会主义事业，当时进行了青年破"四旧"——旧思想、旧文化、旧风俗、旧习惯——活动（Thurston 1987）。

疯狂的暴力为时虽短，但是破坏了中医的许多基础条件，包括现代机构以及古代文献。出于意识形态的原因，医学学说被尽可能地简化，实践而不是书本研读成为行动的正确指导。中西医结合成为唯一合法的医疗方法，中医部门迅速收缩，甚至不及 1949 年之前的水平。卫生部 1978 年做的一个调查表明，1959—1977 年中医药部门的职工从 361000 人减少到 240000 人，下降了三分之一，西医部门却差不多翻了两番，从 1959 年的 234000 人增加到 1977 年的 738000人（孟庆云 1999，744）。

"文化大革命"对个人生活的影响通常是灾难性的。不久前才开始在党的直接监督下指导新正统医学的发展的名医这时被打成"邪恶势力",遭受折磨和虐待,不能治学或行医。大多数人被下放到农村或工厂,满足农民、工人而不是党内精英的医疗保健需求。

国家也努力清除中国社会传统结构的残余。私人开业行医此时已完全禁止,师徒授受关系被认为反映了儒家的家长制,而被学习互助、互助合作所取代,在后一种关系中,老师要学的和学生一样多。甚至家庭关系也要让位给为人民服务的态度。为了摧毁农村地区宗族社会的残余,城乡集体建设加快了步伐,家庭墓地被洗劫,祠堂被破坏,家谱被烧毁。由于这些事物对于中医传统上如何被传授和被记忆至关重要,连接现在和过去的重要纽带被割断了,此后一直未能完全重建。

革命热情和互助合作的蔚然成风推动人们寻找新的治疗方法,从长远来看,导致了迄今为止仍定义着中医的界限的不确定。民间疗法被吸收到药物学著作,新的针灸穴位和医疗技术也被发现。其中的一些成就,如 1977 年出版的《中药大辞典》,对中医实践产生了深远的影响(江苏新医学院 1979)。但是,又如许多被四处宣扬的医学突破一样很快被再次抛弃,因此,一方面中医又一次的全面推广——虽然是以简单化的形式——可能最终有助于避免中医成为宝贵、实际上却多余的学术老古董;另一方面,医学实践和典籍学习的分离也加快了前十年的改革所发动的医疗实践的瓦解。

最后,如果说 20 世纪 50 年代医学资源集中在城市——例如中医院和中医院校,北京最为显著,"文化大革命"期间至少有一些资源转移到了农村。因为西医相对少,农村人口的大多数医疗保健需求依然靠自救、中医、巫术、宗教医疗和民间医者来解决。三级卫生保健网的建立,其重点是通过"赤脚医生"满足村级的基本卫生保健需求，极大地改变了这种状况。

赤脚医生要接受中西医基础知识培训，然后在受过大学教育的高级医生手下或和他们一起开展工作，读过大学的医生有时居高临下地称他们为"半农半医"。赤脚医生没有卫生保健事务时仍然要干农活，他们的治病手段包括有西药的时候用西药，用针灸治牙疼和其他疼痛，根据症状而不是更复杂的辨证开中草药。他们还要负责卫生教育以及免疫接种、疾病预防、计划生育、接生和其他基本的医疗保健工作，超出他们能力范围的问题则交给卫生保健网络的上级，即县级或省级诊所、医院处理，那里有更专业的医疗服务（陈志潜 1989；Jia 1997；White 1998）。

赤脚医生以及他们所融入的三级卫生保健网有效利用了当时连外国专家都羡慕的资源。20 世纪 60 年代以前，传染病和寄生虫病依然是农村地区主要的死亡原因，赤脚医生大大降低了这两种疾病的影262响，从而根本改变了发病模式。

因此，赤脚医生在针灸的形象（见图 8.1）有助于中医在西方的推广的同时（Fogarty 1990），他们对于中国本土病人的行为的影响也相当与众不同。他们大规模地为以前从未享受过如此待遇的人提供有效的西式医疗保健。注射、点滴，以及提供此类医疗服务的人成了任何向家外寻求帮助的人的第一选择（Lora-Wainwright 2006）。

当今中国人人皆知"西医

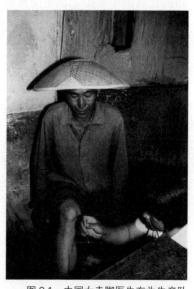

图 8.1　中国女赤脚医生在为生产队队员针灸。亨利伍德（D. Henrioud）摄，世界卫生组织提供

长于急性病，中医长于慢性病"，但很少有人知道这一说法很晚才形成（Karchmer 2004，2010）。实际上1936年，国医的主要支持者章太炎依然认为中医擅治时疾（即传染病）。笔者在上海和江苏农村地区做的采访证实了，直到60年代，治疗这样的疾病仍为中医的主要业务，在那之前中医只有治愈了传染病才能成名。

1977—1989年

263　　1978年起，在实现农业、工业、科技、国防"四个现代化"的口号下，中国着手开展雄心勃勃的改革和发展。1978年后医疗卫生领域的改革反映了意识形态的重估与张力，它们可以概括为四个新的准则：（1）强调由医院提供医疗服务，而不是由初级保健或社区保健，扭转以往政策的侧重点；（2）使医学重新专业化（意味着专家的知识比政治干部的知识更受重视）；（3）依靠技术，包括技术转让，例如利用来自发展中国家的工具和人员；（4）建立多元卫生保健体系（Henderson 1989）。

　　通过20世纪70年代末80年代初卫生部的一系列会议，多元医疗保健体系逐渐成形。1978年，邓小平亲自发起振兴中医的计划时，中医院校恢复了师范课程。1980年，卫生部提出"中医、西医和中西医结合这三支力量都要大力发展，长期并存"，开始致力于执行这一政策。两年后的1982年，"发展现代医药和我国传统医药（指中医以及汉族以外的少数民族医学）"正式写进《中华人民共和国宪法》。1985年，中医的人数达到历史新高，随着改革开放政策的深入，中国政府开始更热切地采取措施推进中医的全球化（王致谱、蔡景峰1999，17—21）。

　　因此，从长远来看，"文化大革命"无非扰乱了前十年已启动的发展和现代化过程，但它也标志着一种断裂，它在中医领域造成的长期后果只会逐渐明显。随着中心优势被打破，地方主义和特殊的社会关系再次成为中国政治、社会生活的强大力量。中西医结合——"文化大革命"期间极力推进——作为中国卫生保健体系内的第三支强大力量而崛起，不断威胁中医和西医的稳定。随着中国逐渐走向市场经济，中医也由经济力量重新构建，它们似乎比"文化大革命"期间接二连三的运动更有力。

20 世纪 80 年代——或许可以视为中医作为独立医学传统的最后繁盛时期——这样的发展只是地平线上的一缕微光，这是令人激动的和至少最初为炽热的乐观主义的十年。经济改革带来了做梦也想不到的繁荣，中国的知识分子对展现在他们面前的新的现代性感到目眩神迷。一系列的"热"席卷了全国："新方法热"探究理性科学的各种可能性；"寻根热"试图通过过去的种种可能认识现在；"气功热"试图通过接触特定的能量治疗所有的疾病。与此同时，西方掀起了"中医热"，为中国的中医提供了合法化的新形式、新学生以及离开中国的新的可能性（Chen 2003；Wang 1996）。

虽然中医系统也受到了影响，但是中医学内在的传统主义——或许还因为它总是和身体的物质性打交道——使中医热从未达到过文化领域里其他热潮的程度。不过，至少有一段时间，中医应如何继承发展引起过真诚的讨论。一些中医焕发出新的活力，转向中西医结合，既然他们已不受意识形态和革命造成的物质匮乏的限制，那么就希望现在能比较顺利地向前发展（见图 8.2）。还有一些中医不满足于简单化的生物医学，努力想把他们古老的传统和 20 世纪晚期充满活力的科学，如体系理论、神经机械学和量子力学相结合（董建华等 1990）。

此外，因为对中国的过去重新燃起了兴趣，中医得以再次强调

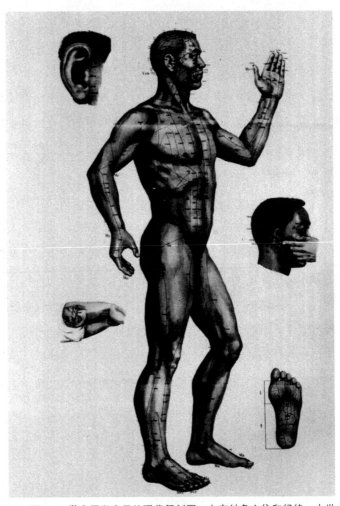

图 8.2　供中医学生用的现代解剖图，上有针灸穴位和经络。由世界卫生组织提供

他们自己的谱系与渊源。正如中国农村地区的宗族组织普遍复兴，家庭医学传统和医学世家再度扬名，个人身份的宣扬也重新彰显其价值（Brandsätter 2009）。全国省、市、县当局都发扬了当地的医学传统。这样做表明地方试图让自己的文化谱系在国家和国际舞台上亮相，同时又不挑战国家总体的支配权（胡世杰 1990；刘炳凡、周

中国医药与治疗史（插图版）

绍明 1999；吴中医集编写组 1993）。

因此，20 世纪 80 年代（重新）兴起了不同类型的医学著作。它们一方面把国家推动的统一的正统医学与强调个性和多样性的观点并列；另一方面，这些医书中也不乏官方支持的对地方医学传统和学派的研究，以及关于个体中医的个人经验的医案与医话。医书的作者、出版方以及他们的动机像时代精神一样五花八门，其中有对提升个人形象或名声感兴趣的中医个人或其家庭，有在充满竞争的新兴市场寻找新的市场定位的出版社，也有在国家、地区和省党政机关领导下的国家机构工作的历史学者。

老中医在调查中起了带头作用，对他们而言，"继承发展"的政策为他们开辟了一个空间，使他们可以重新获得一些十年前被剥夺的骄傲与地位。一群年轻中医满足了老中医的需求，这些人同样强烈渴望有能在革命中保持清白的偶像，以及能把他们个人和作为鲜活传统的中医重新连接的血统关系。冯珠娣（Judith Farquhar）已指出，这种兴趣的交汇凝结为一系列广受好评、名为"名老中医之路"的个人传记。这些传记于 20 世纪 80 年代中发表于《新中医》杂志，作者为中国最著名的老中医及其弟子，他们没有把中医学描述为抽象的医学体系，而是作为通过终生不懈的奋斗取得的个人成就（冯珠娣 1994a，1995；周凤梧等 1981—1985）。268

当然，这些老中医正是 20 年前为他们自己的老师在毛泽东的"宝库"中争一席之地的那批人。如果说当时他们通过把自己和系统化、综合化、国家建设计划相关联来使自己的努力合法化，那么现在他们又增加了自律的说法，这一可以回溯至他们年轻时学到的道德准则。而且，那些重返医疗组织机构内原有岗位的老中医，将他 269 们余生的时间与精力都用来把他们的个人记忆转化为社会事实。如果说他们最终未能使中医摆脱科学技术的吸引，回归到以个人自律为基础的传统上，他们至少创造了某些叙事，通过它们中医现在仍记得自己。

1989 年至今

官方整个 20 世纪 90 年代一直执行中西医并重的政策，也宣传将中医遗产"发扬光大"。但也是从这时开始，医学的发展和经济建设联系在一起，后者热衷于政府干预少、不受调控的市场。这一取向把满足个人医疗保健需求的责任交还给了个人，并且以把中国（以及中医）融入新兴的全球经济网络作为目标。

对于想让中医学跻身于世界舞台的政治安排而言，这意味着规范化和标准化——只要想随时随地开业，就有此必要——是新的当务之急。从 20 世纪 80 年代后期开始，国家通过了许多指示，试图规定从诊断、治疗到技术、管理等各种事务的标准。2010 年 1 月，国家公布了 305 项标准，成立了 5 个国家专业技术委员会。中国逐渐在全球范围内推动这些标准的实施，其高潮是 2009 年中国国家标准化管理委员会（Standardization Administration of the People's Republic of China，SAC）向国际标准化组织（International Organization for Standardization，ISO）提议，成立关于中医发展标准的技术委员会（Zaslawski and Lee 2010）。在全球推行中国的标准不仅仅是使中医全球化的工具，也是维护中国对这一进程的控制权，避免东亚其他国家的医学传统参与利益竞争的手段。

270　　参照生物医学范式的研究已成为唯一能接受的继承传统的方式。目前中医药大学正和国际制药公司合作，开发准备投放国际市场的新药。在过去的半个世纪，科学化一直是国家设定的目标，只不过辩证法和医学实践的重要性为自律和具有个人特色的医疗的发展留

　　　　　　　　　　　　　　　　中国医药与治疗史（插图版）

出了足够的空间。如今，年轻的中医公开表示，只有这样发展，中医才能逐渐融入单一的、具有普适性的生物医学。1999—2000年《上海中医杂志》刊登的文章中关于中医未来的辩论就是一个很好的例子。

这一观点引起了老一辈中医的恐惧。随着动物实验、分子遗传学、随机对照试验、以证据为基础的医学语言，而不是对医学经典的了解，成为医疗实践和决定个人事业的基础，许多老一辈的中医感到苦涩和落伍。他们抱怨自己的学生会说英语却读不懂《内经》，他们"知其所以然"却看不见医学最重要的是"知其然"，中医传统在迅速衰落（Wang 2003）。

客观现实印证了这些说法。20世纪80年代中医部门扩充后又急剧缩小，例如，2002年底只有66%的县还有中医院，而西医院却是平均每个县有4.45家。在全国85705所卫生机构中，仅有3801所为中医医疗机构，还不到5%。到2006年底，这个数字又下降了20%，为3009所。中医就诊人次也显著下降，2001年约为9亿，相当于官方医疗保健部门总就诊人次的20%，至2006年甚至降到了仅为3亿人次。因为医院不得不自己创收，因此中医，尤其是劳动密集型的疗法如针灸——越来越被认为不经济。医院积极鼓励中医采用能带来收益的医学化验，不知不觉中提高了生物医学数据在中医实践中的重要性（Köster 2009，67）。

20世纪80年代中国进行市场改革之后，三级卫生保健网解体了，全面的医疗保险制度为付费看病的制度所取代，前者以共同分担社会责任的观念为基础，后者使那些负担不起的人——尤其是农村地区的农民，连基本的医疗保健也无法享有。在这种制度下，病人要像在市场上购买其他商品一样购买医疗保健。国家对出售非处方药没有严格的规定，进一步鼓励了这种做法。尤其是在农村，许多地方的中医成为私营部门，许多以前的赤脚医生自己开业行医。在城市的医院里，医生总的说来不许自己开业，因为医生按比例提成，中药方的剂量开始稳步上升。因为和古老的养生方法有千丝万缕的联系，中医也发现并进入了新的市场：美容、减肥、心理治疗、男女不孕不育。巫术和非国家控制的其他形式的医疗也重新出现，为那些没钱看中西医或中西医都无力回天的人填补了市场空白（冯珠娣 1996a；Jia 1997）。直到近些年国家重新把中医作为被过高的价格逐出市场的农村人口重获医疗保健的工具，这一趋势才开始改变。在令人想起赤脚医生的运动中，近来通过的《中医药事业发展"十二五"规划》设想，到 2015 年为县级医疗机构培养 1.5 万名中医临床技术骨干，为城乡基层培养 3 万名中医类别全科医生，同时力争 100% 的地市建有地市级中医医院，95% 以上的社区卫生服务中心和 90% 的乡镇卫生院设立中医科、中药房（新华社 2012）（见图 8.3—8.4）。

278

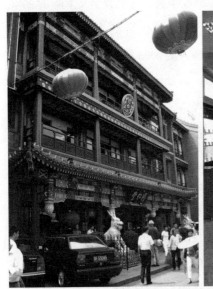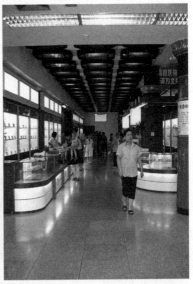

图 8.3　左图：北京同仁堂药店外观。右图：同仁堂药店内部掠影。同仁堂是北京最古老的药店之一。由琳达·巴恩斯提供

　　　　　　　　　　　　　　　　　　　中国医药与治疗史（插图版）

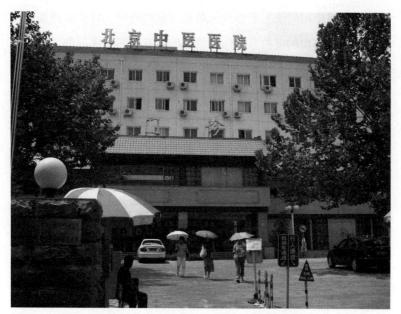

图 8.4　北京中医医院。由琳达·巴恩斯提供

与此同时，在城市里，随着越来越富裕的中产阶级有能力在医
疗保健上花钱，名中医再次成为人们四处寻觅的人，因为他们能提
供受到高度评价的、能为中医带来财富的个人技术。趁着近来的寻
根热潮，中医学教授如北京的曲黎敏、广西的刘力红，都已成为国
家的媒体明星。他们撰写畅销书，介绍如何利用《黄帝内经》进
行个人的养生，或者为城市国有机构之外的真正传统代言（曲黎敏
2008；刘力红 2006）。因此，现在比以往任何时候都容易通过 CD、
互联网或书店看到经典文本。

　　近些年出现了一种运动，它大声批评过去几十年里的中医现代
化，主张回归更古典的医学，或者宣称真正起效的中医现在只能在
农村里找到。如早先的几个时代，在地方的资金和自豪感的支持下，
地方的和区域性的医学流派逐渐复兴，其中的一些流派已成为国际
认可的品牌，如中医的火神派。该流派 19 世纪晚期发源于四川，强

调大剂量地使用附子、干姜或吴茱萸等温性药物。目前火神派在世界各地都有热切的支持者，他们赞其为最有效的中医流派之一（卢崇汉 2006）。

在中医像生物医学那样日益商业化的同时，中医的全球扩张滋生了对于未受现代化的黑暗面污染的古老传统的渴望。1997 年 6 月 4 日，国务院决定在 1998—2010 年期间实施一个国家研究计划，中药方剂的研究是列入计划的 42 个项目之一，国家为此拨款约 700 万美元，是国家层面拨给中医研究的最大一笔补助。该研究项目的主要目标是，提高对配方组成和功效的认识，改进传统医药产品的生产技术，以便进入国际医药主流市场（李杨、梁晶 2007）（见图 8.5）。十余年后，这一政策开始收获第一批回报。2012 年初，由成都地奥集团生产的地奥心血康获得荷兰药品评价委员会（Medicines Evaluation Board of the Netherlands）的上市许可，成为第一个被欧盟国家确定为治疗性药品的中药（Cheng 2012）。目前，天津天士

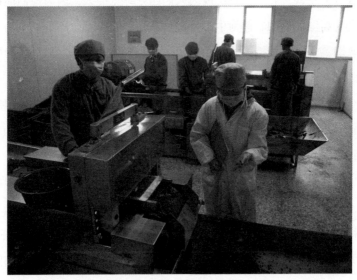

图 8.5　加工草药。由埃里希·施特格尔（Erich Stoeger）提供

中国医药与治疗史（插图版）

力制药股份有限公司正在进行第三期试验，以便一个类似的中药产品能获得美国食品药品监督管理局（FDA）的许可（Icon 2012）。因此，许多中医师都自觉地把 21 世纪想象为中医药的世纪（王琦 1995）——让我们不禁怀疑，他们的前辈哀叹"传统中医"丧失了传统，其实是在哀叹他们在这个越来越更重视年轻人的价值的国家丧失了自己的权力。

280

所以，未来的历史学者可能需要再次改变视角，以便理解和讲述中国的医学。对中国医学的分析可能需要抛弃对中西医以及二者之间的冲突、互动与互相渗透的强调，而转向更碎片化的医学实践的领域。同时这一领域越来越容易受全球的影响，不仅包括近几十年来它一直试图进入的全球技术文化网络和市场，也包括跨越国界迅速传播的全球性疾病媒介的影响。正因为它把自己作为满足当地顾客的需求和选择的市场，它才容易受到这些影响。

结论

中医在当代中国的历史就是一部不得不适应由强大的国家自上而下创造、指导的多元医疗保健体系的历史。但是，如果国家要求中医为了适应这套体系而做出改变，它也会给予中医以一定的自主权和安全的环境，以便中医进行形形色色的现代化试验。然而现在，因为国家受到了它要融入的全球社会技术网络的要求的威胁，本土认同和普适化的过程之间需要新的调适，因此出现新一波的对于中医生存权的攻击或许就不足为奇了。

282

2006 年 10 月 7 日，中南大学科技与社会发展研究所的张功耀教授在网上发文请愿，呼吁"取消中医药"。尽管政府机构迅速向中医师和公众保证他们无意按张的呼吁去做，但全国各地的媒体和网络聊天室对中医在现代社会的位置展开了激烈的争论。2007 年 3 月，有影响力的《中国新闻周刊》把关于中医现状的封面故事作为重要报道，描绘了陷入严重危机的中医（李杨、梁晶 2007）。同月，中国协和医科大学出版社出版了四册的《中医新世纪大论战》，使论战双方在公共领域互相对阵。

　　无论这些论战的参与者之间有何区别，他们都同意，张功耀的建议是继 1929 年余云岫向国民会议提出废止中医草案，以及 50 年代初的中医改革提案之后对中医的"第三波"攻击，其中前二者怀有相似的目的。每一次论战，中医支持者都不仅挡开了攻击，而且利用它们作为踏板，巩固了自己在社会上的位置。但是，这些胜利也付出了沉重的代价——中医的自主屈服于外界强大的影响，其中最重要的是国家和生物医学科学的影响。如果说中医的被迫开放侵蚀了中医作为一种自我定义的医学传统的本来面目，那么 20 世纪二三十年代，然后是五六十年代，也被证明是非常有创造力的时代。正因为中医师的生存岌岌可危，他们不得不重新界定自己与过去、现在和未来的关系。在一些人眼中，一个鲜活传统的特征就是它能不断发问自己的哪一方面已经处于危急关头。在这个意义上，当前关于 21 世纪中医对中国和世界的价值的争论，证明了当中医在为生存而努力奋斗时，它依然非常有活力。

宣传与健康

田思（Stefan R. Landsberger）

1949 年以前共产党在延安发动群众运动的经验为后来的政治运动、大生产运动、扫盲运动提供了有用的工具（Cell 1977，44—46）。为了唤醒群众，让他们行动起来，共产党采用了各种媒体和方法——既有本土的，也借鉴了苏联的经验，包括报纸、传单、歌曲、诗歌、戏剧小品和标语。各种运动普遍利用了宣传海报这种来自苏联的工具。一开始宣传画画在城乡的房屋墙壁或巨型条幅上，后来又通过工作单位和书店扩散。作为生产标兵的战士、工人、农民或其他值得赞美的行为成为其他人学习的榜样。

宣传海报向广大文盲解释抽象的思想准则，提供实现政治目标、完成生产任务或其他工作所需的知识技能。例如，它们用图说明所要提倡的具体行为，或者开展一次运动需要的口号。但是宣传海报从未用来单独发挥作用，而是以视觉形象的形式补充并强化通过印刷品或广播传递的信息。作为辅助性的宣传工具，宣传海报有助于解释、梳理、肯定正在进行的各种发展（Lupher 1995，324）。

中华人民共和国成立后，直到 20 世纪 80 年代，经常开展群众运动。中央、地方、城市、乡村组织的"运动潮"（flow of campaigns）以国家、国际、道德和社会问题为主题，旨在加强对党的支持，加深对其意识形态的认识，促进经济生产。1949 年后健康教育运动 主要是卫生运动的增多，反映出中央领导以卫生与身体健康为现代化议程的一部分的理念。革命的中国不会再忍受别人的欺凌，做好身体的准备和保持健康被认为对中国来说是必不可少的。

第一次爱国卫生运动发生在 1952 年，它和朝鲜战争有直接的关系。此次运动强调开展预防接种，以便减少所谓美国细菌战的潜在危害。同时，它也详细介绍了传播疾病的昆虫如何破坏庄稼，威胁健康。虽然和反对邪恶的封建地主及国家敌人的运动相比，此次和后来的爱国卫生运动的对抗性都不强，但是它们比较普通的目标和方法更难以传达。这些运动的任务是和党认为的古老的清洁观与卫生行为做斗争。例如，共产党希望能消灭随地吐痰的恶习（罗芙芸2002；杨念群2004，172）。

为了塑造传神的形象，海报画家采用了简单的形式、线条，单一的色彩和简洁的黑色（Huang 1994，263—266）。运动的目标决定构思。例如，关于接种的宣传采用了大胆的设计和清晰明确的信息。卫生教育则要求方法更详细更公开，包括细致描述害虫及其有害影响。（见图8.6）两种类型都是为发挥教育作用服务的，这些宣传画不可能单纯作为装饰品进入私人住宅。

1958年春末，政府掀起了轰轰烈烈的灭"四害"运动，所谓"四害"，指传播疾病的苍蝇、蚊子和破坏庄稼的老鼠、麻雀。以前曾经把老鼠挑出来作为所谓美国细菌战的潜在带菌者，这次政府号召人民一起消灭它们（罗芙芸2002，393—394，408）。大规模的灭"四害"运动常被视为后来的"大跃进"（1958—1960）的前奏。

企业、政府机构、学校举办灭"四害"竞赛，对那些上交老鼠尾巴、死苍蝇、蚊子、麻雀最多的人给予非物质奖励。运动变得有几分像娱乐活动，对少年儿童尤其有吸引力。据目击者回忆，孩子们会把锅碗瓢盆敲得砰砰作响，这样麻雀就无法在树枝上停留，最后从天空中掉下来，精疲力竭而死（MacFarquhar 1983，21—24）。但是，因为领导阶层很迟才意识到灭"四害"破坏了生态平衡，该运动演变成了一场灾难。例如，麻雀的消灭使虫子和其他威胁庄稼的昆虫肆无忌惮。所以，1960年臭虫取代麻雀成为消灭的对象。1955—

246

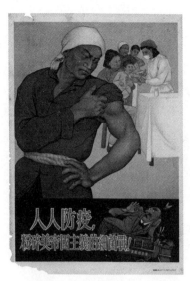

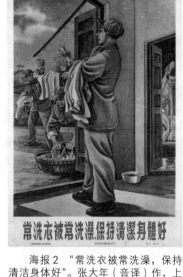

海报1 "人人防疫,粉碎美帝国主义的细菌战"。叶善绿作,人民美术出版社,1952年6月,编号0421。国际社会史研究所(IISH)兰茨伯格收藏

海报2 "常洗衣被常洗澡,保持清洁身体好"。张大年(音译)作,上海华东军区后勤部卫生处,20世纪50年代初。国际社会史研究所兰茨伯格收藏

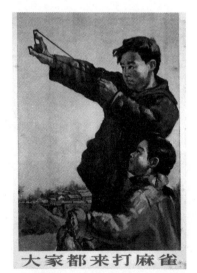

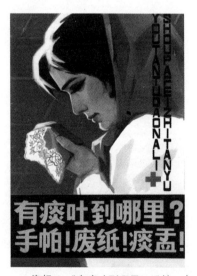

海报3 "大家都来打麻雀"。邬臣作,朝华美术出版社,1956年9月,编号T8082.1060。国际社会史研究所兰茨伯格收藏

海报4 "有痰吐到哪里?手帕!废纸!痰盂!"金福堂(音译)作,中国红十字会,1983年2月。国际社会史研究所兰茨伯格收藏

图8.6 卫生宣传海报

1959 年，为了消灭钉螺和"大肚子病"，人们发起了各种消灭血吸虫病的运动。一般认为这些运动更成功，虽然后来也受到了怀疑（Horn 1969，94—106；Cell 1977，54；罗芙芸 2002，408；Wang 2000，270—271）。

尽管有引人注目的视觉形象为卫生运动助一臂之力，这些运动总体的长期效果是有争议的。即便是现在，禁止随地吐痰的指令也经常出现，说明挑战依然存在。近来，教育电视广告已经取代海报。

中国医药与治疗史（插图版）

现代中国的民间营养疗法

尤金·安德森（Eugene N. Anderson）

近几百年的中国民间营养观念吸收了食物有热、凉、湿、燥、259
补、净之分的观点，其中最重要的是热性和凉性（一些食物为寒性）
概念。中古时期中国的阴阳观念和从近东传入的希波克拉底－盖伦
的体液学说相结合，产生了这些概念（14 世纪的一份文献提到了盖
伦）。忍饥挨饿的经历也促使人们关注食物的能量及其对于维持身体
热量的重要性。最近在中国东南开展的田野调查表明，生病时民众
首先考虑的依然是调摄饮食（Anderson 1988，1996）。

热性食物包括那些热量高、大火烹饪、辣、苦或颜色"热烈"
（红色、橙色）的食物，凉性食物则包括热量低、水分足、滋味平和
或酸、冷色调（白色、绿色）的食物。熟的谷物被认为性质最温和，
可以作为参考点。相比之下，凉性食物治疗热性病，包括生疮、发
红、发疹、皮肤干燥、喉咙痛——和烧伤的症状相似（生物医学通
常认为与缺乏维生素 C 有关），绿色蔬菜是其中最常利用的食物之一。

凉性体质的典型反映是体温低、手脚冰凉、脸色苍白、虚弱、260
大便呈水状以及其他与体温过低相似的症状。正如结核病与产后恢
复也是这样，贫血症和这些反应最接近。治疗方法包括食用易消化
的红色内脏、生姜、白酒、枸杞子以及其他富含维生素和矿物质的
食物。诸如此类的方法用于治疗贫血，减轻体质过凉造成的问题。
人们常吃热性食物，以便保持身体的热量，例如人们都知道，冬天
吃烘烤的食物或肥肉比吃蔬菜更让人暖和。

补品通常是容易消化、营养丰富的含蛋白质食品，如家禽的腿
肉、内脏、菌菇和一些草本食物（Hu 2005）。一些食物专门滋补特

定的器官，这些食物通常就是器官本身，例如用猪肺补人肺，以肝补肝，用海豹鞭或鹿鞭补男性生殖器。有时也以形养形，比如用核桃肉补脑。用红色液体，尤其是葡萄酒可以补血，有时红色的水果如红枣也有同样功效，黑色的食物（如黑狗的肉和黑啤）则往往能强身健体。凝胶状食品有特殊的"气"，被认为能补阳。燕窝、珍稀菌类、海参、从老虎到秃鹫等不太常见的狩猎动物因富含蛋白质和矿物质，尤其备受重视。

性质稍"冲"的草药有净化作用，能清除体内不好的湿气、痰、杂质和污物。有一些草药含有化学物质，后来的生物医学认为它们具有抗菌、止血、利尿的功效。另有一些食物是"有毒"的，因为它们会增加体内毒素。例如，虽然雄性活禽能驱邪，并具备其他仪式性功能，但是死禽被认为会使癌症恶化。

简而言之，实践经验使中国的城乡居民意识到了某些事物的价值，这些事物后来才被重新解释为热能、蛋白质、营养物或具有抗菌"去污"作用。其实，如果中医研究只谈高深理论，忽视实践，只会更落后。日常生活中的中医学更推崇实践与经验。理论虽然有助于解释、说明、划分、合理发展治病手段，但是人们共同的经验一直都是第一要件。

改造气功

王大为（David Ownby）

以中国传统的养生法，如打坐、内视和类似于太极的运动为基
础的身心锻炼方法，今称"气功"。正如中华人民共和国重新构建
"中医"，面对感受到的西医对传统医学实践和业医者的威胁，20 世
纪 50 年代国家也改造、推广气功，作为民族主义的应对方法之一。
气功中比较古老的传统被"科学化"，其"迷信的"语言由新的现代
术语取代，为新培训的将气功用于临床诊治的气功师所用。尽管整
个 60 年代中期有国家的某些支持，但是"文化大革命"把气功斥为
"封建迷信"后，气功基本从官方视野中消失。

然而，20 世纪 70 年代中期，气功大师开始出现在城市的公
园（见图 8.7）。他们不隶属于医学机构，开发了他们自己的治疗方

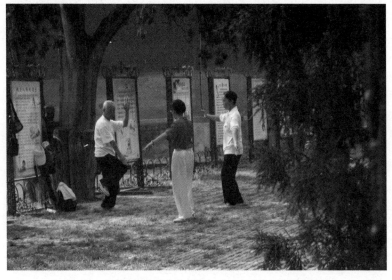

图 8.7　北京天坛公园人们在练气功。由琳达·巴恩斯提供

法——因为没有更好的词，他们把这种治疗方法叫作气功。70 年代末，中国受人尊敬的科学家宣布在实验室做的实验证实了气作为物质的存在，此举使气功重新获得官方的支持，加速了气功被纳入中国对现代性的追求中。

气功的鼓吹者包括继续做相关实验的科学家，宣传气功的力量及其对中国人的好处的新闻记者，随着公众兴趣大涨而人数增多的"有特异功能"的大师。最重要的是还有一些政府官员，他们认为气功不仅是让人们更健康（此时中国已取消免费的城市卫生保健体系）的经济、实用的手段，而且是强有力的"中国的科学"。

20 世纪 80 年代全国掀起了气功热，多达 2 亿人练习气功。最受欢迎的气功大师在全国各地兴建组织，开展巡回报告，成千上万的热心听众买票进场听讲。这样的活动通常在地方运动场或体育馆举办，持续数小时之久。

有些气功大师号称在"做报告"时"发气"了，这是 20 世纪 50 年代和 80 年代的气功的显著区别。50 年代的气功由受过训练的专业人士用于临床治疗，而 80 年代的气功涉及"有特异功能"的英雄的神奇力量。"治疗"包括气功大师把个人的"气"发散给广大追随者。也有许多大师利用中国新兴的以市场为导向的经济，发行针对热切的公众的气功书籍和用品。

到 20 世纪 90 年代，一些专家开始质疑至少某些气功大师的过分宣传与滥用，围绕气功的科学价值产生了一些争论。从 2000 年开始，气功已在中国消失了若干年，但是目前它以"医学气功"的名义重新露面。

中国城市流行的中医知识

冯珠娣（Judith Farquhar）

到了世纪之交的 2000 年，赤脚医生及其中西医混杂的形象消失已久。但是，在繁荣的健康知识市场，新的中西医学混合物仍不时出现。21 世纪初，国家致力于为城乡居民提供医疗保险，主要靠生物医学提供服务，但是这些新规划仍无法充分满足病重者的需求。那些可能会得很费钱的疾病的人，尤其是依靠微薄退休金生活的老年人，常常会转向预防性保健。为此他们利用家里的资源，尤其是吸收中医典籍中的知识，想出有益健康的日常养生法。他们游泳、慢跑、练太极、放风筝、打坐、跳舞，把这些健康的活动叫作"养生"。

中国的城市居民有过多的医学信息可以利用。广播节目介绍糖尿病的饮食调理，社区里的讲座讲授如何保持良好的记忆力，电视专题片展示指压按摩的好处，各种媒体都在为膳食补充剂做广告（正如人参，钙也受到推崇）——这些只是公共卫生话语中的少数几个例子。通过媒体我们认识到，医学信息在全球传播，它们变换不息且常常自相矛盾，它们使美国人食用不含激素的牛肉，使日本的上班族在跑步机上跑步。但是在中国，中医构成了通俗读物中的一个重要部分。

北京的社区书店内有许多"养生保健"类书籍，其中一个令人印象深刻的例子是《黄帝内经养生全书》，这套平装本共 10 册，从《内经》中选取了便于参考利用的建议。相比之下《养生经》只有口袋大小，不过一样有用：它把历代典籍中有启发性的引言组织成了关于日常养生的若干专题。另有一些从书名便可知其主题:《中医方法培养脑力》《中国古代养生格言》《名老中医谈养生之道》，类似的

第八章　中华人民共和国293

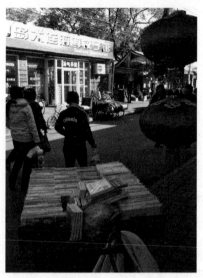

著作还有很多（见图 8.8），即便我们只关注那些含有经典医书内容的。这些著作揭示了 20 世纪"传统"医学持续存在的混杂性：病名（糖尿病、高血压）通常是生物医学的，而疗法往往取自中医的养生保健法。号称"中医""古代格言"的东西已被重新组合，供今人使用。

图 8.8　2007 年北京街头出售的通俗读物，包括商业、传记和与健康有关的自助用书等。由冯珠娣提供

通俗读物也很少区分中西医或中西医学知识之间的区别，二者之间深刻的逻辑矛盾似乎会要求顾客选出他们最"相信"的"体系"。当然在现在的北京，我们会遇到声称只信中医不信西医的人，但是医学信息的历史背景不如其实际用途重要。大多数人在被问及如何发现可靠的信息时，都说主要靠个人经历。如果某产品或方法对某个大家都熟悉的人有效，它就值得一试，不管其文化特色是什么。

而且，经典方药不需要医嘱、实验室试验或昂贵的药物就能利用，养生比生物医学保健更容易融入生活，因此，有一类经常出现的健康知识涉及古典的"起居"概念。这个词经常被贴切地译作"日常生活"，包括穿暖睡足、饮食有规律和到户外活动等常识，其中一些看法很传统，但都很实用。然而即便是透过这个普通的类别，在现代关于如何保持健康的嘈杂声音中仍能听见医学经典清晰的声音。

海狗肾、伟哥和性能力

埃弗雷特·张（Everett Zhang）

对于男性性欲的日益焦虑伴随着 20 世纪 80 年代中国的消费者文化和资本竞争出现了，随之而来的是处理阳痿问题的"男科"的繁荣，以及相关医学的变化。例如，早先中医和其他非生物医学的阳痿疗方中有动物器官，如鸡肝、鲩鱼胆、乌鸦蛋、腽肭脐（又名海狗肾）、鹿茸。

其中一些动物已濒危。当治疗阳痿的药物伟哥进入中国市场后，有位研究人员预言它将有助于保护一些濒危物种。他推测，阳痿病人将选择伟哥而不是中药，由此减少对海狗肾和鹿茸的需求（von Hippel 1998），但是该预言没有被证实。研究人员一直在寻找有关的贸易统计数据（von Hippel and von Hippel 2002），但还没有在动物器官的消费（如海狗肾）和动物贸易（如海豹肉）的波动之间建立因果联系。他们甚至寻求病人因为伟哥而放弃传统疗法的临床证据（von Hippel 等 2005）。然而，虽然许多中国人确实服用伟哥，也确实有许多人不再采用老方法，但是这些变化对保护濒危物种的贡献不一定像希望的那样大。

历史上，阳痿常常被认为是由肾阳虚造成的，这一病原说可以回溯至明代。因为海狗肾和鹿茸均为阳性，因此用来滋补肝经和肾经。但是，临床经验和 20 世纪 90 年代晚期开始的流行病学研究显示，在过去的 20 年阳痿病原已发生变化，这对以前占主导地位的解释提出了挑战。一个突出的例子是强调肝郁和相关的情感问题，要求疏肝或滋肾阴，而不是壮肾阳。这一转变可以追溯到男性身体和一般男性人口的性能力的变化，这种变化和中国过去 20 年里营养情况的重大改变，或者更小心谨慎地利用性猛的矿物、草药和动物器官有关（例如，鹿茸现在被认为药性过于剧烈）。当代的大多数药方都没有海狗肾或鹿茸，而改用草药。

　　此外，虽然伟哥能让男人勃起，但是许多病人还是看重性能力的恢复或加强，其标志是不仅仅能勃起，而且全身充满活力，这就要求滋补整个身体（如精子），以便恢复气的平衡。伟哥的服用者可能同时也吃中药，交替采用两种医学和相关的养生方法——这既是新产生的对于满足欲望的关注，也是历史上对于性能力和元气一起培养的强调。在很大程度上，"轮换用中医和伟哥"，或两种医学的"混合"（von Hippel 等 2005，237），致使伟哥在刚进入中国市场的头几年销量不高。

　　实际上，中国是世界上伟哥的销量没有达到生产商期望的国家之一，最初的乐观来自20世纪80年代以后男科的建立。男人们现在觉得有理由追求他们自己的满足感。因此，有可能虽然治疗阳痿的生物医学技术对人们性生活的影响越来越大，但却没有像预期的那样大。确切地说，中国的医学依然集中体现了关于身体、医学或伦理的不同价值观。

第九章　世界各地的中国医疗（一）

琳达·巴恩斯

2006 年末，世界中医药学会联合会（World Federation of Chinese
Medicine Societies）发起创办了《世界中医药》杂志，其编辑委员会
和高级顾问组包括"100 多名著名医学家、学科带头人"，创刊宗旨
是反映"当今世界各地的中医药发展水平与导向，全面促进全世界
各地的中医药科研、医疗、教学、医药流通与科学管理方面的交流
合作"（世界中医药学会联合会 2009）。

2002 年世界卫生组织发布其关于传统医学的策略时，一再以
"中医"（TCM）为例（世界卫生组织 2002）。研究承认，传统医学
不仅在其起源国广泛应用，而且许多医学进入了西方国家，最早是
作为"非常规医学"（unconventional medicine），接着是"替代医学"
（alternative medicine），然后是"补充 / 替代医学"（complementary/
alternative medicine），并向"结合医学"（integrative medicine）迈进。
政策、安全、评价和质量问题因为关涉全球的健康而具有新的重
要性。

然而，正是"传统"一词被证实有意想不到的复杂。一样事物
只有和其他事物——如被认为是"现代"的事物进行比较时，才能
被定义为"传统"的。诚如蒋熙德所指出的，"在构建独特的医疗实
践，以便描述、分类、比较时，当治疗者的政治需求和研究者的认
识欲望交汇一处，许多所谓的传统医学便显示出其显然为现代体系
的知识与诊疗的产物"（蒋熙德 2002b，136；另见 Jennings 2005）。

世界卫生组织这样地位崇高的组织正式确认中医和相关的医疗
实践为世界的医学传统，此举强调了一个现实，它曾是中国人流散

于东亚、大洋洲、南亚、非洲、中东、欧洲和美洲的经历的一部分，这种经历同海外航行者和陆路旅行者来到中国，学习中国的疗术并将他们看到的知识带回其国内的历史一样长（Barnes 2005b）。在过去的几百年里，一些移民医者也留下了信件、处方，在某些情况下还有他们真正的草药藏品。

但是关于中国医疗传统过去在全世界传播、兴盛的系统研究相对不多。一些学者如本章的作者把他们的注意力投向了某些特定的背景；这是为展现出更全面的图景的必要步骤，但是仍有许多工作要做。例如，需要爬梳存档的报纸杂志——涉及华人移民和非华人的，包括他们的广告、家信、照片；博物馆藏品和家庭手工艺品；不同地方的华人的历史，因为我们能从那些历史中找到关于医者及其业务的记载。

然而，随着"冷战"逐渐解冻，中国不仅力图推广其革命模式，而且将模式应用于针灸的复兴和"赤脚医生"的创造上。作为外交和商业活动的一部分，它也派自己的"中医"到世界各地。西方的一些想象被激发，少数朝圣者到中国的边缘地区或到其他海外华人聚居区，学习针灸和相关医术、打坐以及宗教和精神生活的其他方法。

对其他一些人来说，老师——华人移民社区长期行医的人，或者因为世界不同地区移民政策的改变而从中国移民过来不久的人（有时被后来拜他们为师的欧美人带出中国）——离他们比较近。正如香港出品的武打片，或是修行者，尤其是西方一些国家的修行者寻找的佛道导师一样，中国出版的书籍也为世界思考中国医疗提供了新的来源。热忱的学生和追随者也发行他们自己的书籍、录音，有时是电影，传递他们所学习的东西——二者都宣扬了他们的老师所做的事情，并且逐渐传播了那些对于形成于中国以外的学说的混

286

　　　　　　　　　　　　　　　　中国医药与治疗史（插图版）

杂性认识。

但是，这种蓬勃发展的现象的悖论在于它颠覆了中医整体不同分科之间的关系与平衡，尤其是它把针灸当成了中医的门脸。正如前面的那些篇章所充分证明的，20世纪之前针灸从未在中医里扮演核心角色，但是现在至少对非中国人来说，一提到中医就先想到针灸。本章将讲述这一转变的历史。在此有必要补充一点，虽然本章评述的是世界不同地方的发展——本章其他作者的探讨大大推进了这项工作，但是许多例子和插图来自美国，因为美国是笔者开展研究的国家。这绝非暗示美国是中国的治疗艺术成为世界性实践的典范，相反，作为一个大国，又有着中国人留在美国的丰富遗产，它能提供有用的案例研究材料，用来与世界上其他国家的情况做对比与参照。

移民潮

中国的医学和治疗技术已通过多种途径和渠道传到中国以外的其他地方。这一现象最早发生在中国周边的国家与地区，使五花八门的医学流派与疗法逐渐扎根于韩国、日本、越南和其他周边国家和地区。这一历史过程可以追溯到若干世纪之前。

中国人也出于各种原因移民海外：经济压力；非法或合法的出国渠道的增多；移民法规的变化；对受过教育者、职业群体、商人和穷人而言的社会选择的出现。诸如此类的因素造成了一波波相应的移民潮，每一波移民潮中妇女卷入的程度和方式也不一样。

早期的人口流动多发生在贸易行业，贸易商为居住在周边国家的中国商人或和中国贸易的外国人。正如17世纪西班牙在开展非洲和印度之间，以及从中国到美洲西海岸的大帆船贸易时雇用了中国

287

人，许多不同时期和中国人做生意的外国人也雇佣中国的水手、木匠和其他工人。到 18 世纪，中国水手定居在纽约等美国城市，在那里有些人娶了爱尔兰妇女，并为其同胞开设了公寓、饭馆和其他服务业（Barnes 2005a）。许多水手来自中国的东南地区，说粤语、潮州话、客家话和闽南语。

早先的移民群体经常聚居在中国人的商业及服务业集中的社区，一方面，这里为他们提供了比较熟悉、友好的环境；另一方面，排外的政策和当地人的暴力通常也使他们和其他中国移民生活在一起会更安全。这些"唐人街"遍布世界各地。已有的一些唐人街随着中国各地移民的增多而扩大，如纽约唐人街新的福建人社区；在别的地方，如纽约皇后区的法拉盛，新的唐人街也涌现了出来。许多最近到海外的人是在走私团伙，俗称"蛇头"的帮助下到了美国、加拿大、澳大利亚、新西兰及西欧国家和其他太平洋岛国，他们没有合法身份，因此不得不偷偷摸摸地活着。

拥有更多资源的群体在当地的情况或政策不限制他们住哪儿的前提下可能会避开这些华人社区，他们更有可能在周末的时候去当地的唐人街买杂货或日用品、吃饭、买药、看病。近来，得克萨斯州的休斯敦等城市的各种亚洲人群体联合起来兴建了云集亚洲商业的购物中心。这些商业中心也叫作唐人街，不仅接待亚洲顾客，也欢迎非亚洲人。然而，无论他们是如何来到美国的，每个群体都带来了他们自己的医疗传统——它们经常和宗教的世界观交织在一起，并且因侨居国的接纳程度等因素而表现出细微的差别。

对于一些和其他群体混居在一起的华人移民而言，这是他们第一次被迫用别人界定的方式当一名"中国人"，这包括发现他们自己几乎不可控制地被按照人种、族群、阶层分类。例如，在 19 世纪的美国，西部某些州的华人移民在法律上被定为与美洲土著属于同一人种，禁止他们在法庭上做证。然而，在密西西比州，1927 年最高法院又规定华人和非裔美国人属于同一人种，使华人成为受隔离法管制的"有色人种"。较近，人口普查中"亚洲人"的类别否定了"亚洲"不同族群和文化之间的区别。

华人劳工于 20 世纪初到南非采矿。到 1910 年，虽然大多数劳工已返回故国，但是把他们归属为"有色人种"的种族隔离的最终的制度化，剥夺了他们的投票权和经商、受教育的平等机会，也阻止了他们生活在白人社区。自 1994 年以来的一波波移民潮已使南非有了约 30 万名华人。多少令人吃惊的转变是，2006 年南非华人协会（Chinese Association of South Africa）控告政府，指出目前华人被当作白人，致使他们无法享受到扩大至种族隔离政策牺牲品的权益。高等法院做出了有利于他们的裁决，把华人重新归类为"黑人"，从而使他们有资格从平权法案中受益。不过，法院又裁定，受益者仅限于那些 1994 年之前已在南非安家的华裔人士（Canaves 2008）。

无论是外界强加或是自我寻求，这样的归类已渗透到周围群体以及以其他群体为市场的华人业医者自身是如何看待、展现中医药和治疗技术的。采纳中国医药的非中国人可能根据时代和环境提供的选择（有时对那些选择做出回应）重构他们自己的身份，这样的因素进一步使世界各地赋予"中国的"医疗的含义复杂化。

针灸

针灸疗法已通过多种渠道传遍世界，下文将概述其中的一些传播途径，同时不得不承认，在这点上，任何这样的回顾都难免是不全面的。我们想说明的是，以前常以为的单一传播渠道，更确切地说，其实是一系列由各种相关者开辟的不同渠道。一些人在国际上作用很小，但在当地却意义重大。随着新中国的中医在全世界占据了主导地位，其他流派面临着区分自我，以及某些情况下捍卫他们在更大领域里的位置的挑战。然而随着时间的推移，他们重新浮出水面，或者恢复了他们以前在各个方面的影响力，这说明了他们之间的关系的流动性。

通过移民传播

19世纪第一批离开中国的移民有商人、外交人员和学者，他们当中有许多人打算最后回到中国。大多数人在所到的国家里受到了还算热情的对待，但是随着中国南方的经济危机使越来越多的不熟练工人移民海外，不法贩子通过运送他们牟利，对华人移民欢迎程度的降低，迫使他们进入了殖民国家控制的飞地。

这样的社区不仅要确保神灵在代表他们行事，而且也要自己照顾自己或依靠其他的治疗手段。一些学过中医的人到这些地方开业行医，有时一些医师是自学的，博览群书然后通晓医学。渐渐地，他们中的许多人开始为所在国的病人看病。

不过，他们把针灸传到世界各地的事并不是发生在真空地带。在法国、英国、苏格兰、德国、意大利、英属北美殖民地，甚至是后来的美国，尤其是外科医生，早已熟悉传教士、商人和外交人员关于中国的报告。至少从17世纪开始，某些情况下他们自己也撰写关于针灸的文章并进行试验（Barnes 2005b ; Bivins 2000 ）。不过，他们没有因此去寻找华人移民中的针灸师。一方面，他们接受了针灸，把它们作为自己的放血、烧烙、电刺激等疗法的变体；另一方面，根据他们19世纪的一些文章与报告，他们排斥以道、气、阴阳、五行等概念为根据的理论框架（Barnes 2005b）。这些国家的针灸界，后来的针灸组织，在不同程度上都有这一特点。这样的组织在很大

290

程度上是按照族群组成的，因此经常只能看到部分的交叉，20世纪80年代以后这些组织之间的交叉才有所增多。

通过法国和越南传播

法国人翻译针术著作要早于它在中华人民共和国的发展。除了17世纪开始通过耶稣会士的报告传到法国的针术信息，20世纪初莫昂特（Georges Soulié de Morant，1878—1955）在传播过程中发挥了关键作用（Barnes 2005b）。莫昂特童年时代就学习汉语，起初他打算从医，但却进了一家银行工作，最后又加入了法国外交使团。在任法国驻华领事期间，莫昂特目睹了北京霍乱大作时针术的疗效，于是在他任职的几个城市寻访老师。其中的云南毗邻当时的印度支那边境，因此，一些风格影响了他对起源于后来之越南的疗法的认识。

1918年莫昂特回到法国，1927年他带女儿去费雷罗勒医生（Paul Ferreyrolles，1880—1955）那里看病。费雷罗勒医生是替代疗法的支持者，参加过一个对此类疗法感兴趣的研究小组。费雷罗勒得知了莫昂特的针术经验后，该小组劝说莫昂特翻译中国的有关著作，培训法国医生。莫昂特的著作吸收了《针灸大成》《医学入门》等书中的知识和日本针灸师泽田武志（Takeshi Sawada）的学说，并通过在自己身上施针积累经验（Deshpande 2001）。

除了写了许多文章，莫昂特还出版了《中国针灸概要》（1934）——1950年他因此书获得诺贝尔奖提名，然后是1939—1941年之间出版了《中国针刺术》的第一部分，该书于1955年他逝世之前完稿。完整的《中国针刺术》1957年面世，1994年出了英译本。但是，尽管该书有助于针灸在欧洲的文化适应，但是它在美国很迟才获得关注。1981年，斯密威斯基（Paul Zmiewski）在印度本地治里

（Pondicherry）的奥罗宾多修道院发现了一个法美小组准备的英译本（Felt 2006c）。发现此书时，中国医学文本的汉译英尚处于早期阶段，译者如魏乃杰（Nigel Wiseman）已开始整理中医术语列表，后来它成为一个发展标准命名法的长期项目。魏乃杰、斯密威斯基都和费尔特（Bob Felt）领导下的标登出版社（Paradigm Publications）有联系，费尔特决定赞助全文的翻译。在莫昂特后人的协作下，他们提供了莫昂特撰写该书时用过的索引卡片，该项目于1999年取得成果（Felt 2006c）。

代表法国对针灸的认识的第二条知识支流源自傅叶医生（Roger de La Fuÿe，1890—1961），其父曾任驻越南（然后是印度支那）法军的将军——在此时期，河内、西贡的法、越医生和法国的医生互相交换，结果许多法国军医院都开展了针灸诊疗。1943、1946年傅叶医生分别成立了法国针灸学会和国际针灸学会，他的工作不仅影响了针灸在法国的发展，也影响了它在奥地利和英国的发展，尤其是通过曼恩医生。

法国的第三条支流与诺吉尔博士（Paul Nogier，1908—1996）有关，他在数十年前曾经帮助建立了国际顺势疗法联盟（International Homeopathy League）。20世纪50年代初，诺吉尔发现他的一些阿尔及利亚病人的耳朵上有小小的烧伤瘢痕。他们告诉他，这是非执业医生巴里夫人为了治疗他们的坐骨神经痛在他们耳朵的几个特定的点上烧灼出来的伤疤。之后，诺吉尔去北非学习了更多的东西（Borsarello 2005）。经过多次试验后，他断定如果耳朵上的某些点摸上去是柔软的，那么它们对应的身体其他部位就有明确的功能紊乱。他提出，不同器官的问题会体现在耳朵的不同区域，这种联系部分地基于外耳与倒置的胚胎之间的相似性。

1956年，尼波耶（Jacques Niboyet，1913—1986）鼓励诺吉尔向

地中海针灸学会（Mediterranean Society of Acupuncture）介绍其研究成果。尼波耶本人向一个中国人学过针灸，1955年他成立了该学会（Borsarello 2005）。德国医生巴赫曼（Gérard Bachmann）听闻了诺吉尔的成果后，1957年译成了德文刊登在德国的一家针灸杂志上（Nogier 1956，1957）。日本的医师采纳了诺吉尔的体系，接着它又传入中国并经历了大量试验，当时中国对针灸重新产生了兴趣。除了针麻、头皮针法，中国也吸纳了诺吉尔的耳穴医学，最后把它吸收到赤脚医生的培训中（许小丽 1992，1996）。1958年，中国出版了汉语版的耳穴图，后来又称诺吉尔为"现代耳穴疗法之父"，承认了诺吉尔的影响。

第四条传播路线由沙尔符（Albert Chamfrault）开辟。沙尔符是莫昂特的学生，曾在越南当海军军官，最后他写了《中国医学》，该书共6册，于1954—1969年间出版。该书最后一册的另一位作者是来自河内的医生阮文毅（Nguyên Van Nghi，1909—1999）。

阮文毅和曼恩（见下文）都学过《中医学概论》（南京中医学院1958），这是新中国为新的中医院校编写的中医基础教材。1959年，河内的越南共产党政府把该书译为 Trung Y Hoc，阮文毅的《中医病机病理》多有引用书中内容。讽刺的是，当时的中国政府并不赏识这部中国医学的前中医版（pre-TCM，TCM 即 Traditional Chinese Medicine 的简称），而是肯定其他著作。

还有一位法国传播者是拉维尔（Jacques Lavier），他还是个孩子时就对中国书法感兴趣，最后他把行医和对汉学的兴趣相结合（Wu 1962），接着研究、实践并撰文介绍针灸（Lavier 1966，1974，1977）。他的一些学生——沃斯利（J. R. Worsley）、韦素（Oscar Wexu）、范布伦（Richard van Buren）（见下文）、奥斯汀（Mary Austin）——在把针灸传播到其他国家方面发挥了关键作用。这样的传播为意大利的针灸奠定了基础，后来意大利才比较直接地转向在新中国发展的针灸（Candelise 2008）。几十年来，法国针灸术中的中越源流除了几位医书作者兼医生的学生以及这些学生后来培养出来的人知道，在欧洲以外几乎不为人知。

应该指出的是，1990—2000年，越南的阮才秋教授——新针灸学校的创办人，因善用长达80厘米的蛇针而闻名——培训了数千名墨西哥针灸医师。一些墨西哥医学院开设了针灸课程，并成立了4个中心提供针灸治疗。经过3年的培训，2007年20名墨西哥医生从越南针灸中心医院结业（"Vietnamese Acupuncturists" 2007, "World Famous Acupuncturist" 2007）。

通过魁北克传播

韦素是一位罗马尼亚物理治疗师，纳粹入侵后逃到了巴黎。他在巴黎学习针灸，并和阮文毅、珍·沙茨（Jean Schatz）一起成立了国际针灸学会，最后又带着从拉维尔和莫昂特那里学到的东西移居蒙特利尔。1972年，韦素建立了魁北克针灸学院，作为国际针灸学会的一部分（Reid 2008）。随着阮文毅更多地涉足中国风格的中医学，他的影响促使韦素在20世纪80年代初把学院更名为蒙特利尔中医学院。

魁北克针灸学院留给后人的遗产迄今可见。虽然韦素创办的学院本身已不复存在，但是其学生发挥了很大的影响，为1994年针灸在魁北克被官方承认为一项专业技术和《针灸原理》的采纳做出了贡献。蒙特利尔的专科学校罗斯蒙特学院目前是魁北克唯一一家提供注册针灸培训的机构，该学院的经费由魁北克省提供，三年密集的针灸课程（用法语授课）实质上是免费的（Reid 2008）。在美国，如下文所详述，该培训项目的影响通过此学院的美国学生传递。此外，由马克·西姆（Mark Seem）和沃尔特·博斯克（Walter Bosque）发起，1982年成立于康涅狄格州斯坦福德的三州针灸学院，最初是作为蒙特利尔中医学院的附属学校而建的。

通过哈莱姆传播

随着时间的流逝，美国的学生开始到韦素开办在蒙特利尔的学校学习。例如，1970年，纽约南布朗克斯的林肯医院聘请姆图鲁·夏库尔（Mutulu Shakur，1950年出生，是具有革命性的说唱歌手图派克·夏库尔［Tupac Shakur，1971—1996］的继父）担任海洛因成瘾者戒毒计划的政治教导员，那些吸毒者正接受美沙酮治疗。夏库尔和纽约一些团体如黑豹党、青年洛德党、健康革命统一运动（设在布朗克斯的保健人员的组织）、白色闪电（成员为前瘾君子）中的社区活动积极分子一起发起了林肯医院戒毒计划，或者简称人民计划（Burton-Rose 1997）。

大约就在此时，夏库尔的两个孩子在车祸中受伤。纽约有一个 297
为比较老的华人社区提供医疗服务的华裔美国人的革命组织义和拳（以中国的义和拳命名），通过该组织的活跃分子，夏库尔获悉了中医。纽约义和拳把他介绍给一位亚洲女针灸师，她治好了夏库尔的孩子，并使夏库尔对历史上中国与鸦片瘾的斗争产生了兴趣（Family and Friends 时间不详）。

林肯诊所的顾问听说了香港温祥来医生（1923— ）的事情。温曾听说过中国内地的针刺麻醉方法，并在一次手术中对一位鸦片成瘾患者的耳部施用了此针法。病人发现不仅自己的疼痛减轻了，而且戒断症状也缓解了。这之后，温祥来开始试验用针刺和电针治疗上瘾症，并发表了报告（Wen and Cheung 1973a，1974；Wen，Cheung，and Mehal 1973）。

1974年，林肯诊所引进针刺，辅助美沙酮治疗海洛因成瘾。医院职员无意中看到了韦素之子马里奥写的关于耳针的书，于是一些顾问——夏库尔、特立尼达（Urayoana Trinidad）、博斯克、德兰尼（Richard Delaney）、瓦飞亚（Wafiya）等——去蒙特利尔向魁北克针灸协会的韦素学习针灸。1976年，夏库尔和其他人获得了针灸博士学位。同年，他获得在加利福尼亚州开展针灸业务的执照，后来又成为林肯针灸戒毒研究所（Lincoln Detox Acupuncture Research Unit）的主任，访问中国并向广大听众介绍他在林肯医院的工作。

林肯诊所针对准义工的开放参观日吸引了西姆，夏库尔让他翻译阮文毅的《中医病机病理》和其他法语教材，以便说英语的学生更容易听课。几年过去后，一些美国学生也拿到了针灸文凭。韦素的儿子马里奥甚至在纽约待了一年，协助建立林肯针灸戒毒学校，并负责监督学生最后阶段的针灸临床培训（其他一些著名的美国针灸师，如柯恩［Misha Cohen］，一开始也在布朗克斯的针灸学校学习）。

1977年，林肯医院的诊所不再对针灸学校和义工开放；警察没收了诊所和学校的记录（联邦特工称夏库尔把它们作为反抗活动的前线）。精神科医生迈克尔·史密斯学过针灸，也是根据法律要求监督非医生开业者的医生之一，他被指定负责针灸戒毒计划，此时林肯医院已更名为林肯针灸诊所。后来史密斯被捧为创办、发展了该诊所的人，夏库尔和其他人则继续成立了魁北克学院的独立分院哈莱姆针灸学院。1980年8月，夏库尔一边继续参与黑人解放运动，一边也开办北美黑人针灸咨询协会。

FBI的反间谍计划指控夏库尔参加秘密的准军事组织，1976—1981年间抢劫运钞车，以资助针灸诊所和其他黑人解放运动。1981年夏库尔被起诉，使他不得不转入地下。与此同时，FBI突袭针灸学校，使其资源耗尽，最终迫使其关门（Barbanel 1981a，1981b；McFadden 1981a，1981b）。夏库尔本人于 1986 年被捕，法庭宣布其有罪，判处 60 年监禁（Announcer 1992；"MutuluShakur.com" 2009）。现在夏库尔被关在加州阿德兰托市维克多维尔（Victorville）的美国监狱里，预计 2016 年释放（但此次假释同年被美国假释委员会否决了）。

通过孟河丁氏传播

19 世纪晚期，位于中国南方的，差不多是上海和南京之中点的孟河镇成了当时的一个医学中心，那里的儒医在全国都有影响力。其中丁氏家族尤为著名，最后出现了丁甘仁这样的名医（见第七章，见图 9.1），丁氏家族的医学网络形塑了整个 20 世纪中国的医学发展。据丁甘仁曾孙丁一谔说，从 20 世纪 40 年代至 60 年代，丁家创办的上海中医专门学校培养了 70% 以上的重要中医（"Producing New Disciples" 2008）。这一派的中医影响了新中国版中医的早期方向，从而也影响了国际对中医的认识。在纽约，丁氏家族成员——尤其是丁敬元博士（音译）——和美国关键政治人物的家庭成员之间的医患关系，为中医合法化打开了争取立法支持的大门（Brody 1971；蒋熙德 2007）。

20 世纪 30 年代，出生于上海富裕家庭的约翰·沈

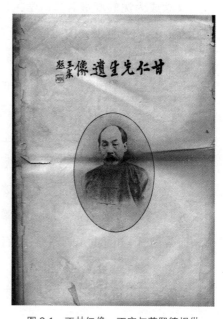

图 9.1　丁甘仁像。丁家与蒋熙德提供

（即沈鹤峰，1914—2001）到上海中医专门学校读书，然后成为学徒，学习中草药以及脉诊、面诊。1938 年，沈鹤峰成立了上海内科诊室。十年后，因为中国大陆爆发了革命，沈氏迁居台湾，在那里开业行医 17 年。他也继续在其他环境下行医、学习，包括在越南。正是在越南，沈鹤峰接触到了当地某户人家家传的脉诊法。1965—1971 年，应马来西亚国家医学协会之邀，沈氏作为顾问走遍了东南亚，先后为 5 万多名病人看病（蒋熙德 2001；Rosen and Stickley 2007）。

1971 年沈鹤峰来到纽约，最后在纽约和波士顿开设了中医诊所。沈氏不仅在病人中（包括社会精英）声誉渐著，而且扬名于同行，许多人都希望能拜他为师。他尤其因擅长脉诊和解决疑难病症而知名，后来他收了美国的一些关键人物为学生，如汉默（Leon Hammer）、西姆、马万里（Giovanni Maciocia）、利特尔顿（Jane Lyttleton）、杰瑞特（Lonny Jarret）。

汉默成为沈鹤峰最著名的学生之一。他原为一名成功的精神科医生，在职业生涯的中途改变了方向，于 1971—1974 年在英国师从范布伦（1921—2003）学习针灸。从 1974 年开始，汉默又跟着沈鹤峰学了 8 年针灸，在 20 多年的时间里，他和老师密切合作。1990 年汉默开始举办关于脉诊的讲习班，2001 年他推动了飞龙中医学院（Dragon Rises of Oriental Medicine）在佛罗里达州盖恩斯维尔（Gainesville）的创立——该学院尤以重视脉诊而闻名。汉默反过来又影响了下一代执业医生，包括威尔·莫里斯（Will Morris）、海纳·弗吕奥夫（Heiner Fruehauf）、雷·卢比奥（Ray Rubio）、勃兰特·斯蒂克利（Brandt Stickley），他们又接着创办他们自己的学校或为中医在美国的重要发展做出贡献。沈鹤峰回到上海度过了生命的最后几年，2001 年在上海去世（蒋熙德 2007）。

通过新中国传播

诚如蒋熙德所看到的，新中国的一个目标是整理、修订中医，使其现代化、规范化、科学化，整理其理论基础。从第七、八章可知，这并不是全新的目标。确切地说，专注于社会变革的毛泽东思想、马克思主义的采用，使之重新调整了以前的重点。除了"文化大革命"中许多精英文人医生被边缘化，大多数时候是他们指导了中医的改革（蒋熙德2002）。

偶尔有一些关于中医改革的故事，以及关于大规模的公共卫生运动、针灸或中草药的应用的报道传到了海外媒体。20世纪60年代后期，赤脚医生的形象鼓舞了一小部分左倾的美国人，其中的一些人，如特德·凯普查克（Ted Kaptchuk）、班康德（Dan Bensky）等，70年代前往东亚国家学习针灸和草药。他们回到美国后，成为最早以非中国人的身份推动中医发展的那批人中的一部分。还有一些人在当地，如纽约和旧金山找到了老师，成为他们的徒弟。

尽管有这些事例，但关于针灸传入美国的经典故事说的是，1971年，《纽约时报》的记者詹姆斯（James Reston）在北京的"反帝医院"（即协和医院——译者注）通过标准的外科手术割除了阑尾，术后他疼痛难忍，是李占元医生为其进行了针灸治疗（Reston 1971）。这个故事不知怎地以新的方式传到了美国人当中，引发了后来一些美籍华人医生所称的"针灸热"。

这一现象使全国乃至国际上对针灸的兴趣达到了新的高度。一些在1949年之前的医学校读过书或者有家学渊源的中医先前关注的是本草学。他们在革命后离开了中国却发现公众的兴趣主要在于他们的针灸技术，无论他们以前在中国是否广泛用过这种治疗方法。医学代表团也来到中国，研究人员尝试把中医的和生物医学的概念相结合，找出针灸的原理。医学大师被聘请到其他国家讲学。例如，

301

赵金石医生（又名金医生，Dr. Kim）在旧金山收了几名非华人弟子，他把其中一名弟子史蒂夫·罗森布拉特（Steve Rosenblatt）带到香港拜见自己的老师苏天佑。苏天佑应罗森布拉特之邀来到洛杉矶，1975 年他和一些学生一起在马萨诸塞州的波士顿附近建立了新英格兰针灸学校。

"文化大革命"爆发后，任何被认为有政治问题的中医和老一辈中医都历经苦难。国外对中医兴趣的激增促使一些人出国到外国的中医学校当老师。他们的影响力，外加学校和医生之间国际交流的增多，逐渐使新中国的中医学在概念框架、课程、标准以及如何思考中西医结合上产生了占主导地位的国际影响力。这一结果的广泛传播常常使人产生一种印象：过去和现在的中国医学都等同于中医学。

通过英国传播

范布伦出生于印尼的雅加达，父母都是荷兰的见神论者，后来他们把家搬到了印度。二战期间，范布伦参加了荷兰军队，在爪哇被日军俘虏后关押了四年。战后，他在英国参加了理疗师、整骨医师和顺势疗法医生的培训。1952 年，范布伦开始学针刺，最后到法国跟从拉维尔学习。后来他又去了中国台湾，并在那里获得针灸博士学位。1972 年，他在英国和荷兰成立了东方医学国际学院，许多欧洲学生在此求学，汉默和马万里（他也师从沃斯利）也是他的学生。范布伦死于 2003 年 5 月。

沃斯利（Jack Reginald Worsley，1923—2003）出生于英国考文垂的一个工人家庭。他在英国军队任教育官员时，也学习物理疗法和整骨疗法。当时虽然关于针刺的消息已经通过它在法国的发展传到英国，但英国还没有培训项目。20 世纪 50 年代早期，沃斯利以他学

302

过的非生物医学的治疗方法为基础，先后在中国台湾、新加坡和韩国学习针灸。在这些地方，他见识了中国大陆的中医学之外的多种风格的医术。更确切地说，他接触到了以五行学说为基础的医学取向。

1956年，沃斯利在他开业行医的英国利明顿温泉镇成立了传统针灸学院，发展他自己对五行的认识并从事教学。15年后的1971年，一群美国人上门求治，神奇的疗效给他们留下了深刻的印象。次年他们把沃斯利带到美国，在加州大索尔和其他地方举办公开演讲。后来，大约30名美国和加拿大学生去英国的肯尼沃斯向沃斯利学习。第一批学生包括后来成为沃斯利这一派重要人物的鲍勃·达根（Bob Duggan）、黛安·康奈利（Dianne Connelly）、弗里兹·史密斯（Fritz Smith）、哈里特·贝费尔德（Harriet Beinfield）、埃弗雷姆·康果尔德（Efrem Korngold）、吉姆·麦考密克（Jim McCormick），他们自称为"当代嬉皮士、新世纪的理想主义者"（虽然沃斯利习惯穿三件套花呢西装）。这群人每天上课十小时，四周后沃斯利派他们出去练习。

他们很快觉得自己需要进一步的临床培训，沃斯利把它安排在了第二年。在随后的几年里，这些学生又招收了其他人。他们也回到美国和加拿大开办自己的诊所或学校。例如，1974年达根和康奈利把马里兰的中国针灸学院作为沃斯利的分支机构，四年后该学院更名为传统针灸学院（Traditional Acupuncture Institute，TAI），1985年它成为美国国家针灸与东方医学认证委员会（National Accreditation Commission for Schools and Colleges of Acupuncture and Oriental Medicine，NACSCAOM，现在简称ACAOM）认可的第一个学校。1987年，传统针灸学院增设哲学和治疗学院（School of Philosophy and Healing in Action，SOPHIA）。尽管沃斯利本人接着去办其他学校了，多年来美国的执业医生都认为传统针灸学院哲学和治疗学院是沃斯利在美国创办的第一所学校。哲学和治疗学院至今还在。

来自佛罗里达的朱迪·贝克尔（Judy Becker）是沃斯利的学生之一。她原先学法律，1974 年获得行医许可证，然后又先后获得医学领域的学士、硕士和博士学位。20 世纪 80 年代初，她陪沃斯利一起出行，协助其讲学、诊病。1991 年二人结为夫妇，从此他们一直是相互奉献的同事与伴侣。沃斯利的一名学生曾回忆说：

> 他说起五行时，我们仿佛突然看见了它们，或生气勃勃，或气息奄奄，或充满创造力，或一无用处……他说起不毛之地的荒凉，河流的干涸和可怕的旱灾。如果一个人的身体/心灵/精神属燃烧而不是微热的火，或是抑制而不是提供养分的土，他总是把会产生的结果解释得生动有趣。他说起十二器官，把它们变得像我们的朋友一样熟悉。你会看到，小肠官没有完成任务，混淆了清浊；生病的胆囊官做出了糟糕的决定……他唤起了我们对疾病之苦的深切同情，为我们指点了去理解哪怕最不讨人喜欢的人的途径。（Darby 2003）

沃斯利的教学中有一个关键的部分，他称之为会诊（consultations），即学员医生把他们自己的病人带过来，观察沃斯利如何治疗，然后一起讨论。

沃斯利给他培训过的学生发针灸硕士的学历证书。1996 年，他的一名学生桑德拉·莉莉（Sandra Lillie）在科罗拉多的路易斯维尔注册成立了道教和针灸学院（Institute of Taoist Education and Acupuncture）。目前，该学院是唯一一所授予学位的，被沃斯利派承认是直接传承传统的学校：朱迪依然在那里执教，沃斯利的女儿希拉里（Hilary Skellon）是学院院长。1997 年，沃斯利夫妇制订师徒制培训计划，培养经过挑选的有意继承沃斯利衣钵的高年级学生；现在该计划还在奖励这种师徒传承。2003 年 6 月沃斯利去世，生前指定妻子为继承人（Gumenick 2003；Darby 2003）。

菲利克斯·曼恩（Felix Mann，1931—）出生于德国，最早在英国成为医生，然后到其他国家工作，以便探索其他医疗理论。他在法国看到有人把针扎入一个阑尾炎病人的膝盖下，这个经历促使他学中文，向欧洲、越南和中国的老师学针灸，并多次去中国。最后，他在英国成立了英国医学针灸学会并任会长。

正如阮文毅，曼恩自己早期把重点放在强调辨识经络循行和治疗的针术，因为中国在开展一系列重塑和规范中医的活动之前正是这样认识和运用针灸的（Mann 1962，1973a，1973b）。阮文毅和曼恩的著述都包括推拿和气功，但是没有涉及本草学。具有讽刺性的是，中国 20 年来在重塑中医问题上的摇摆不定，致使这样的猜想甚为流行：阮文毅和其他人根据越南和法国的传统创造了他们自己的针术。而实际上，他们是在传播中华人民共和国成立前的中医学（Seem 2010）。

曼恩继续行医、教书，并撰写了第一部被广泛使用的针刺术英文著作:《针刺：古代中国的治疗艺术》（Mann 1962；阮文毅引用了曼恩早期的著作）。对于许多说英语的医生而言，曼恩的著作在 20 世纪六七十年代对他们很有影响力，正如沃斯利早期上课用的关于针灸穴位的油印讲义、西姆翻译的阮文毅的著作、魁北克针灸学院的奥斯卡和马里奥·韦素门下的老师们的讲稿，以及后来康奈利的《传统针灸》（1979）等书所具有的影响力那样。

讽刺的是，随着时间的流逝，曼恩修正了自己对针灸的认识，最终完全否定穴位和经络理论，提出它们并不存在。他的著作，尤其是《重塑针灸》（1992），反映了这一逆转。他和阮文毅逐渐任由他们早先的著作绝迹，让他们以前的重要理论不再流传。

通过日本传播

日本的针灸世界复杂多样，既有有执照的针灸师，也有生物医学专业的医师。下文姑举几例。

其中的一个例子是盲人针灸——其发展与杉山和一（Waichi Sugiyama）有关。杉山年轻时失明，除了其他发明创新，他也利用导管探测进针的深浅。他还成立了45所针灸学校培养盲人针师，但因为缺少资金，这些学校在他死后都关闭了。在1878年一所新的私立盲人学校成立之前，盲人针灸作为一个小派别存在了近一个世纪。渐渐地更多的学校开始出现，恢复了杉山和一的传统。现在，日本大约有69所盲人针灸学校，它们全部由政府出资。

第二种形式——东洋针刺疗法（Toyohari）——由福岛弘道（Kodo Fukushima）发展起来。福岛在1932年的日本侵华战争中失去光明，1939年成为针灸师。他为盲人针师完善了理论与技术，要求他们对脉诊和腹部触诊的点更加敏锐，而且不能把针穿透皮肤，而是刺入皮肤表层的经气。据说采用东洋针刺疗法时，看得见的针师通常处于劣势。

第三种取向可上溯至间中喜雄（Yoshio Manaka）。间中最初学生物医学，接着学习汉方医学，后来又向日本的重要针灸师学针灸。20世纪50年代，间中发明了"离子泵导线"，把其粘在针上，让病人的电子在夹子间流动。他自己的针灸疗法吸收了国际上的发展成果，将多种新方法引进日本针灸。例如，他把色彩刺激应用到特定的穴位，并用有正负极的物体进行试验——除了离子泵导线，还有磁铁、金银针——来证明气的流动（间中喜雄1980，1995）。

306

307

间中的3名弟子——史蒂芬·伯奇（Stephen Birch）、松本岐子（Kiiko Matsumoto）、岛美纪（Miki Shima）——通过自己的作为扩大了间中的影响。以松本岐子为例，她先后在新英格兰针灸学校和三州针灸学院执教，形成了她自己的风格。

总体上日本的针灸疗法和其他一些国家的不同，因为他们强调腹部触诊、采用导管、使用小艾粒而不是较大的艾柱，而且对于学习中医针刺疗法的从业者来说，日本针灸的进针似乎非常浅。日本针灸师施针后就会察看病人的脉搏、腹部，关节的灵活性，按压后疼痛与否，以便判断针刺的影响，而不是进针后让针停留一段时间。接下来针灸师继续逐步小范围施治，然后检查这些方面，了解病人身体的反馈，以便进一步针灸（Fratkin 1999；Fixler and Kivity 2002；Kobayashi, Uefuji, and Yasumo 2007；Ishizaki, Yano, and Kawakita 2010）。值得一提的是，沃斯利传播的古典的五行针灸在最后一点上和日本的针灸疗法相似。

通过斯里兰卡传播

在构建全球公共卫生的运动中，世界卫生组织和联合国儿童基金会于1962年在前苏联阿拉木图的哈萨克斯坦大学举行了会议。1978年又在阿拉木图召开正式会议，发布宣言，要求2000年人人享有初级卫生保健，支持生物医学和传统医学疗法。

生物医学出身的医生，斯里兰卡的安东·贾亚苏里亚博士（Anton Jayasuriya）曾参加1962年的会议，以便更多地了解世界各地的传统医学，他被委以学习、教授和应用这些方法的重任。1974年，在得到斯里兰卡政府和世界卫生组织的奖学金后，贾亚苏里亚前往中国学习针灸。后来他和人合作，在荷兰的乌德勒支大学成立了教学中心，又在哈萨克斯坦大学成立国际性组织，替代医学学院。但是，

308

在西欧求学的开支对发展中国家的学生而言是个很大的障碍，因此，1987年贾亚苏里亚在斯里兰卡科伦坡城的南科伦坡综合医院开展了一个子项目（Mendis 2005）。

除了指导学生练习针灸，贾亚苏里亚也允许医生和学生在他的监督下在他的免费政府针灸诊所带薪集中实习一个月。一名学生曾描述说："几百号人坐在巨大的楤木树遮蔽下的长凳上，还有更多的人走在进出诊所的几条道路上，摩肩接踵，你只能拖着脚慢慢走。"（Josephs 时间不详）

贾亚苏里亚的项目在针灸的大世界影响轻微，但是在某些地方，它众所周知。例如，佛罗里达州迈阿密的针灸推拿学院（Acupuncture and Massage College）的创办人理查德·布朗（Richard Browne）在那里接受培训，现在还能回想起培训的强度。海上针灸的创始者菲利普·曼宁康（Philippe Manicom）也还记得，在去法国学习之前，他先是和瓜德罗普（Guadeloupe）的一位针灸从业者学习，此人曾在斯里兰卡学过针灸。

通过回归典籍传播

上文讨论的每一条支流都认为自己根植于某个正宗的中医流派，它通常是"古老的"，用各种标准合法化了的：它发展于中华人民共和国；它不是发展于中华人民共和国；它起源于古老的家庭或寺庙，从前秘而不宣，现在向外人公开；它继承了即将消失的传统；它改变了传统以满足所在国的需求，等等。早先一些移民业医者声称自己是中国皇帝的御医。

文本传播了传统的说法显得过于简单。这个说法会产生更多的问题：哪些文本？哪些版本或修订版？谁作的注？文本在哪种环境下使用？早先的一些移民业医者都有他们自己的医学藏书。例如，

中国医药与治疗史（插图版）

虽然伍喜医生（Doc Ing Hay；见第十章）生活在俄勒冈的最东端，但他建立了个人的图书馆，里面有各种主题的中文文献。其他业医者——尤其是那些基本靠自学的人——也仰赖于中国医书。偶尔这些业医者也用其他语言撰写他们自己的医书，争取别人对其医学的支持与理解。例如，1897 年富园医局（Foo and Wing Herb Company）在洛杉矶出版了《东方医学科学》。

随着非华人的群体或个人想方设法学习不同的医学传统，他们自然会去阅读自己的老师撰写、推荐或他们在其他资料中读到过的书籍——这个过程总是必然使这些人部分地接触到那个传统。来自中国的经过改编的文献对他们产生了不合比例的影响，扰乱了这一过程。而且，因为中国经历了它自己的内部转型，医学的重点也发生了转移。因此，什么代表了中医本身也是有些流动不定的。

早期一部有影响的译著是《中国针灸学概要》，该书由中国中医研究院编撰，1975 年在北京出版。该书的编写是为了支持毛主席把中国医药学誉为"伟大的宝库"，它鼓励读者接受"毛主席革命卫生路线"以及"中西医结合的正确道路"，这一点据说毛主席早在 1928 年就提倡过。清朝统治者看不起针灸，是"广大劳动人民"对针灸的接受与信任延续了它的生命（中国中医研究院 1975）。

《中国针灸学概要》间接提到了《黄帝内经素问》和其他一些文本，但是当时除了少数英、法、德译本，几乎没有多少译著可用。德国医史学家伊尔扎·威斯（1915 年出生）于 1937 年移居美国，她翻译了《黄帝内经》的前 34 章。英国科学史家、汉学家李约瑟（1900—1995）与其长期的合作者、后来成为其妻子的鲁桂珍（1904—1991）编撰的大型著作《中国科学技术史》，尤其是他们合写的《天针：针灸的历史和理论基础》（1980），介绍了针灸以及其他中医科的历史。但是，这样的学术著作——还有历史学家席文（1931 年出生）、文树 310

德（1943 年出生）的作品——使人们发现中医的故事远比新中国的文本中讲述的复杂。显而易见，大多数研究者和业医者接触比较古老的资源的渠道是很不足的。

翻译中文医书的计划不仅会使文献资料不断增多，而且也能解决关于译文的正确含义，以及应该如何翻译的激烈的或尖酸的争论。无论哪一种情况，核心问题都是何谓文化翻译以及忠实于术语、概念和文本的历史意义。

一种方法主张每个中文术语都应该尽可能译成准确、标准化的英文，鼓吹这一方法的有领军人物魏乃杰、出版商蓝罂粟出版社的鲍勃·弗洛斯（Bob Flaws）和标登出版社的鲍勃·费尔特——这两家是为说英语的开业医生出版中文医书英译本的主要出版社。与此相反，被人广泛阅读的《天地之间：中医药指南》（1991）一书的作者——贝费尔德和康果尔德——倾向于能反映把一种传统移植到新土壤的，更有流动性的方法（Emad 2006）。在学者兼医生班康德的译作和观点中也出现了不同的方法，他提倡把特定的中医词汇和英语进行多元对应，根据上下文灵活处理。班康德的著作主要由华盛顿州西雅图的东地出版社（Eastland Press）出版，在这些争论中二者立场一致。

所有人都同意，中文术语有多种解释，有多维性和多义性，他们也都肯定灵活处理和把握上下文的重要性。与此同时，他们对于如何真正实施意见不一。一方觉得是"僵硬"的，可能另一方认为是必须的"精确"。方法的不同也使得把对一组翻译和另一组翻译的探讨相联系变得复杂，诚如研究者兼医生玛丽·埃吉尔（Marie Ergil）所观察到的，"中国人、非中国人作者以及中医学译者对术语的选择极大地影响了学生和开业医生所学所知的中医"（Ergil 时间不详；另见美国东方医学协会 2006；Felt 2006a，2006b）。

中国医药与治疗史（插图版）

争论也产生了一个问题，即是否应该要求医生学习中国的医学语言，以便直接阅读原始文献资料？不说中文的国家的一些学校有时要求开设中文课，一些学校教授基本的中文医学术语，也有些学校培养学生写、说中文的全面的能力。例如，西雅图东方医学院开课让学生学中文医学语言，要求达到能翻译病例和文章的程度。

311

对一些项目而言，这些做法和努力绕过或者至少补充了新中国版的中医，与对中国医疗传统的古典根源的认识不谋而合。例如，正如傅海纳博士（Heiner Fruehauf）解释说，这意味着把道教医学、津京气功、伤寒论、脉诊、四川道教、四川民间传统艺术和音乐——它们"遗失已久，重新发现"——吸收到俄勒冈州波特兰市国家自然医学学院古典中医学院的课程中。类似的倡议已在纽约三州针灸学院成形，除了别的之外，它也回归到新中国之前的文本和儒道传统。致力于翻译中医典籍并传播那些译本的国际项目中医药数据库（Chinese Medicine Database，2006），拓宽了获取原本不可得的著作的渠道。但是，现在断定回归古老文本的长期结果会是什么，尚为时过早。

制度化

中华人民共和国成立之前世界各地已发展起来的学校和项目，在中华人民共和国成立后，许多情况下仍继续前行。1971年赖斯顿的文章发表后，这些群体逐渐开始采取措施使针灸合法化。以美国为例，这个过程州与州之间都不一样：一些州还根本没有执业法或者还在立法的过程中，一些州还没有取消针灸师必须在西医的监督下工作的要求，还有一些州只允许医学博士开业行医。直到1996年，FDA才重新把针灸针从实验装置划入医疗器械之列。

第一个把中医指定为"需要学识的职业"的州是内华达州。正如后来其他州经常发生的那样，这一决定的产生在很大程度上是因为直接的治疗经历。纽约律师、房地产商阿瑟·斯坦伯格（Arthur Steinberg）的夫人患有头痛病，他们在香港逗留期间找了在香港位居首位的针灸师骆医生（Lok Yee-Kung）医治，骆的医术给斯坦伯格留下了深刻的印象。

斯坦伯格夫妇移居内华达后，阿瑟邀请骆医生来美介绍其医学。之后阿瑟采取措施劝说州立法机关通过一个紧急提案，给予骆医生临时性的许可证。骆在一家赌场的楼上开设诊所，在三周的时间里为60名国会议员免费治疗。他们中的许多人从中受益，一名委员说："这儿看上去有点像卢尔德（Lourdes，世界著名的朝圣场所之一——译者注）。"此后不久，内华达州州长签署法案允许中医行医，包括允许非西医出身的执业者开展针灸治疗（"The Nation: Acupuncture in Navada" 1973；Spiro 1973；Edwards 1974）。

但是，有时针灸合法化的过程中会出现法律纠纷。助产士李传真（Miriam Lee，1926—2009）于1949年离开中国后，先在新加坡生活了17年，然后到加州的一个工厂做工，同时也为人治病。她先是在家行医，之后与一位西医共用一个诊室。1974年，李传真因无证行医被逮捕，审判时她的病人到庭为其辩护，随后州长罗纳德·里根把针灸列为试验性的治疗方法。两年后，州长布朗签字使针灸在加州合法化。李传真本人接着培养了北加州的许多针灸医师，除了在加州发挥关键的领导作用，她尤其以传播了她的一位老师——董景昌（1916—1975）博士的针法而为人熟知。董氏是历史悠久、秘不外传的家传针法的第十一代传人，1949年离开中国大陆到了台湾。

就在开业医生为了合法化和执照法而努力时，他们也采取措施把个别老师的班级变成全面发展的学校，然后是被官方认可的机构。教师、毕业生和这些机构的同盟反过来又游说各州通过执照法。随着时间的推移，国家协会、认证委员会、院校委员会的成立，以及针灸作为一门学科的发展，针灸领域已强调要在美国更大的医疗世界里作为一个专业而成长（Barnes 2003b）。

在 20 世纪七八十年代的美国，西海岸开设的学校差不多是东海岸的 3 倍，90 年代又有更多的学校涌现。并非所有的学校都能办下去，到写作本章的 2012 年 8 月，据悉认证和候选人项目的数字已略微有变。不过，最可靠的数字来自针灸与东方医学认证委员会（ACAOM），据其统计，目前正在审查的有 53 个硕士认证项目和 1 个候选人项目（ACAOM 2012；见费侠莉 2011），这些项目帮助学生做好参加州执照考试和国家认证考试的准备。目前还有 9 个博士点。

在其他一些国家，如德国、法国、意大利、阿根廷、伊拉克，315 只有生物医学专业的医生才能合法开展针灸治疗。相比之下，想要开展针灸业务的美国医生不需要学习经过认可的针灸项目要求学的课程，因为他们的行医执照已允许他们采用针刺疗法。那些想把针灸作为他们的治疗手段之一的人，更有可能去上赫尔姆斯博士发展起来的医学针灸继续教育课程。

赫尔姆斯（Joseph Helms）开设的课程始于 1978 年，最终成为面向生物医学专业医生的 300 个小时的医学继续教育课程。他借鉴了他所谓的"法国能量针灸"（French energetic acupuncture），把它描述成是从中越针灸疗法中分化出来的一条支流。赫尔姆斯的目标是培训医生，把针灸融入他们自己的医学专业。医生们也可以去哈佛医学院进修，或者选择能为医生和牙医颁发针灸证书的纽约的注册项目。这些项目在美国引起了极大的争议，因为它们只要求上 300 个小时的培训课，而针灸学校却要学 3 年，而且它们对于执业针灸医师取得执照必须达到的正常要求不做要求。但是，它们确实达到甚至超过了世界卫生组织规定的针灸医师简要培训的最低标准，200小时。

经过一段时间后，每个州都制定了它自己的执业法，结果使何为执业针灸医师开业行医的行为出现了不同定义。然而，到1982年针灸在美国已成为被认可的专业，全国各地的学校创办人和教育者都同意把它叫作"针灸与东方医学"（acupuncture and Oriental medicine）。这一名称承认了针灸在公众想象中的突出地位，"东方"一词则承认了中医和许多东亚医学传统的作用（萨义德的《东方主义》[1978]所暗示的还没有进入医学领域的讨论）。

316

除了在参照系上达成了共识，又一个问题出现了，它涉及许多不同的形塑了实践取向的医学遗产，包括上文所讨论的那些。例如，东海岸的学校深受欧洲传播的流派的影响，而西海岸的学校推崇经过针灸和本草学培训后才能给予执照的中医模式。这些不同使得美国难以确定国家的培训标准和国家委员会考试。新成立的国家针灸院校委员会（现为针灸和东方医学学院委员会）迎接了这一挑战，其首届委员长为西姆。

317

东部处于领军地位的3所学校——新英格兰针灸学校、三州针灸学院和传统针灸研究所——是创始会员。加入这一委员会的还有布莱恩·曼努埃尔（Brian Manuele）和保罗·斯密威斯基在芝加哥创办的东方医学中西中心（Midwest Center of Oriental Medicine）和西雅图的东方医学西北研究所（Northwest Institute of Oriental Medicine），前者也教授前中医学的中法针灸技术。东海岸和中西部的学校支持保护针灸教育的多样性，西姆和达根尤其立场鲜明（Seem 2010）。与此相反，在加州的学校发挥关键作用的华人执业医生主张以新中国版的中医为国家标准，这样的学校包括美国中医学院、皇家传统东方医学学院、东西研究院（East West Academy）等等。

由于越来越容易得到来自中国的文本，1987 年各方达成了折中方案。中医学是课程、学校认证和国家考试的共同基础。与此同时，任何学校也都可以教授不同来源和风格的医学，选择以针刺为重心，不开设本草学课程。假如毕业生能通过以中医学为基础的执照考试，接下来他们就能自行其道。

这些不同取向一度使美国的不同学校强调不同的医学文本，只要该书为英文。这样的医书包括曼恩较早的著作、罗伊斯顿·洛（Royston Low）的《针灸的"络"》、奥斯汀的强调五行学说的著作、凯普查克的《无织工之网》——该书介绍了新中国教授的中医。学生们传播苏天佑、沃斯利等老师的讲义、油印的教材，其中一些成为后来的教科书的基础。那些会法语的学生可以读沙尔符或阮文毅的著作，而完成了韦素的培训课程的学生可以去看西姆的译著。中国也发行它自己的英文版医书——《中国针灸学概要》（1975 年版和1980 年版）和《中国针灸》（Seem 2010）。但是到 20 世纪 90 年代，重访更古老的文本和非中国的医学方法，在中国大陆以外的地区和国家受到了追捧。同时，新中国持不同意见的学者和管理者也开始质疑甚至批评中医模式及其显著的西医化，并重新讨论老一辈的中医师（Fruehauf 2010）。

公共卫生用途

虽然发起林肯医院戒毒计划的活跃分子大多已不再露面，但那里的工作还在继续。1985 年，史密斯和其他人成立了国家针灸戒毒协会（National Acupuncture Detoxification Association），简称 NADA（该首字母缩略词在西班牙语里意为"什么都没有"，此处指不用药物的成瘾治疗方法）。作为一个组织，NADA 为开办类似的治疗项目提供建议，开展五点耳穴治疗方案（又名"针灸戒毒"）的培训并为参训人员颁发证书，交叉培训药物依赖问题专科医生和针灸医师，以便他们更有效地合作。

团体合作成为标准做法，排毒药茶也用来帮助病人放松、入睡。药茶的配方兼采中西，包括洋甘菊、胡椒薄荷、蓍草、啤酒花、黄芩和猫薄荷，各有各的特定用途，病人可以在每次针灸治疗之后把药茶带回家喝。集体治疗也被普遍采用（NADA 2008）。

目前该医疗方案不仅用于成瘾治疗项目，也用于心理健康机构、降低危害及类似的延伸项目、收容所、拘留所、监狱和过渡教习所。2001 年 9 月 11 日双子塔遇袭之后，不仅生物医学专业出身的医务人员赶赴世贸大厦遗址去照顾首先做出反应的警察和消防人员，一群又一群的针灸医师和其他补充 / 替代医学行业的人员也贡献了他们的时间。特别是，他们医治了紧张、焦虑、睡眠障碍、渴望酒精和毒品等后来比较普遍地被认为属于创伤后应激障碍（PTSD）的

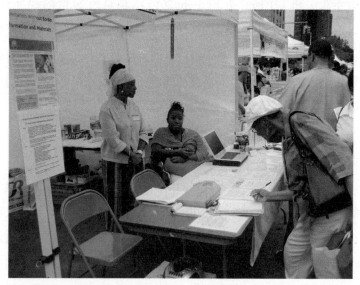

图 9.2　2007 年无国界针灸师协会在纽约哈莱姆募捐，其中站立者为茱莉亚·班奈特（Julia Bennett），坐者为塞尔玛·伦德尔（Saleema Render）。由伍德拜恩医生（Dr. Robert J. Woodbine）提供

中国医药与治疗史（插图版）

症状。

在这种事例的激励下，为了应对卡特里娜飓风、南加州的野火、中西部的洪水、海地的地震，无国界针灸师协会（Acupuncturists Without Borders）在戴安娜·弗里德（Diana Fried）的指导下合并了（Acupuncturists Without Borders 2009a）。随着时间的推移，志愿者被邀请到地方购物中心、其他救济所以及红十字会的避难所提供医疗服务。（见图 9.2）在俄亥俄，他们和慈济佛教慈善组织并肩工作，后者在世贸大厦遗址进行救助，也开展其他许多救灾活动。另有一些执业医生把 NADA 的方法带到了世界各地（Porter and Sommers 2008；Mandell 2002；Editorial Staff 2005）。

军事用途

伊拉克和阿富汗的军事冲突使美国的军事人员严重受伤或有各种创伤后应激障碍，对此，无国界针灸师协会发起了"老兵计划"，现又名为"军事压力恢复计划"（Military Stress Recovery Project），更名是为了表明协会的诊所不仅对老兵开放，也接待现役军人、预备役军人以及他们的家人。正如无国界针灸师协会的其他项目，其志愿者也以 NADA 治疗方案为出发点。正如美国各地的其他团体，纽约布鲁克林的"争取社会公正的黑人老兵"（Black Veterans for Social Justice）等团体也为无国界针灸师协会的计划提供场所。这一点代表了从越战时代以来的一个重大的文化转变，在那个时代，认同反主流文化的针灸师通常来自抗议军事行动的团体。

现在美国军方自身也以多种方式利用针灸。面对不断上升的自杀率，还有患有 PTSD 或者抑郁症的 30 万伊拉克、阿富汗战场的退伍军人，以及大约 32 万患有轻微脑震荡或在战争中脑部受损的军人，五角大楼一直在寻求治疗部队官兵的新方法。截至 2008 年，美国已花费了大约 500 万美元研究针灸、瑜伽和其他补充疗法（Zoroya 2008）。

尼莫兹沃上校（Richard C. Niemtzow）是放射肿瘤科医生和航空军医，他在法国学医，之后回到美国，后来又去上了赫尔姆斯的内科医生医学针灸课程。他从 1999 年开始成为军队里的首位全职医学针灸师，2001 年，他发明了"战场针灸"（battlefield acupuncture）一词来指用针灸治疗与战争有关的疼痛（World Center for EFT 2010）。

第二代针灸师张乔（Joe Chang）开始用不同但有关的模式，和调配过来的士兵在布利斯堡康复中心（Fort Bliss Restoration and Resilience Center）、博蒙特陆军医疗中心（William Beaumont Army Medical Center）一起开展一个 PTSD 项目，进行完全一对一的治疗。以此为起点，他又参加了达纳尔陆军医疗中心（Cart R. Darnall Army Medical Center）和得州胡德堡（Fort Hood）的试点项目，即消除战士作战压力项目（Warrior Combat Stress Reset Program）。在该项目中，他的针灸治疗补充了其他的物理疗法，如叩击（tapping）、气功、瑜伽和药物治疗。混合的治疗方法使许多退伍军人减少了所服药物的数量和剂量。

HIV 计划

1981 年，美国疾病控制与预防中心发现了一种新的疾病：获得性免疫缺陷综合征（即艾滋病）。两年后，HIV 晚期感染被确认为是艾滋病的肇因。20 世纪 80 年代，不仅艾滋病的死亡率上升，而且其继发性症状和随机感染也损害了病人的生活质量。正是在此时期，许多针灸师——尤其是在比较大的城市——开始用中医的方法诊治艾滋病病毒感染者和艾滋病患者。他们没有从生物医学的诊断入手，而是运用了中医的诊断学。针灸与中草药有效地减轻了病人的睡眠困扰、夜间盗汗、慢性腹泻、疼痛和消化问题，而且事实证明它们也能有效减少吃药的副作用（Moffett 等 1994；Burack 等 1996；Beal and Nield-Anderson 2000）。

例如，马萨诸塞州的波士顿 1988 年开始的艾滋病关怀计划，一个非营利性质的公共诊所，一直为艾滋病病毒感染者和艾滋病患者提供免费、低成本的针灸、中草药和指压按摩治疗。它是全美这种类型的诊所中最大的一个，每年提供 13000 多次治疗（"About the National Acupuncture Detoxification Association" 2010；Sommers 2010）。在加州，执业医生如米莎·柯恩发展了治疗艾滋病病毒感染者、艾滋病患者（Cohen 等 1999）及传染病如丙型肝炎的医疗方案（Cohen，Gish，and Doner 2007）。许多针灸师把时间奉献给诸如此类的由州或联邦项目提供资金的诊所，或者根据浮动的报酬医治病人。

社区针灸网络

2002 年，罗勒德（Lisa Rohleder）和她的搭档范米特（Skip Van Meter）建立了一个诊室，里面摆放了一圈躺椅，供社区治疗用。此法效仿中国某些医院的做法，和 NADA 诊所的也相同。他们的使命是通过让针灸尽可能地惠及每个人，无论他在有能力谋生时是否有保险，以此为美国的医疗保健发生社会变化做出贡献。他们在俄勒冈州波特兰市的诊所发展成了"工人阶级针灸"（Working Class Acupuncture）室，该运动最后也发展成社区针灸网络。他们的付出激发了一场国际社区针灸运动，目前在美国、加拿大和以色列共有这类诊所 80 多家（Chang 2007；Crain 2007；Rohleder 2008；Weeks 2008）。

推拿、跌打酒与正骨

外治疗法很早就在中国出现了，俗称"按摩"，指的是用手在人身上揉搓。例如，甲骨文中有关于按摩是否有补于某事的卜问、卜
辞也说明有女性从事按摩。《黄帝内经》和马王堆出土的《五十二病方》记载了按、摩、压、抚、搔等许多不同手法，也列举了各种按摩用具。

　　不同的武术教练和习武者，乃至那些军事行动的参与者，不可避免地发现他们有独特的医疗需求。为此他们开发了中草药方、洗浴、泡浴、按摩油、敷剂、搽剂、药膏、促进化瘀通气的饮食，他们的许多配方包含了家庭里代代相传、秘不示人的医学知识。实际的按摩手法以中医理论为基础，用大拇指、指尖、指关节在关节之间的部位按、揉、捏、摩、敲、擦，让身体里有保护性的气活动起来，尤其注意肌肉、肌腱和骨头的损伤的影响。一些武术教练也发明了不同配方的跌打酒，一种用草药炮制，用来治疗擦伤、扭伤、肿胀、预防创伤的累积效应的搽剂。此外，三黄散一直是普遍使用的草药敷剂，用来治疗比较严重的损伤，如骨折。

　　在中国的影响下，"按摩"通常指通俗化的做法，而"推拿"指医疗化的保健按摩，它已成为中医院校的一门课程——正如美国的许多中医学校。推拿一般要跟着师傅学习，一些按摩师现在仍靠师傅传授技艺。佛、道对不同武术流派的影响也渗透到了何为损伤和治疗的概念化中，扩而大之，也渗透到了如何治疗跌打损伤的观念中。一些武术教练至今还把这些教授给优秀学生，以便他们处理训练过程中可能会出现的擦伤、扭伤和其他损伤。也有些老师提供单独的培训与资格认证课程，对象除了针灸师，练气功、太极或武术

的人，还有按摩师、理疗师、职业治疗师、瑜伽教练、护士、灵气（Reiki）修炼者，等等。按摩找到了切入点，由此扩展到了其他领域。也有一些项目组织人员到中国旅游，在中国的按摩医院接受短暂密集的培训。

最近在一些大型华人社区——如纽约的唐人街——过多的推拿店涌现出来，提供脚底按摩服务。在一个街区内可能就有七八家推拿店，它们通常位于地下商场。一些推拿师训练有素，集几代的经验于一身，也有一些在被雇佣后学了点基本手法，只收小费，不拿工资。渐渐地，推拿生意开始扩展到纽约的其他地方。

因为一个人必须有行医许可证才能正骨，因此在美国其他类别的医生从事正骨就是非法行医。但是20世纪70年代以前（也很有可能自那以后），正骨师在华人社区行医，这消息传到了学武术的非华人学生和局外人的小圈子里。近来会正骨的开业医生到海外学习，其中一些人是通过家庭传承的一对一的培养方式。例如，文斯·布莱克（Vince Black）不仅跟着中国武术家许鸿基（1934—1984）学了太极拳、形意拳等内家拳，而且学会了正骨。布莱克反过来又培养了其他人，例如，他在菲律宾近身武术教练训练营（Pekiti-Tirsia Kali）认识了比西奥（Tom Bisio）后，把正骨技术教给了比西奥。之后比西奥在纽约从事"正骨推拿"，和甘和（Kamwo）草药房合作，制造、出售"医治跌打损伤的搽剂、膏药、敷剂、粉剂、软膏、药丸"（正骨推拿2010）。

美国的正骨师通常只医治早已是其病人的人、那些他们本人认识或者他们认识的人介绍过来的人。至于正骨技术的学习，一些人参加过中国政府赞助的正式的培训课程。而且，原先在中国出版的传统骨科医生的著作已翻译成英文（张志刚1996），人们可以通过一些渠道如亚马逊买到。人们也可以私底下在互联网上询问哪里有正骨师，并悄悄地交换信息。

针灸的生物医学化

只要有中国医疗传统的地方，往往也有生物医学的出现，后者现在一般是占主导地位或是官方的医疗保健体系。来自其他传统的执业医生发现他们自己面临根据生物医学自我定义的直接或间接的压力，尤其是要想方设法让自己看起来更"科学""专业"（因为生物医学已为专业认同奠定了许多基础; Barnes 2003b）（见图9.3）。与此同时，由于模式多元化的相互融合的医学实践已经出现，这些分类不再完全有用。

这样的融合导致了一些歧义。例如，在美国的新墨西哥州，一小群执业针灸师提出——很让该州的其他针灸师惊愕——如果一种医术来自中国，那么它必须被承认为中国医学的一部分。这一论点被用来支持，如不受监管的人体生长激素的注射这样的做法。在佛罗里达州，针灸师执照法的起因包括针灸师合法行医范围内的顺势

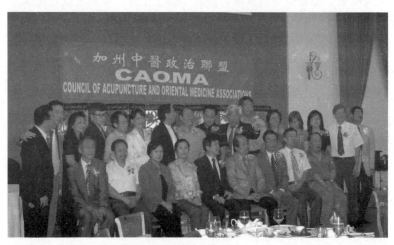

图9.3　2008年洛杉矶加州中医政治联盟筹款人合影。该活动也是为了游说政府，把针灸纳入州的保险范围。由琳达·巴恩斯提供

疗法和皮下注射针头的使用。因此，任何人想在佛罗里达州采用顺势疗法都必须取得针灸执照，而执业针灸师可以用皮下注射针头把顺势疗法的药物注射到针灸穴位里。

在法国和德国，只有生物医学专业的医生才能为人针灸，与此相反，美国的许多执业针灸师认为这样的医生涉足针灸是不可信的，332除非他们也在某所针灸学校学完所有的课程。谁能做什么，他们怎样学习要做的事情，谁批准他们去做，这些事之间的界限一直聚讼纷纭，每一方都根据自己对行医、范围与合法性的理解展开辩论。

促使人们指定何为"医学"事物的一部分动力来自中国。即使在医院、诊所采用中医药的时候，突出生物医学的诊断的倾向也越来越明显。这方面的兼容并蓄从中国向外传播，达到了这样的程度：新中国版医学实践的发展足以影响其他国家与地区的中医教学。相应地，在美国和其他国家的生物医学院校和机构强调医学的循证方法时，报刊则继续证明针刺等的疗效。因此，研究人员设法把随机对照试验用于中医的不同方面，但通常得到的只是模糊不清的结果（Barnes 2005a）。

这样的结果导致了另一种构想，此构想以权威文本、医学大家的临床经验（Barnes 2009）、提炼了著名医生的观点的共识达成过程、病历以及反映医学权威的想法的医疗准则等为特色。较近医学界的研究人员已着手于一些新问题，探究如何研究复杂的系统、结缔组织和其他微妙的身体机制，如何应用磁共振成像等策略（Langevin 等 2007；Napadow 等 2009；Wayne 等 2009）。但是我们看到，要求回归新中国以前的中医也是对这些发展的回应——这个要求在中国也是应者日多。

表 9.1　大事年表 1：16 世纪—20 世纪 30 年代

16—19 世纪	墨西哥：已知的首批华人移民来到墨西哥 美国：华人移民来到北美；1785 年后，通过中美贸易入境
1897 年	美国：富园医局出版了《东方医学科学》
1927 年	法国：莫昂特开始翻译中国的著作、培养法国医生
20 世纪 30 年代	中国：沈鹤峰就读于上海中医专门学校
1938 年	中国：沈鹤峰成立上海内科诊室
1939 年	法国：莫昂特撰写《中国针刺术》（1939—1941） 日本：福岛弘道成为针师，为盲人针师发展理论与技术

大事年表 2：20 世纪 40 年代—50 年代

20 世纪 40 年代—60 年代	中国：丁氏创办的上海中医专门学校培养了中国 70% 以上的重要中医
1943 年	法国：1943 年傅叶医生成立法国针灸学会，又于 1946 年成立国际针灸学会
1949 年	英国：威斯女士（Ilza Veith）翻译了《黄帝内经》的第 1—34 章
20 世纪 50 年代初	英国：沃斯利先后在中国台湾、新加坡、中国香港拜师学针灸 日本：间中喜雄发明离子泵导线
1952 年	英国：1952 年范布伦开始学针灸，最后到法国师从拉维尔
1954 年	英国：李约瑟出版《中国科学技术史》第一卷 法国：1954—1969 年沙尔符医生出版《中国医学》全六册
1956 年	英国：沃斯利在英国的利明顿温泉镇成立传统针灸学院 法国：诺吉尔博士介绍其成果，1957 年发表在德国的针灸杂志上
1958 年	中国：南京中医学院编写出版《中医学概论》，该书是新中国为新的中医院校编写的中医基础教材；出版中文版的诺吉尔耳穴图
1959 年	越南：翻译出版《中医学概论》（*Trung Y Hoc*）

20 世纪 60 年代	中国：出现赤脚医生
1962 年	英国：曼恩出版《针刺：古代中国的治疗艺术》
1969 年	美国 / 加利福尼亚：医学硕士荷马·郑（Homer Cheng）在洛杉矶成立中美医学康复协会
20 世纪 70 年代	美国 / 加利福尼亚：凯普查克、班康德和其他人到东亚学习针灸和草药
1971 年	英国：一群美国人登门请沃斯利诊治 美国 / 纽约：沈鹤峰移居纽约，开设诊所；社区活动积极分子制订了林肯戒毒社区计划 美国 / 纽约：赖斯顿在《纽约时报》上发表关于中国针灸的文章
1972 年	英国：范布伦在英国和荷兰成立东方医学国际学院 加拿大 / 魁北克：韦素成立魁北克针灸学院 美国 / 加利福尼亚：沃斯利在加利福尼亚的大索尔演讲 美国 / 马里兰：康奈利出版《传统针灸》
1973 年	美国 / 加利福尼亚：周博士（Poy Yew Chow）在旧金山成立东西治疗艺术学院（East West Academy of Healing Arts） 美国 / 内华达：在美国各州中第一个指明中医为"需要学识的职业"（a learned profession）
1974 年	斯里兰卡：安东·贾亚苏里亚医师去中国学针灸 美国 / 加利福尼亚：李传真医师因无证行医被捕；州长罗纳德·里根宣布针灸为实验项目 美国 / 马里兰：达根和康奈利注册成立中国针灸学院 美国 / 纽约：汉默拜沈鹤峰为师；林肯戒毒诊所引进针灸戒毒
1975 年	中国：出版《中国针灸学概要》 英国：奥斯汀出版《针刺疗法教科书》 加拿大 / 魁北克：马里奥·韦素出版《耳朵：身体平衡的通道》 美国 / 加利福尼亚：罗森布拉特聘请中国香港的苏天佑医生；苏天佑到马萨诸塞州成立新英格兰针灸学校
1976 年	美国 / 加利福尼亚：州长杰瑞·布朗承认针灸合法化 美国 / 纽约：林肯戒毒所的第一批学生获得韦素颁发的证书
1977 年	美国 / 纽约：林肯医院关闭戒毒所，不再对学校和义工开放；史密斯成为负责人
1978 年	苏联：世界卫生组织和联合国儿童基金会发布《阿拉木图宣言》 美国 / 加利福尼亚：约瑟夫·赫尔姆斯发展医学针灸项目 美国 / 纽约：夏库尔和他人一起成立北美黑人针灸咨询协会

大事年表 4：20 世纪 80 年代

1980 年	中国：出版《中国针灸学概要》 英国：李约瑟和鲁桂珍出版《天针：针灸的历史和理论基础》 美国：针灸学校创办人和教育者赞同"针灸和东方医学"的提法 美国 / 加利福尼亚：成立美国中医学院
1981 年	美国：疾病控制与预防中心发现了"获得性免疫缺陷综合征"（艾滋病） 美国 / 纽约：夏库尔被起诉
1983 年	美国 / 加利福尼亚：（在圣莫妮卡）成立皇家传统东方医学学院 美国 / 马萨诸塞：凯普查克出版《无织工之网》 美国 / 俄勒冈：成立俄勒冈东方医学学院
1984 年	英国：罗伊斯顿·洛出版《针灸的"络"》 美国 / 加利福尼亚：成立圣何塞中医药大学（Five Branches University）
1985 年	美国 / 纽约：迈克尔·史密斯和其他人成立国家针灸戒毒协会
1986 年	美国 / 加利福尼亚：美国中医学院成为美国首个可以授予医学硕士学位的学院 美国 / 纽约：夏库尔被逮捕，判处 60 年监禁
1987 年	斯里兰卡：贾亚苏里亚设立项目 美国：国家针灸院校委员会成立；中医学核心课程一致，但也保留了多样性
1988 年	美国 / 马萨诸塞：开展艾滋病关怀项目，即非营利的公共诊所
1989 年	美国 / 加利福尼亚：倪道兴（Daoshing Ni）、倪懋兴（Maoshing Ni）兄弟为了纪念其祖父倪友三（Yo San Ni），创办友三中医大学（Yo San University）

大事年表 5：20 世纪 90 年代—21 世纪初

1990 年	墨西哥：1990—2000 年，阮才秋教授培训墨西哥针灸医师 美国 / 纽约：汉默开始举办脉诊讲习班
1992 年	英国：曼恩出版《重塑针灸》
1994 年	加拿大 / 魁北克：采纳《针灸原理》
1996 年	美国：FDA 重新把针灸针从实验装置划入医疗器械之列 美国 / 科罗拉多：桑德拉·莉莉在科罗拉多的路易斯维尔注册成立道教和针灸学院

中国医药与治疗史（插图版）

1999 年	美国：出版斯密威斯基、魏乃杰全文翻译的莫昂特《中国针灸》；尼莫兹沃成为军中第一位全职医学针灸师
2001 年	美国 / 佛罗里达：汉默推动飞龙中医学院在佛罗里达州盖恩斯维尔成立 美国 / 马里兰：尼莫兹沃发明"战场针灸"一词来指用针灸治疗与战争有关的疼痛
2002 年	美国 / 俄勒冈：罗勒德和范米特成立诊室，后来发展成为工人阶级针灸室
2005 年	美国 / 新墨西哥：弗里德成立无国界针灸师协会
2007 年	美国 / 纽约：松本岐子形成自己的方法 越南：20 名墨西哥医生从越南针灸中心医院结业
2008 年	美国 / 得克萨斯：布利斯堡基地引进针灸，治疗有 PTSD 的士兵

针灸在阿根廷

贝迪纳·弗雷丁（Betina Freidin）

针灸在阿根廷由来已久，目前在阿根廷应用针灸的是东亚移民、生物医学出身的医生和其他保健专业人员、阿根廷的执业医生。一般认为，20世纪初中日移民无意中把针灸带到了阿根廷（Remorini 2005），而80年代大量的来自中国台湾的移民和90年代的来自中国大陆的移民为针灸的推广做出了贡献（Bogado Bordazar 2003；Sui Lee 1999；朱克新2002）。20世纪80年代，这些移民开办针灸学校，开展其他中医疗法，创办中医公会，开始正式把中医的力量组织起来（朱克新2002；Remorini 2005）。与此同时，在本国或国外接受培训的阿根廷针灸师也成立了其他的培训中心。

为了提高会员的职业地位，1997年，阿根廷中华针灸学会邀请世界针灸学会联合会的国际考试委员会来阿根廷举办国际针灸专业人员水平考试（朱克新2002）。但是，因为该联合会的证书在阿根廷不被正式承认，因此这一策略没有取得成功。2000年，针灸师和自然疗法协会成立，对非医学博士出身的针灸师进行认证。从2001年开始，该协会向国会递交议案，要求通过认证和执照法，但这些努力也没有成功。

虽然没有行医资格的针灸师一直要冒因非法行医被检举的风险，但2001年国家卫生部通过医生支持的997号决议，规定只有医学博士才有资格行医，进一步使事态恶化。2008年，卫生部也批准物理治疗师使用针灸。这两项措施都没有改善没有生物医学或物理疗法学位的从业者的处境。此外，阿根廷医生长期以来对针灸的兴趣以及他们独占针灸疗法的策略，也是阻止非医学博士出身的从业者向前发展的关键因素。

眼看医学针灸在法国传播开来，一小群阿根廷医生受到了吸引，于 20 世纪 40 年代晚期开始采用针灸，后于 1955 年成立阿根廷针灸学会，作为世界针灸学会的分会。从 1959 年开始，阿根廷针灸学会和针灸医学院（1960 年建立）为医学博士开设针灸课。但是尽管医学针灸有个良好开端，但和其他拉美国家相比，它在阿根廷堪称蹒跚而行，在很大程度上它仍然处于生物医学专业的边缘位置，直到近些年才有一些医学校开设针灸课程。

除了几个省，没有卫生政策把医学针灸容纳到阿根廷的卫生体系中，社会保险项目和私人保险公司也不把针灸治疗纳入保险（世界卫生组织 2005）。不过，997/01 号决议的通过有利于公共部门内医学针灸的发展。有医学博士学位的针灸师对针灸的功效和生理机能展开了国际间广泛的生物医学研究，他们游说国会通过立法承认针灸为医疗行为，但仅限医学博士应用。这场立法之战迄今未获成功。

随着 2001 年阿根廷国民经济的崩溃，许多移民针灸师或者回到祖国，或者移民到美国和其他拉美国家。留在阿根廷的那些人依靠跨国的政治和学术资本，试图像在中国和全球性专业组织如世界针灸学会联合会和世界中医药学会联合会所推动的那样，开辟中医和针灸的教育市场。非医学博士出身的阿根廷针灸师开办的学院也向国外学术界寻求支持，以便在市场上站稳脚跟。他们承诺根据国际标准开展培训，颁发证书，使学员们为将来针灸师和自然疗法协会所支持的法案最后获得通过做好准备（Freidin 2008）。然而尽管有诸如此类的努力，这些群体在政府松散的控制下依然处于卫生体系的边缘。

针灸在德国

贡纳尔·施托尔贝格（Gunnar Stollberg）

　　针灸在德国的早期历史仍有待书写，虽然两位针灸知识的宣传者是土生土长的德国人，但他们代表的是欧洲的殖民史。恩格伯特·肯普费是荷兰东印度公司的随船医生，也在长崎分公司工作过两年。1712 年肯普费出版了《异域奇趣》，正如维勒姆的著作，书中关于针灸的内容直到 19 世纪仍被一再引用。第二位德国人克莱叶也是荷兰东印度公司的医生，一些欧洲作者也摘引其《中医示例》（1682）和《中医脉搏理论要义》（1686）。

　　19 世纪上半叶，许多证据表明法、英、意已采用针灸。1832 年，德国医生科博（Theodor Kerber）引用了大约 60 位英、法、意、德作者的针灸著作和文章。他比较了欧洲和东亚针灸实践的不同，指出欧洲人在疼痛的部位施针，而不是根据经络（Kerber 1832，29）。

　　针灸较近在西方出现始于二战前，与法国的莫昂特有关。20 世纪 50 年代，针灸传播到德国西部（Gleditsch 2001）。例如，德国医学针灸师协会的创始人巴赫曼（1895—1967）接受了傅叶医生的观点。傅叶在印度支那当过军医，出版了关于针灸、顺势疗法与针灸相结合的"顺势针灸"（homoeosiniatry）的教科书（Arnold 1976）。1967—1970 年任德国医学针灸师协会会长的施密特医生（Heribert Schmidt）在日本学了日本版的中医，汉方医学。因此，在 20 世纪 70 年代美国新闻记者报道新中国的针灸以前，非中国形式的针灸盛行一时。如今，德国的专业组织大多教授新中国的针灸。

　　德国针灸医师的实际数量和针灸的使用程度现在还是个未知数。许多德国医生和一些非生物医学执业者都是针灸组织的成员（见表

9.2），许多针灸医师在实践中把生物医学和针灸相结合，以前者为 314
主，后者为补充，而不是可替代的疗法（Frank and Stollberg 2004a）。

表 9.2　2003 年德国针灸医师学会及其人数

德国针灸与耳针医学学会，1974 年成立	13600 人
德国医师针灸学会，1951 年成立	11000 人
德国针灸和神经疗法学会，1971 年成立于原东德	3200 人
德国杜塞多尔夫（Duesseldorf）针灸学会，2002 年成立	1600 人
古典针灸与中医协会，非常规医学的协会，1954 年成立	1050 人

　　生物医学组织起初对针灸持怀疑态度，因此对其进行了试验与监管。2001 年，负责审批新的诊治方法的联邦联合委员会发表了一份决定性的报告。该委员会的医生由公共保险公司资助——它们是被高度监管的法定疾病基金会，覆盖了 90% 的德国民众（私人公司覆盖了另外的 10%；见 www.g-ba.de）。该报告把针灸列入没有经过随机对照试验的疗法。

　　但是，1999 年，这些保险公司中的一些对于他们是否将继续覆盖经过挑选的由医师负责的治疗产生了争论，这场争论也涉及针灸随机对照试验。根据这些试验的结果，2006 年 4 月，联邦联合委员会把针灸加入"被认可的诊断、治疗"慢性腰背痛和膝关节炎的方法之列（Baecker, Tao, and Dobos 2007；Stollberg 2006）。不过，头痛或偏头痛的针灸治疗不在此列。研究人员指出安慰剂组的良好结果，但拒绝承认安慰剂治疗的有效性。鉴于针灸治疗应用范围的缩小，一些专家预测针灸将会消亡，这一点还有待日后见分晓。

　　2003 年，德国医学协会发布了针灸继续教育的条例，现在它们 315
正成为德国一些州的样本。这些条例创造了一个新头衔，"医学针灸师"。在德国，基本上是由内科医生提供针灸治疗，不像其他一些欧洲国家更多地由非生物医学出身的执业者开展针灸业务。因此，针灸已融入常规的医学实践，而中医的其他形式（草药茶、推拿等等）被放在了保健领域。

美国中医教育的文本与真相

彭晓月（Sonya Pritzker）

把一种文化和语言的医疗传统传播到另一种文化和语言，无论 318
就实际应用、文本或二者之间的相互作用而言，总是会对翻译和诠
释提出挑战。由此，现在被称作"中国医学"的理论与实践可以理
解为生活起居、呼吸吐纳练习与文字记录相交汇的过程。例如在美
国，中国医学专业的学生面临着如何与这种在某种程度上带有几分
临床实践倾向性的文字材料互动的难题。影响这一过程的因素不仅
有学生个体的希望与心愿，他们过去在中医和生物医学方面的经历，
他们对语言、文本如何与日常实践发生关系的具体看法，也包括为
美国的针灸学校和不同学校的课程提供英文教科书的出版商。

美国学生很快发现他们对基本为译著的教科书和入门书的倚重 319
进一步使这一过程复杂化，尤其是基于其中许多书的作者支持相互
冲突的对中国医学文本的诠释、翻译和命名法。而且，正如在中国，
特定的老师和制度背景极大地影响了学生与中国医学文字材料的关
系，以及他们以后形成的临床实践的类型（许小丽 1999）。然后，
学生们必须探索上文所述种种之间的分歧。

美国的中国医学学校通常把它们的必读书说成是有权威性的，
要求学生们研读这些载有中国医学有关真相的著作，牢记书中知识，
并在课堂、考试和实践中再现。但是，教师个体也可以对这种知识
的正确性发表不同看法。比如，在某学校的一年级新生的课堂里，
某位老师可能会对学生说，"［州委员会指定］教科书中'中国医学'
的命名是有误导性的，与临床无关。"因此她又说，"你们学到了错
误的知识，那么你们就会用完全不同的方式应用于临床。"然后她区

分了她觉得学生为了通过执照考试必须牢记的知识和他们为了医治病人确实必须懂的知识，对于后者，她经常根据具体化的经验知识进行解释。她鼓励学生摸索他们自己的脉诊和其他中国医学诊断法的经验——这种经验最终成为指导学生的临床实践的主要"真相"。

该校的另一位老师可能也会告诉这批学生，他们的教科书中的知识是"错误的"。他会劝告学生去阅读医学经典，在他看来，这些文本中包含的知识更合理。但是，因为学生们所受的训练不包括汉语语言，大多数典籍对他们而言仍无法阅读。两位老师都坚持认为课本知识不可信，但是虽然第一位老师通过获取经验予人一些希望，第二位老师却提出了令人沮丧的观点：真正有用的知识对学生们而言可望不可即，它们遥远，藏在了他们只不过通过翻译间接学到的语言的秘密里。

这个例子阐明了学生们可能会听到关于怎样利用可用文本的互相抵牾的说法，它们增加了真正的知识由什么构成的模糊性。在这种情况下，美国的学生可能会对文本与实践之间的关系感到矛盾。虽然这对每个学生产生的影响可能千差万别，但是这一过程仍使学生觉得他们不仅是在学习一种翻译过来的医学，而且正是这些翻译使他们与这种医学产生了距离，而不是接近它。

针灸在伊拉克——道格拉斯·纽顿对艾哈迈德医生的访谈录

西医艾哈迈德博士（Lazgeen Ahmad）现居库尔德斯坦，在那里 322
开了一家中医诊所——当地唯一的中医诊所。对他的采访说明了针
灸如何进入一个和本章中提到的其他国家相比在政治上极具挑战性
的环境。

纽顿（Douglas Newton，采访人）：伊拉克什么时候开始采用针
刺疗法？

艾哈迈德：据我所知始于 1978 年，当时一位伊拉克妇科医生应
邀访问中国，观摩剖腹产手术中如何应用针刺。1980 年后，两名麻
醉医师被派往中国学习针灸。这些医生开始针对有限的几种疼痛进
行针刺治疗。1991 年海湾战争（起因是伊拉克袭击了科威特）爆发
后，伊拉克的经济状况恶化，医生陷入药品短缺的困境。这一问题
非常普遍，卫生部不得不寻找治疗疾病的替代方法。

1996 年，巴格达的奥维斯医院（Alwasety Hospital）成立了疼痛
中心，主攻烧伤和修复外科。毫无疑问，医生们竭力反对利用中医
技术。后来，该中心变成了神经外科医院，负责针灸的是一名麻醉
师和两名仅受过有限的针灸教育的全科医生。随着时间的推移，一
位巴基斯坦的客座教师每年过来开针灸课并为人看病。在此时期，
我是儿童教学中心医院的高级麻醉师，同时每天傍晚也在自己的诊 323
所为人针灸。在伊拉克，所有读医科大学的医生毕业后都要在政府
的医院里工作，等他们完成住院医生实习或研究生学业后，也可以
利用下午的时间在私人诊所行医。

我定期到中心去，尤其是当那位客座教师从巴基斯坦过来的时候。1999年，我和另外两名医生拿到了巴基斯坦的针灸文凭，我成为巴基斯坦针灸和医学科学研究所的一员。2000年，疼痛中心更名为中医中心，医院变成了 Al-Shaheed Adnan Hospital（现在叫作外科专科医院）。在中心工作的只有4名医生，1人因为个人原因离开了中心，还有2人到中国接受针灸培训。

2003年1月，卫生部把我调到中医中心。战后的2003年，我成为中心主任，当时中心里共有3名医生。2006年和2007年，卫生部派我到中国接受更多的针灸培训。2007年，我因为某些不利因素离开了巴格达，搬到伊拉克北方，这时中心有2名医生和8位助手（理疗师）。

纽顿：伊拉克有多少医生还在采用中医治疗方法？

艾哈迈德：现在只有2名医生在巴格达的中医中心正式上班，库尔德斯坦只有1名医生在他自己的诊所开展针灸治疗，他在中国受过培训。2006年，卫生部同意我在巴格达的一个比较大的医院里开设中医诊所，我们对3名医生进行了3个月的培训，以便他们在中心的监督下在诊所工作。

纽顿：针灸在伊拉克的出现是战争的直接结果吗？

艾哈迈德：是的。如你所知，伊拉克发生过两次战争，一次1991年开始，另一次是2003年。1991年战争爆发后出现了药品短缺，2003年之后所有的一切都被破坏了。

纽顿：针灸的现状如何？

艾哈迈德：战后卫生部的情况不稳定，官员不停更换，这种不稳定影响了我们的计划，他们（官员）也忙于处理其他许多问题。政治局势也妨碍了许多病人继续治疗，但是我认为只要局势稳定，针灸会向前发展。

与亚健康接轨："预防医学"的变化轨迹

詹梅

新的千禧年来临之际，"与世界接轨"是中国最流行的官方口号和日常用语之一。在实际生活中，这个"世界"主要包括欧盟、北美和东亚的富裕地区。对中医学而言，"与世界接轨"意味着把自己重新打造为新颖的"预防医学"，它维持、增进整体的健康与幸福，尤为关注与城市中产阶级生活方式有关的健康状况。

中医貌似新的"全球"取向不应该模糊这样一个事实：20世纪六七十年代，中医已作为预防医学——虽然类型不同——跨区域传播（詹梅 2009b）。中医被形容为"一束针（针刺）、一把草（草药）、一双手（推拿）"，当时在以预防传染病大规模暴发，主要满足农村地区的基本医疗保健需求为目标的中国医疗保健体系内，只是一个低技术含量的组成部分。这样的预防医学也成为中国为了建设、捍卫一个无产阶级世界时派往第三世界国家的中国医疗队的标志（Eadie and Grizzell 1979；Hutchison 1975）。

但是，在这种新的预防医学的文化生产中，加州等地方现在发挥了关键作用。20世纪60年代，美国的反主流文化运动把中国医学重新塑造为生物医学的自然主义的全面的替代物。如今许多加州人对中草药，尤其是针灸，越来越熟悉。有针灸师标志着幸福安康、生活品质不错，针灸和草药主要在生物医学不太有效或无效，且与城市生活有关的情况下使用。这种情况一方面包括对常规的生物医学干预有抵抗力的癌症或重症，另一方面包括慢性病，如过敏、哮喘、失眠以及各种疼痛综合征（Eisenberg 等 1998；National Institute of Health 1997；詹梅 2001，2009b）。除了那些在华人社区开业的医生，加州的针灸医师也经常告诉笔者，他们的绝大多数病人是白人中产阶级的中青年人。

有经营头脑的上海医生敏锐地意识到这一趋势，如今把中医作为有加州风格的新的预防医学来推广。自 20 世纪 90 年代以来，医疗保健的市场化和私有化促使上海的许多执业医生寻求新的职业身份与客户。为了这个目的，一些人提出了"亚健康"这个新概念，坚称它来自"外国专家"。虽然现在没有关于亚健康的标准定义，但是支持者认为它是介于健康与生病之间的一种状态（詹梅 2009b）。

在实践中，亚健康指这样的情况，一个人没有得任何确诊的或可以确诊的疾病，但他 / 她精神不振、疲惫、记忆力衰退，或整个人觉得不舒服。据估计，70% 的上海居民陷于亚健康的境地（Luo 2006），这种状况被认为有可能导致更严重的健康问题，甚至早死。随着公众对亚健康日益关注，亚健康问题为推销中医提供了独一无二的商机。"上工治未病"的古话在中医的教学与实践中再度流行，中医作为服务于上海和加州城市中产阶级的预防医学再次出现（詹梅 2009a）。

中国医药与治疗史（插图版）

随机安慰剂对照试验与中医

凯普查克（Ted J. Kaptchuk）

20 世纪晚期，中医已在整个西方世界确立了自己作为另一种 `329`
可行的医疗保健的地位，提供了被认为自然、全面、奇特、非技术
性的东西（Kaptchuk 2002）。在争取替代疗法的选择权的运动中，
病人从针刺、中草药、太极和气功中找到了安慰与健康。有执照
的、注册过的、有组织的中医专业成功地满足了这一日益增长的需 `330`
求。但是如果中医要取得科学的合法性与主流社会的承认，它必须
成功通过本为检测生物医药的随机对照试验机制（Kaptchuk 1998a，
1998b）。

自 20 世纪 70 年代以来，西方的科学中心进行了大约一千项随
机对照试验，检测针灸医治各种疾病的疗效。这些试验主要针对慢性
疼痛，此外也研究了哮喘、肠易激综合征、抑郁和焦虑等情况。中草
药的试验也开展了数百次，同时对太极和气功的试验也变得普遍了。

试验结果令中医界失望。只有在 40 多项检测化疗后和术后恶
心、呕吐的疗效的随机对照试验中，针灸一直超过安慰剂对照。疼
痛和其他疾病的试验结果是互相矛盾的：对于任何特定的情况，一
些试验的结果是正面的，但另一些则看不出区别。对草药的研
究——草药中包含着许多已知的活性成分——多少是比较肯定的
（例如在湿疹和哮喘研究中），但是草药的副作用也是出乎意料地大。
至于对太极和气功的试验，现在仍处于初期阶段。

中医师因为这些难以让人满意的结果指责研究方法不够准确，
他们认为检测针灸或中药不像检测化学药品那样简单。他们或许是
对的，因为针灸只能采用单盲试验，针灸师可能会期望有一个良好

的治疗结果，这就有可能导致重大的偏差。现在人们还在寻找相配的安慰剂对照——它必须是惰性的（没有活性），外形、感觉与针灸针一样。针对相同情况，两名针灸师不一定会选择相同的穴位施针；同一名针灸师常常根据不同对象采取不同的治疗方法，由此又产生了标准化和可复制性问题。试验在多大程度上代表了针灸师而非针灸的质量？

草药的检测也面临其他许多困难，包括：对活性化学成分的科学评估不充分；关于最理想的剂量的资讯不足；不同制药商或同一制药商的不同批次的药品之间化学成分不一致；标准化的形式混乱无章或由商业决定；传统的要求互相矛盾或难以决定；对药效退化的监测不力；污染与掺假。

331　　真相的追求者指出，证据早已说明中医药没有通过随机对照试验的科学挑战。然而，更为冷静的评论者可以合情合理地说，生物医学的流行病学和认识论还有待提出明确的结论。不过，有件事从针刺的随机对照试验，尤其是从德国的保险公司赞助的一系列大型试验中浮现出来：针刺的安慰剂效应非常显著，对疾病有很大的影响（Kaptchuk 等 2006）。只要被试者希望身体好转，他们就会好起来，无论他们接受的是真正的治疗或只是安慰剂。至于测试的情况，真正或安慰性的针灸（placebo acupuncture）的表现都比一般的生物医学疗法好，或者至少一样好（Linde 等 2007）。因此，虽然显著的安慰剂效应使检测针灸与安慰针灸的不同变得复杂，但东亚医学看起来无疑对病人有帮助（Kaptchuk 等 2008）。

第十章　世界各地的中国医疗（二）

琳达·巴恩斯

尽管针灸具有普遍的重要性，本章——正如之前的其他章节——旨在呈现更复杂的情况，例如，中医也包含了其他分支，其中许多是在一些共同的基本概念如气、五行的基础上发展起来的。它们包括食疗与草药；太极拳、其他运动及相关医术（如正骨）；推拿；与内修或其他的治疗有关的实践，如气功。

　　最后一组实践与儒家的自我修养方法和佛、道导师传播的呼吸吐纳、内视、冥想等有关技巧有重合之处。此外，本书前面几章讨论过的，包括风水、《易经》、相面等，现在不仅在中国重新浮出水面，而且像针灸那样传播到世界各地。

　　掌握其中某项技艺的人不一定兼及其他，每一项技艺都可能构成一种世界观和伴随人成长的鲜活传统。一个人可能会先受某个对他／她而言是外国的技艺的吸引，然后开始学习其中的一些或全部。另外也有人学了某门技艺，但只在有燃眉之急时才使用。

　　换言之，人们不同程度地涉足这些技艺，或者如康思奇（Louis Komjathy）形容美国的道教那样，我们会看到从"近亲"（如道士、掌门、针灸师、中药师、风水师）到"远亲"（那些被下载到电脑里的《小熊维尼的道》《道德经》等通俗读物吸引的人）的一系列"家族相似性"。这些不同维度的卷入一起代表着中国医学和治疗作为一个整体的传播。

　　而且，一些涉足者可能致力于其中的学术性内容——其文本以及传统的"哲学性"，在某些情况下，他们把它们区别于"宗教的"事物。另一些人可能植根于仪式、宗教或宗族层级、特定群落的动力，尤其重视某项传统的公共维度。也有一些人可能拥抱医学与治疗的个人化方面，集中精力追求痊愈、健康、修身养性和／或智慧（Komjathy 2004；Kohn 2001）。

这样的无所不涉反映了不同群体对何为"中国医学"各持己见。诚如许小丽在坦桑尼亚的医学实践中所观察到的，"中国医学"一词有出人意料的模糊性。例如，在坦桑尼亚，dawa ya Kichina 可能指"中国的医学"（即"来自中国的医学"）、"中国人的医学"（中国医生采用的任何医术，包括生物医学），也可能指"来自中国的医药"（某些情况下指中草药，有时也指中国生产的西药）（许小丽 2002）。

338　　输入了中国医学的文化有它自己的风俗、传统和对新来者的看法，所有这些都会投射到来自中国的医生和医疗实践上。二者的相互作用使输入国用它能掌控的方式理解对方，在不同程度地接受的同时也打开视野，用新的方式观照世界。因此，家族相似性问题必须扩大到涵盖各种中国治疗艺术的变体，因为它们正被用于世界各地的新环境。在交流的过程中，各方都改变了。

那么是什么把他们连在一起？有人认为，医生们至少有共同的概念为基础，如"气"，有时是"五行"。尽管他们之间有诸多不同，但他们组成了关系松散的"言语社团"（speech community）——"一个有共同的言行及其意义的符号代码的群体，虽然种族、阶级、性别、年龄和距离等等可能区隔了他们"（Ho 2009；Fitch 1998；Fitch 1999, 46）。医疗越深入人心，这样的术语就越能渗透到当地的语言，并具有通俗的含义。例如，"阴阳""风水""针灸"等词已进入世界各地的公众用语，出现在从学术期刊到通俗小报的每个地方。

339　　而且，人们经常会用奇异的方式把各种医疗实践合为一体。纳拉亚南（Vasudha Narayanan 2006）在观察印度教传统时发现，为了满足自己的需要，医生和病人都会利用一切可以利用的治疗方法，不论其来历。诚如医学人类学界很早以前就注意到的，这样的选择也进一步受一些因素的影响，如个人或群体的世界观；符合逻辑或经济条件许可的选择；实际问题的严重性及其对生活的冲击；在涉及各方觉得需要做什么时，问题的起因如何被构思；个人或群体有时效果不佳的干预；特定的选择带来的社会和政治后果。实践的这种个性化也发生在中国式的医疗领域中，其中许多是与维持、改善整体健康状况有关的日常行为。

　　许多不同类别的业医者会把他们行为的根源归结为用不同方式理解的道教宇宙论。如前文所言，这样的概念包括气、阴阳、五行、道。对某些非中国人而言，采用诸如此类的概念可能会伴随着对承继而来的宗教性世界观的排斥，以及对被认为是"精神的"东西的偏爱。而诸如此类的概念，有时是文本，和儒家或佛家的世界观以及实践交织在一起的现象，对另一些人来说则无关紧要。相比之下，中国医生可能会认为这些概念是世界观的重要组成部分，它们不能被看作是"宗教的"或者甚至是精神的；相反的这类现象则见于家庭供台、寺庙或宗祠。下文将探讨这些概念问题如何作用于中国医学和治疗的其他分支。

食疗

　　中国最基本的健康方法之一与食物有关。正因如此，移民社区不仅从中国进口食品，而且自己也种植。这样的移民有时也在加利福尼亚等州当流动小贩，20世纪70年代以前贩卖新鲜食品给华人和其他人。1909年，中国、英国和日本的菜农相互合作，在洛杉矶成立了城市市场批发生产终端（City Market Wholesale Produce Terminal）。华人社区一兴起，商人们就会进入社区开店，出售自我

340 保健的药品和稀缺食品。现在在得州等地方的唐人街购物广场几乎
总会有一个大型超市，顾客可以买到成药和预先包装好的用来炖滋
补汤的草药（见图 10.1）。此外，通常也至少有一个草药店。

　　华裔美国人家庭里的一些做法——取决于他们何时来美以及身
为第几代移民——可能包括食用组合装的草药和肉、蔬菜一起炖煮
的滋补品。父母或祖父母会告诉下一代什么时候不要吃花生、辛辣
或油炸食品，夏天或冬天最好吃什么。这些教诲在不同程度上变成
了生活方式，但是对那些想要更明确的指导的人而言，教人们如何
烹制祛病疗疾的羹汤、炖品的食谱不仅有中文版本，也有译本。它

341 们包括港台版在内的各类海外书籍，如《厨房的智慧：经典家庭食
谱》（Young 1999；另见 Flaws 1995a，1995b；Zhao and Ellis 1998；
Simonds 1999）。甚至贝蒂妙厨（Betty Crocker）也出版了中国低脂食

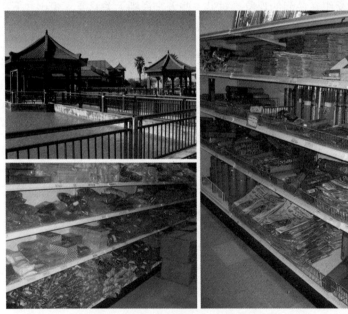

　　图 10.1　休斯敦唐人街的香港市场。左上：香港城购物中心外的风水池。左下：
香港市场上出售的散装草药。右：丧葬用品——冥币、香、纸做的生活舒适用品，
供在墓地焚烧用，它们和佛龛及有关物品一起在市场的家居用品区出售

中国医药与治疗史（插图版）

品的食谱，和其他低热量、不含脂肪、有利于心脏健康的中国食品烹饪书放在一起。

一些中医学校也会简要介绍中国的饮食理论与方法，以便执业医生向病人推荐。不过这样的课程通常是给那些要学中草药的人开设的，并不是每个学校对学生都有此要求，学生们也可以选择再多读一年。旧金山的道士、厨师辛（Nam Singh）教授的道家烹饪法，非常重视道家烹饪的健康性。辛医生是埃塞俄比亚裔美国人，童年和青少年时期曾在中国台湾的一个道观生活，他在台湾学医并获得学位，中医各科无所不涉，但是他主要把注意力放在立基于气的食物属性和有关药膳的教学上。

草药

因为食材与中国本草有重合之处，所以二者之间几乎没有清晰的界限。因为这个缘故，在美国这样的国家，中草药被看作是"膳食补充剂"，因此不受 FDA 的监管（虽然自从 20 世纪 80 年代以来，健康食品商店定期散发传单，要求联邦政府改变这一政策）。但是在非华人用户中，他们可能对中国的药膳不熟悉，二者之间的区别可能比较明显。

早期和中国贸易的国家充分意识到中国草药资源丰富，商人、外交人员和其他观察者也很快意识到中国的草药和药物符合自己的商业利益和医学认知（Barnes 2005b）。例如，加拿大和美国殖民地（后来是美国）的野山参成为对华贸易的常备商品，它最终演变为现在的人参种植，目的通常是赚取外快。19 世纪，农业杂志开始指导人们如何种植、买卖人参，20 世纪初人参种植商的组织也成立了（Carlson 1986）。这样的种植业持续至今，虽然人们也回头寻找 342

野山参，尤其是在美国的威斯康星和田纳西州。近些年人参贸易非常有利可图，以至于偷采人参成为地方和州政府越来越头疼的问题（Lienwand 2007）。

一种实践换了一个环境后总会发生变化——即便那些实践者坚称他们一成未变。来到新地方意味着个人或群体现在生活在多少有些陌生的人群当中，获取所需工具的环境已经不同：有些东西可能不再随手可得，即便可以，价格也比较昂贵或者和原先一直使用的不完全一样。例如在19世纪的美国，尤其是在西部州，一些中药师把当地的植物用在了他们的药品中，而在一些比较偏远的地区，他们自行种植。

一个广为流传的老生常谈是：在20世纪70年代初媒体对针灸突然大感兴趣之前，美国的华人医生主要在华人社区为人看病；只是近来非华人社区才意识到并开始采用中国的医术。这一说法与实际情况相差甚远。虽然早期移民草药医生确实是在自己的社区行医，但是很快他们也开始医治美国原住民，欧裔、非裔和拉美裔的美国人。实际上，具体情况主要取决于具体地方的人口构成。

最著名的例子之一是伍喜医生（Doc Ing Hay, 1862—1952），他和生意伙伴梁光荣（1863—1940）在俄勒冈的约翰迪（John Day）合开了一个经营范围很广的商店，在店里伍喜医生开了一个小药房（见图10.2）。多年以来，随着俄勒冈东部的华人劳工逐渐无工可做，伍喜医生在当地人中有了固定的病人，其中大多数是欧洲裔的美国人。猎人把动物肢体带给他，他们知道他会用来做药，而远方的病人会给他发电报、寄信或支票。

19世纪90年代，美国的华人草药医生不仅在旧金山、洛杉矶，也在芝加哥、波士顿、纽约和亚特兰大登广告——而且是在英文报纸上。这些广告一周又一周经年刊登在报纸上，说明它们很能吸引

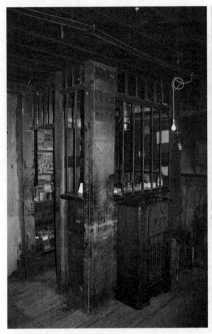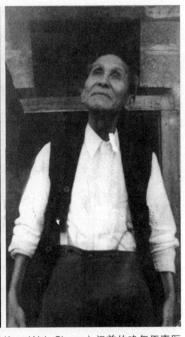

图 10.2　站在俄勒冈州约翰迪金华昌（Kam Wah Chung）门前的晚年伍喜医生及其开设的药房。左图：由琳达·巴恩斯提供。右图：由金华昌历史博物馆提供

病人（但也正是在此时期以及 20 世纪的头几十年，美国针对行医的规章制度也在增多，致使美国一些城市中的华人医生因为无证行医而被捕）。只要有可能，他们中的一些人就会把他们的知识和事业传给他们的子孙后代。在他们无法上医药学校，或者像发生在华盛顿州西雅图的威拉德·觉（Willard Jue）身上的那样，他们有资历却不能在英国人掌握的行业里找到工作的年份里，情况尤为如此。相比之下，1889 年亚方（C. K. Ah Fong）在爱达荷州博伊西（Boise）定居，1893 年开了一家草药店。虽然政府一开始不肯给他行医执照，但是一位地方法官改变了这一决定，最后亚方成为美国唯一一批因为中医医术而获得美国行医执照的华人草药医生之一。他把医术传给了儿子赫伯特，赫伯特又传给了自己的儿子杰拉尔德。为了传承

343

345

346

医术，子孙二人都回到中国学习，然后回美国经营家族在爱达荷的草药生意（Buell and Muench 1984；另见 Ford and Jacox 1996）。到1964年，曾经的华人社区已经消失，只剩下亚方的曾孙比利·方，他直到一个重新开发的项目打算用破碎机推倒他的房子时才不情不愿地离开。影响方家生意——也影响了其他美国华人草药商——的一个因素是，中华人民共和国的成立对草药贸易的冲击，贸易限制使进口以前不难买到的草药越来越难。

在美国，在麦卡锡主义横行的冷战背景下，公开自己的华人身份也很不容易。那些世代行医的家庭发现生意不好做了，如果他们在自己的社区外抛头露面，更容易受到攻击。一些人选择不出店门，就在二楼或三楼的公寓里营业，这里除了那些口耳相传的人知道外谁也看不见。这种安排改变了以往的模式，使草药医生一家住在了草药店的楼上或后面（通常更合算）。这些发展变化使人们进一步认为华人草药医生和针灸师主要为华人社区服务。

但是也有一些家庭的业务维持了下去。例如，陈亨森（Hen Sen Chin）于1923年移民到华盛顿的西雅图，在那里开了一家草药店。他把知识传授给了女儿朱莉安娜，她从5岁开始就尝草药和闻草药的气味，最后继承了父亲的亨森药店。还有一位梁医生（Carl Shan Leung），1973年他在纽约成立了甘和草药房，其子托马斯从小在药房帮忙，长大后学习药理学并成为一名药剂师，后来他逐渐回归家族生意，并获得针灸和本草学学位。托马斯整合了美国药房的经营方式，设计了一个网络程序，执业医生可以通过它为其病人提交药方，订购草药。最近这几代人活动的循环往复和世界各地华人移民社区的相似。

348　　不过，通常草药商——华人和非华人——也开方，周围有草药店时，病人会到那里按方配药。一些执业医生在自己的诊所里配药，

　　　　　　　　　　中国医药与治疗史（插图版）

但是他们一般也注意到病人不愿在家煎药——中药需要用水煎两回，煎到浓稠状，然后将两次所得混成一碗。煎药不仅花费时间，而且还会散发出浓重的气味，味道通常也非常苦，除非病人已习惯。

常见的变通方法是提炼成药丸，通常叫作"成药"。有时出售混有酒精（用作防腐剂）的浓缩型药酊，它可以用眼药水滴管滴到热水里。在美国，各种形式的草药也能在针对亚洲顾客的草药店、健康食品商店、杂货店和超市买到，而且在主流的药房、折扣店和大型批发中心也越来越能看见它们的身影。

虽然执业医生通常一致认同煎煮过的草药效果最好，但是他们也都知道如果病人从来不喝，那么汤药毫无用处，在这种情况下药丸或药酊是更好的办法。介于两者之间的选择是把药丸加工成药粉，它能和热水搅拌在一起，泡开，然后喝掉。因此，那些开设本草学课程的学校必须让学生熟悉方剂的原理和成分，颗粒状中药的使用与合适的成药替代物。 349

草药从中国大陆、台湾地区和其他地方进口，通常是装在大圆桶里运输，然后由那些出售草药的商店重新包装。因为国际上的监管和质量控制方式各异，所以导致了诸如从受污染的航道而来，或来自老化铅管里的水是否对草药造成污染的问题。而且，一些海外生产商能够并且也确实添加了药物。诸如此类的行为引起了对一些进口草药的安全性的担忧——虽然显然远非全部。在此情况下，一些西方国家自己的生产厂商和药农崛起，这样做需要熟知并掌握资源和生产过程，恪守监管措施。

对于某些动物成分的需求导致了偷猎和走私。例如，为了获取虎骨、犀牛角、熊掌、熊胆、麝香、海马，非法猎捕或诱捕这些动物已使它们和其他一些物种处于濒危状态。虽然许多政府通过法律留出土地作为受保护的动物栖息地，但是这样的法律并不总是付诸实施。实际上，政府官员们有时也串通一气，对走私睁一只眼闭一只眼，甚至从中牟利（Baum and Vincent 2005；St. Clair 2007；Bell 2009）。

在美国，像这样的一些问题促使联邦监管机构对草药商店进行突击搜查（有时声称寻找违禁药物），在商店四处搜查时把店主、员工和顾客赶到街上。一些草药商报告说，调查员打破一桶桶草药，虽然其中大多数他们都不认识，但他们把洗发水倒上去，把草药弄湿、毁掉。店主除了蒙受经济损失之外还颜面尽失，尤其是因为侵入者很少道歉。类似的突击检查也发生在加拿大一些城市，如多伦多、温哥华的中药店。

从中国大陆（内地）购买草药的执业医生进行了改革，旧金山的康医生（P. Q. Kang）就是一个不同寻常的例子。康医生出生于一个以推拿和本草见长的医学世家，后就读于上海医科大学，1970 年毕业，最后成为上海医院中医科主任。1985 年康医生来到美国，执教于美国中医学院。在旧金山期间，康医生夫妇已在中国培养了一批从事有机草药种植的农民，因此他们进口自己的草药，用在康医生开的药方里。

另一小群执业医生和植物学家建立了一个网络，试种有机中草药。在美国，这样的项目始于 1987 年，由旧金山的美国中医学院和加州大学植物园展开合作交流。广州中医药大学的徐鸿华教授携药苗和种子赴美，用 6 个月的时间规划建设了一个中药园圃，园圃根据治疗方法分为 18 个部分。徐教授回国后，美国中医学院的学生罗伯特·纽曼（Robert Newman）在中药园圃工作了 5 年，和世界各地的保护者合作，增加了那里的中草药。他还在南京植物研究所的中草药园当了一年半的园长。纽曼最后于 1997 年离开美国中医学院时，把草药分给了美国不同地区的 8 个植物园，并留下一座发展完好的中药园圃供学生学习（Giblette 2009b）。

植物园，如珍·吉伯利特（Jean Giblette）负责的纽约海福尔斯（High Falls）植物园，现在是全国性网络的一部分。美国的不同地区都有一个植物园，因此有可能试验不同植物在每个地区长势如何。此外，美国至少有 15 所针灸和东方医学院校效仿美国中医学院，建立药圃。海福尔斯植物园和纽约、宾夕法尼亚利用模拟的野外生长环境种植人参的农民也有联系（Giblette 2009a）。

在德国，中草药通常通过专门的零售商从亚洲的不同国家或地区进口，然后卖给合格的执业医生。但是，问题是德国监管草药的销售，并要求有文件说明草药的原产地和生产过程——进口的草药通常缺少这些信息。为此，田间栽培合作试验开展起来，在受到控制的条件下种植了 16 种草药，并记录各种状况，以便提高草药的安全性与质量。但是，和主要对已用作药物的植物感兴趣的前几代人不同，这群人把范围扩大到中医常用的草药（Bomme 等 2007）。

与之形成对照的是，埃及开罗的市场从美国进口西洋参片，从中国大陆（内地）进口其他胶囊和药片。卖主必须登记——这一过程需要几个月或者两三年——而且必须同意出售的药不能超过 4 种（WFCMS 2009）。在坦桑尼亚，病人可以利用土药、来自《古兰经》的护身符、圣水、生物医药或者请长者、祖先和神灵进行干预。他们也会让华人医生开"配方药"，包括药粉，它们有时也含有维生素或类固醇，需要在水里煮化，或者像药丸一样直接吞服（许小丽 2007，22）。诚如詹宁斯（Michael Jennings）所言，"非洲的——坦桑尼亚的——医疗包括多种手段：在应用中共存和竞争体系都获得了合法性"（2005，459）。

在执业医生的请求下，南非于 2001 年 4 月宣布中医合法化。同时，立法机关也承认了非洲的传统医学和阿育吠陀医学（Editorial

Staff 2001）。医生们来自不同的种族背景，其中不仅包括有中国血统的人，还包括有印度或欧洲血统的南非人。在线公司风起云涌，它们出售中草药和针灸用具，还有专门写给医生或病人看的医书、参考书。2003 年，注册医生成立了南非国家针灸与中国医学协会。

推动"气"的世界

早期来华的耶稣会传教士发现，如果他们想让中国文人改变信仰，就不能要求他们放弃对祖先的尊敬和崇拜。因此，耶稣会士改变策略，向罗马汇报说儒家传统是一种哲学，而非宗教——数世纪以来一直持如是说。这一策略遗留下来的另一个结果是，"宗教"或"宗教的"被认为指基督教。因此，"与宗教无关的"可能是一种表明某人不是基督徒的方法——并不是说此人的生活中没有宗教的身影。

人类学家托马斯·乔尔达斯（Thomas Csordas）曾有一问：宗教活动和世界观的哪些方面最有可能传播。他认为，这部分取决于它们有多"轻便"——学会仪式有多容易；需要多少深奥的知识或用品；脱离特定的思想意识或机构，一个人能在多大程度上参与。乔尔达斯把风水作为具备能四处传播的特征的例子。他还提出，如何传播也很重要，是通过传教活动（利用各种手段有意传播一种传统） 或通过移民（人们不自愿或自愿地流向世界各地）传播（Csordas 2007a）。我们还可以补充一个因素：技术的出现，它促进了交流，推动了信息传播，也方便了旅行。乔尔达斯还指出，随着宗教教义传播到不同的文化和语言环境，它们就像音乐一样变成了不同的音调：你知道就是那段音乐，但也听得出区别。

许多宗教教义通过日常活动发挥作用——这些活动被普遍认为

是世俗的，因此使人产生宗教的世俗化程度已加深的幻觉。但是情况也有可能是安德鲁·金姆（Andrew Kim）所说的"非官方宗教"，或者麦圭尔（Meredith McGuire）所描绘的"不为官方宗教团体所接受或控制的宗教和准宗教的信仰与实践"。在一般的参照系中，它通常包括被形容为"精神的"而非"宗教的"活动。

在过去的60年里，中国传统的流入与那些研究形成于中国、传播到世界的世界观的探求者不期而遇。许多以活动为基础的实践都立足于相同的传统，因此区别通常是人为的。其他一些探求者师从中国的佛道导师，后者包括美国的重要人物，如卢·K.沙雷、梅连羡、黄伊娃、倪清和、谢明德、袁显，其中一些人教太极或功夫，一些人是受戒道士或和尚，或是被允许传播传统的学生。

还有其他一些例子，比如许多外国人走出国门，其中查尔斯·贝耶（Charles Belyea）——在多年的学习与练习之后——首先在中国台湾成为受戒比丘，然后在投入一些道教大师门下之后，受戒成为刘氏道派的一员，并得名"刘明"（关于北美道教的详细探讨，参见Komjathy 2004）。有时师徒关系贯穿师父的一生，而在有些情况下，学生在当了一段时间的徒弟之后自立门户，师父则可能完全认可或不认可。因此，我们谈论的是既有华人又有非华人的复杂情况；移民、有意识的传播和积极的追求；文化的互渗与调适；不同市场的影响等，所有这一切都在不断变化中。

各种活动的和谐共处

正如前面的章节所云，动静结合的锻炼可上溯至中国早期，各种形式和方式的锻炼延续至今。中国和世界各地的华人社区的公园晨练者都知道，几乎每天都有人聚在一起练太极拳或做其他形式的

358

运动。例如，在曼哈顿的哥伦布公园，人们认同一个人所练的太极之后，就开始跟着他／她练习。在公园里走一圈会看到不同的风格和方法——有的有音乐伴奏，有的舞扇，有的舞剑，有的手持红色长飘带。渐渐地一个团体形成了，以大家认可的那个人为老师，其他参加者可能常年每天聚集在一起。一些老师后来找到了更正式的地方，某些情况下甚至建立了真正的太极学校。

也有一些移民已在其他地方带过徒弟，因此有意识地寻找学生。虽然中国的习武者几个世纪以来已移居世界各地，但是较近的发展却是因受到了武打片（尤其是香港武打片）的流行的推动。虽然动作片的拍摄最早始于 20 世纪 30 年代，并逐渐类型化，但是 20 世纪 70 年代拍摄的电影才传遍世界，并培养了一批热情的粉丝。结果，一代又一代的学生学习不同流派的武术，从身体的磨砺到防身的技巧到精神的成长，无所不探求。

同时，在世界各地，越来越多寻找精神家园的人质疑伴随他们成长的宗教传统，而寻找新的寄托。当他们逐渐意识到太极拳等有凝神静气的一面，他们开始在中国台湾、香港和来自大陆（内地）的移民中寻找老师。武术家如麦宝婵来到美国，在波士顿成立了中国武术研究院，教太极拳和武术。她教儿子甄子丹练武，甄子丹后来到了香港，成为国际知名的武打明星。不过，麦宝婵的其他学生来自许多不同的文化背景。

361　　有时人们在看过某人的武术或表演之后决定拜他／她为师，有时则根据口碑或在电话簿、互联网上选择老师。许多老师只把知识传授给家人、熟人或自己社区里的人，但也有一些人选择接纳非华人学生——这一举动有时具有争议性，对一些人而言可能需要自己的师父的允许。

寺庙活动

华人移民在世界各地建造寺庙，其中的一些——如奥罗维尔（建于 1863 年，当时当地有一万华人居民）和北加州马里斯维尔的寺庙——自 19 世纪以来一直很活跃，为一代代的华人移民提供了精神家园。不管是道观或佛寺，许多宗教建筑也供奉药师佛。此举把药师佛及其教义作为疾病和无知的终极良药，来烧香拜佛的人祈愿自己或生活中的其他人能恢复健康。

在现实中，供奉某位神灵的寺庙也经常陪祀其他神祇。比如，加州洛杉矶的天后宫供奉的是海神妈祖，她既护佑靠海吃海的人们，也对那些求子嗣的人施以援手。但是，天后宫里也供奉其他神祇：土地神（那里叫做福德）、观音菩萨、大愿地藏菩萨。一些佛教徒认为妈祖是菩萨的化身之一，想怀孕的妇女会向二者求子。与整个社区的安康有关的问题，还有疾病问题，都可以向天后宫里的每一位神灵求助。虽然此天后宫由越南移民建造——该协会也有华裔——其他亚洲人也都来此祭拜。

较近的几十年来，新寺庙犹如雨后春笋般涌现，其中的一些堪称大型综合体，如加州哈仙达岗占地 15 英亩的佛光山西来寺。佛光山由星云大师（1927 年出生）创建，因弘扬"人间佛教"而为国际公认。人间佛教是一种宗教改革运动，它海纳所有传统、流派和著作，推动不同佛教派别的联合，以期最终在人间开辟一片净土。佛光山的道场如今已遍布全球。1992 年，星云大师还成立了佛教僧俗信众的组织国际佛光会，总会就设在哈仙达岗的西来寺。星云大师在中国台湾、泰国、美国和日本都发起过健康倡议，佛光会以他为榜样，也开展各种慈善活动。

362

家庭与生意场的活动

正如在许多国家，核心的宗教活动发生在看上去与宗教无关的家里、生意场和其他地方。例如，历史上中国人在家供奉察一家善恶、保一家康泰的灶神。这样的神位和香、佛像、菩萨像、道家神仙像、儒家圣人像以及各路神仙像，依然在一些草药店和中国食品市场（包括最大的超市）的日用商品区出售。

生意场如梁光荣和伍喜医生在俄勒冈约翰迪开的杂货铺里有一个小小的供台，当地人可以到那里拜祭。这一做法延续至今，许多商人和饭店老板现在仍会设供台供奉神灵——通常是关公，每天上香、上供水果，请神明保佑阖家健康、财源广进。食品市场和特色商店也出售丧葬用品，如冥币、香、纸做的生活舒适品——房屋、汽车、家用电器、衣服、珠宝——供祭奠时焚烧，这样会化成青烟带给死者享用。这样做的目的是安抚死者，维持和他们的和睦关系，避免他们成为怨鬼。

祠堂、协会与市民的活动

363　　早期华人移民——通常是商贾——在世界各地成立同乡公会，帮助同姓、同乡或同籍贯的新来者熟悉当地风土人情，解决法律问题并介绍工作。他们借钱给人，有人死亡时同乡公会会把其骨殖送回中国安葬。同乡公会也监管为死者存放祖先牌位的当地堂号，正如新加坡的林氏祠堂，堂号里有成千上万的祖先牌位，每一个上面可能都有四个名字。有些家庭也会选择把牌位存放在佛寺，让和尚长年念经、照看（Tong 2004）。

家庭协会也在组织每年的春节活动中发挥作用，春节期间通常会放鞭炮、舞狮驱逐年兽。传说中年兽生活在林中、山上或海底，每年都会出现一次，对儿童尤其危险，喧闹声和红颜色能把它吓跑。

这一风俗起源于广东，意在招来好运，保合境无病无痛。由身怀武功的人进行舞狮——地方武术学校延续了这一传统。

自我修养和服务他人的新组织

20 世纪下半叶，致力于自我修养和服务他人的新团体涌现——其中一些在中国大陆，一些在台湾地区。有些团体有自己的中心，不过不是在寺院里。这些团体的成员主要是华裔，其中许多人是受过良好教育的专业人士，对追求健康很感兴趣。参与者多为义工，他们可以选择捐赠，但不会强求他们这样做。大多数活动采用中文，有时有同步翻译。但是，随着这些团体在华裔只占少数的国家也发展壮大起来，或者越出了华人的范围，非华裔成员的作用增强了。

这些团体把佛教教义和实践、慈善、中国和佛教思想自身产生的观念（例如气、因果报应、脉轮）、来自生物医学科学的概念和全球取向熔为一炉。这些因素通过不同方式交织在一起，帮助参与者求得内心的净化，与天地的融合以及治疗自我和世界的能力。

慈济基金会

慈济基金会的成立离不开台湾地区证严法师（出生于 1937 年）的努力。法师年方十五时，母亲因病需开刀，年幼的她持诵"观世音菩萨"名号，发愿茹素并减少自己十二年的寿命，以求得菩萨保佑——后来其母果然没有开刀而恢复健康。1962 年，证严法师暂居于小寺庙，自行落发，开始过比丘尼的生活。一年后，证严法师拜提倡人间佛教的改革家印顺上人（1906—2005）为师（Huang 2008），印顺上人为其取法名"证严"，不久之后证严受戒。

1966 年，证严法师偶遇当地天主教高中的几位修女，她们和她说起天主教会在世界各地的慈善活动，并问她佛教有何义举。此次交谈促使证严法师成立佛教克难慈济功德会。她要求信众每天存五毛钱，由此既可存下钱来，又能培养爱心——二者均为施惠他人的途径。这一倡议激励了越来越多的人，其中许多人请求皈依。证严法师要求他们在皈依之前先加入慈济功德会，做善事帮助贫病者。

基金会成立后，逐渐成为台湾地区最大的非政府组织，分会遍及世界，支持者约为一千万之众。1991年长江流域发生水灾后，证严法师发起了赈灾活动。志愿者自费来到灾区，被要求亲自向受助者表示慰问，以确保救灾款没有被腐败的官员挪作他用（"Help with a Bow" 2008）。

证严法师把佛教称为"法则"，它要通过慈善、医疗、教育、人文、国际赈灾、骨髓捐赠、社区志工、环保八大事业的开展来启示。她也借用佛教的八正道之说，称此为"一步八脚印"。慈济基金会的志愿者自觉地把他们的所作所为视为菩萨的行为。

预防鬼神

在中国本土和海外华侨当中，鬼神会危及健康与生命的观念一直存在。例如，研究新加坡一百名精神科华裔病人后发现，女人比男人更多地把她们的问题归因于鬼神附体，其中半数人或其亲属首先向传统治疗者寻求帮助，他们对病因的解释也与他们的教育状况无关（Kua, Chew, and Ko 1993）。长生学治疗有时是通过驱除附在人身上的一个或多个鬼神，来解决这类附身问题。在一些针灸学校，鬼神附体也构成了一个诊断类型（Barnes 1998）。关于这一点，鬼神现象以及鬼神附体已经渗透到中国电影制作人的想象中，他们拍摄了关于鬼神缠身者的恐怖片。逸闻趣事表明，在像美国这样的国家，驱邪除魔的可能是一些移民驱邪师（其中许多人是道士），尽管他们没有公开其业务。

有保护作用的护身符、避邪物还在使用，例如用吉利的红线把铜钱（最好用有相同铭文的铜钱）穿在一起制成的铜钱剑——这一现象已有数世纪的历史。人们把铜钱剑放在身边或者家里，用它来避邪挡煞、治疗疾病、延年益寿。这样的避邪物对不同的对象有不同的意义。对寻求实际保护的人而言，它们——正如其他任何辟邪的东西——具有鲜活的意义与力量。如果避邪物为某派或某处的师父所赐予，那么它会具有这个师父及其所属派别的威力。而对一些人，它可能代表了文化怀旧的一个方面，在这种情况下，它可能被视为一种装饰元素，但其威力并未被完全摒弃。而对非华人来说，避邪物构成了文化接纳的一个方面，无论接纳的是武术、占卜或接近于中国标记和符号的东西。

除了作为馈赠的礼物或者由驱邪师售卖，铜币剑和其他避邪物也在世界各地的一些中国超市和纪念品商店出售。剑出现在武打片中，有时也悬挂在被鬼怪侵害的人的床头（Eagleton 等 2007）。近来它们也跻身因特网，例如，网站 Fengshui Bestbuy 出售这些东西，在广告中称它们为"金属灵药"（metal remedy），能转移灾害和其他邪祟，祛除某些危及生命的疾病。它们也被说成能辟除恶鬼。此外还有一件名为"中国武术驱魔剑"的东西和道教、驱邪、风水有关。

明确把自己和"中国医学"连在一起的人和那些关注鬼神的人之间没有绝对的分水岭。对于也把五花八门的占卜（如风水、《易经》）作为治病手段的中医而言，运用护身法宝可以说是更为复杂的干预的一个方面。一些武术老师对这类做法也非常认真，尤其是在中国以外的地方开班培训，或者是跟从的老师来自接受并传承这类做法的家庭时。

占卜

广义的占卜和中国的治疗艺术联系在一起，它包括一系列活动，其目的是辨别涉及"气"的模式与过程，了解神灵的看法，掌握人对于特定情况的最及时最适宜的反应。历史上中国所有的社会团体，从农民到高官，都会因为个人、家庭或官方的目的而占卜。更重要的是，中国的医家和其他类型的业医者用不同方式在不同程度上把形形色色的占卜纳入自己的行医活动。

这些占卜术包括筮占、解梦、风水、相面、周易和三式，即大六壬、奇门遁甲、太乙神数，每一种占卜手段都直接用于和保持或恢复健康有关的问题。

求签

在道观、佛寺或尊奉各路神仙的庙宇里，抽灵签的活动长期存在。筮占需要陈述问题，卜问者认为回答该问题需要比他／她自己或其他人更高的智慧。在一些寺庙里，来抽签的人把问题写在红纸上，同时也写上自己的"八字"，即出生时的年、月、日、时辰，这四个因素形塑了人的命运。求签的人也可以添上与问题有密切关系的其他任何信息。

求签者把红纸放在神像前的供桌上（事先判断好哪位神仙最有可能有效地解答问题），以便让神仙有时间思考问题的最佳答案。几天后，求签者回寺庙烧香，然后拿起竹签筒求签（见图10.3）。求签的一个方法是不停摇晃签筒，直到掉出一枚竹签。每一枚竹签上面都有一个数字，对应神灵通过其中间人传递的答案。

然后求签者必须核对答案是否确实为神所赐，这一步包括掷一对半月形的木筊或竹筊。求签者向神自报家门后举起筊掷向地面，如果它们圆的那边都朝上或都朝下，那么签上的答案是不对的，必须重新抽签。求签者不仅必须掷出圆边一个朝上，一个朝下的筊，而且必须掷出三次这样的结果，以确信此签已为神佛认定（Jordan 1982）。最后，求签者拿着签去找寺庙里的服务人员或者从抽屉里找对应的签诗纸片。签诗可能直截了当，也可能隐晦难懂，在后一种情况下，求签者可以向寺庙、道观里的服务人员、僧人或道士征求建议。鉴于现在世界各地都有寺庙、道观，所以香客、祈愿者和游客可能来自各种背景（Matheson 2007）。

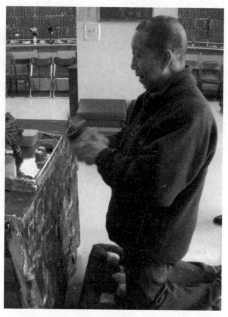

图10.3　在旧金山诺那寺（Norras Temple）求灵签。由琳达·巴恩斯提供

寺庙的名声部分取决于访客体验到的神佛答案的灵验程度，然后他们的证词吸引了其他人，这些人又使寺庙的名声进一步远播。因此，新寺庙会设法弄到一套灵验的签条，为此有时会向总寺求助。黄大仙祠便是如此。黄大仙不仅流行于中国内地和香港，而且也传到了纽约，目前在宝维瑞（Bowery）有一座黄大仙祠。历史上香港的黄大仙祠设有草药房，祠里还提供一种特殊的圣签——药签。药签虽然不如常规的签普遍，但它对一些来寺庙的人有特别的吸引力。

369

解梦

早期中国历史已重视梦的重要性以及梦与健康、疾病的联系，早期的文献，如《周礼》《诗经》《黄帝内经素问》（文树德 2003）和陈士元的《梦占逸旨》（约1562年）等都载有相关内容。《梦占逸旨》解释说，每个人都有魂和魄，醒着的时候魂魄合一，入睡后魂魄分离。陈士元集历代诸家梦说，如解梦、道儒释对梦的探讨、传记、文学作品、当时的释梦手册等，几无不涉（陈士元 2008）。虽然不同的释梦流派发展了不同的体系，将梦分门别类，定其吉凶，但专家和草根阶层仍在利用这类书籍（Thompson 1988）。

370

《梦占逸旨》根据解梦的方法把梦分为 9 种（陈士元 2008）。其他一些分法包括这样一些特征，如梦见日月星辰、身体器官、衣物、建筑（宫殿、房屋、仓库）、贵重物品（金、银、玉、丝绸）、饮食、与死亡有关的事物（墓地、坟墓、接送灵柩）、宗教人物（僧尼、神灵）、动物（龙、蛇、鸟、野兽），等等（Thompson 1988）。

梦的分类在互联网上层出不穷（虽然许多网站是在复制相同的内容），在网上搜索中国的解梦方法的普通用户可能会不假思索地接受那些内容。例如，某个网站说中国的《通书》中有解梦篇，即《周公解梦》。网页作者又解释说，周公又叫作"梦神"，"梦周公"或"见周公"的意思就是睡觉。作者把二者之间的联系追溯至孔子的久不复梦见周公，根据民间传统周公会在梦中提醒人们有重要事情要发生（Fong 2009a，2009b，2009c）。

实际上，《周礼》把职官分为六类，其中"春官"掌礼事，包括卜筮。大卜负责卜筮，有上士四人，中士八人（《周礼》17.5）。另一职官"占梦"占六梦之吉凶（17.6）：一曰正梦，二曰噩梦，三曰思梦，四曰寤梦，五曰喜梦，六曰惧梦（Brennan 1993）。占梦与周公之间的联系（《易经》的解梦部分也被认为是周公所作）可能就是因《周礼》中的这段记载而来。只要看周公在社交网络服务网站Facebook 上有了自己的网页，就可以知道现在人们也努力把周公纳入到通俗文化的大圈子中。

风水

唐宋时期，风水师之间出现了派别之分，最著名的是形势派和方位派。近些年兴起的黑帽宗（Black Hat Sect）吸引了许多拥趸，虽然其他那些派别也一再号称自己是"西方"的。各种不同涉及如何利用占星术、《易经》八卦、罗盘、山川地势和其他因素。即便是现在，每个流派的风水师也往往把其他流派贬为低自己一等，不如自己正统（中医医科之间也一直如此）。一位加拿大风水大师估计北美大约有 6 万风水师，他提出"其中一些人所做的之于风水……正如杂烩之于中国佳肴"（Walker 1999）。

一方面，在正式出版物上，中国的一些作者依然把风水说成是科学发展的障碍。但另一方面，不仅在中国，还有其他国家，风水还是一种受欢迎的医疗保健方法。例如，某个风水流派把自己的介入称作"治疗"。对香港一些做心脏外科手术的病人的研究发现，这些病人得到过考虑床的放置、合理安排饮食、做运动这样的建议。研究还发现，病人希望重症监护室也能考虑风水，但鉴于医院里不可能实现，因此他们不得不满足于在家讲究一番（Murray 2002）。

地方的一些记录证实，人们会咨询他人意见的问题通常是非常实际的。例如，有人发现街上车祸很多，他／她不得不在房间里放一面镜子，"反射杀气"。之后，家里人感觉好多了，车祸也没有了。一位码头巡防人员汇报说，那里的西方人相信风水。"他们改变了入口，因为旧的门口不吉利，"他说，"他们也放了一口锅转变厄运，并倒着贴了一个'福'字，以便带来好运。现在许多工人觉得好多了，身体也好转了。"许多人把从郁闷到疼痛的一切都归咎于家具摆放不当、房子朝向不对，或者山挡住了好风水等因素（Emmons

1992）。

在南加州的哈仙达岗，为了吸引中国人和其他亚洲人顾客，当地的一家麦当劳根据风水重新装修。红色仍然留着，但现在增加了竹子、喷泉，并用曲线代替了直线，所有这些全新的特点为毗邻西来寺的好运锦上添花。装修中考虑到了五行——土、水、火、金、木——以便让气畅流无阻。设计师克利福德（Brenda Clifford）承认一开始她差点儿犯了一个错误，她安排了44张椅子，没有意识到汉语里的"4"听起来就像"死"（Associated Press 2008；Balla 2008）。

讽刺的是，麦当劳也在中国开店，菜单中推出了蒜蓉辣酱、新年菜单、菠萝派和香芋派，增加了汽车餐厅和外卖窗口（Griffith 2008）。

在世界各地，华人和非华人风水师、风水顾问经常通过互联网提供服务。他们组成协会，介绍其师父和／或流派的事迹，传播这两方面的信息。因为翻译过来的第一手文献资料很少，协会成员靠的是通俗的资料（Paton 2007），结果产生了种种奇特的四不像。他们的风水术和五花八门的中国宇宙论、《易经》等形形色色的占卜术、自然疗法、中国民间传说、电磁的准科学应用、不同的冥想方法交织在一起，这些事物相互联系的根本原因是与"能量"有关。

这些国家的普通大众对于风水所涉及的所有问题知之甚少，如果他们听说过风水，那通常和室内装修或建筑有关。因此，非华人团体的风水师可能会认为用风水知识选墓址不仅与风水无关，而且甚至不是真正的风水。他们几乎不会意识到，很早的时候晋代学者郭璞（276—324）就在《葬书》中为"风水"一词下了定义。例如，郭璞注意到气随山势而走（Paton 2007）。尽管风水流派之间有种种不同——尤其是他们对如何判断气的位置以及它的各种潜在影响各持己见，但他们有根本的共同之处，即热衷探察气、阴阳、五行、三元九运，以及自然现象、事物与人之间的关系所反映的星象变化。

在本地华人或华人移民众多的地方，墓葬风水仍很盛行。例如，在纽约、旧金山这样的城市，中国人的殡仪馆附近都有专门的丧葬用品店。送葬者可以购买死者在阴间可能也会需要的所有东西的纸质复制品——如前所述，有冥币、房子、佣人、汽车、家电、衣服、珠宝，近来又多了纸做的药品，如伟哥（"Replica Viagra" 2007）——放在砖头或石头砌成的火炉里烧成灰（Abraham 2010a，2010b）。这些纸做的礼物焚烧后送到了往生者手中，而他们的灵魂在享受留在墓地里的真正食品的精华，解决他们永恒的饥饿，抑制他们因自己的不幸而要迁怒于生者，给生者带去厄运与疾病的冲动。

在"显眼的大型（华人）公墓，墓碑很少或没有的乡下公墓，社区公墓的华人墓区，以及当地习惯上认为是华人公墓的区域"，这些做法仍然盛行（Abraham 2010c）。华人家庭可能会因为某些公墓的布局——有山、活水或者假山，而喜欢它们，他们会请风水师帮他们选一个非常有利的地点。

近些年，美国大型丧葬连锁店也重视风水问题。除了市场因素 ₃₇₄ 催生了这些举措，连锁店也想方设法适应不同移民群体和族群的世界观与需求，把采用风水术视为一种方法。例如，明尼苏达州明尼阿波利斯的日落公墓开辟了一个永安园（Garden of Eternal Peace），公墓的工作人员通过互联网找到了来自新加坡的风水顾问安德鲁·黄（Andrew Huang），他在来美国之前和祖母学过看风水。黄在美国读了芝加哥大学和纽约大学，后成为一名财务顾问。永安园里有一棵由河里的岩石环绕的大树，一座座花岗岩墓碑呈亭状。永安园的地势略高于公墓其他地方——这一有利位置能使人看见并避开任何可能临近的有害影响。加州圣何塞的橡树山公墓在阳光教堂（Sunshine

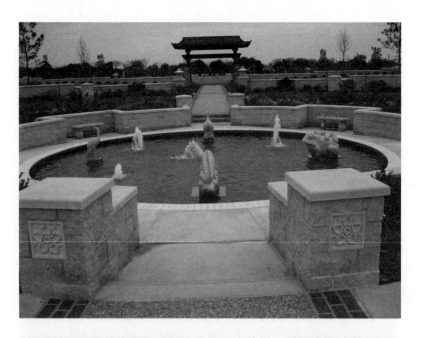

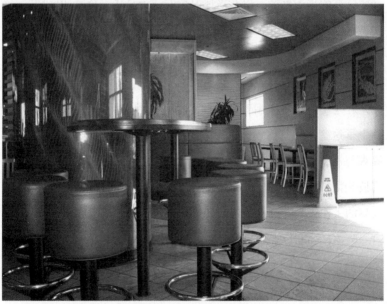

图 10.4　上图：得州休斯敦韦斯特海默森林公园公墓的永安园。下图：加州哈仙达岗麦当劳的风水设计。由琳达·巴恩斯提供

　　　　　　　　　　　　　　　　　中国医药与治疗史（插图版）

Chapel）安装了特殊的通风系统，人们可以在那里烧香，此外还提供了一个厨房，来公墓的人可以在那里准备祭奠用的食品（Tim 2009；Yuen 2009）。

得州休斯敦韦斯特海默森林公园公墓或许有迄今为止美国最丰富的风水实例。该园也叫永安园（Garden of Eternal Peace），占据公墓很大的一隅，设计永安园的建筑师采纳了当地一位风水大师、艺术家和建筑师李（C. C. Lee）的建议。俯瞰永安园，你会看见墓园呈八角形，中间是一个圆圆的喷水池。墓园有四个亭式门楼，每一个都有自己的守护神兽——龟、凤、虎、龙，并雕刻在来自中国的石头上。整个墓园朝向罗盘上的八个方位，以确保家庭根据自己的需求选择最吉利的风水宝地。墓园的每个特点都以和谐、好运为旨归。离墓地不远处是永安教堂，它有自己的火葬场、佛堂和基督教堂（Ustinova 2007）。（见图 10.4）

相面

如果一个人的"气"可以通过脉搏感知，那么它也能通过身体的其他方面看出来。中国的相面术至少上溯至北宋时期，相书解释了如何从一个人的面相上看出他或她的命运与天性。这需要分析面部特征，耳朵、须发和其他身体特征，以及行为与性情。著名的相术基本读本有明代相士袁忠彻编纂的《神相全编》，台湾出的一个袖珍版正是以该书为基础。

在某种意义上，相面是包括望、闻、问、切在内的中医诊断术的一部分。相士观察病人的面部结构；自然光下的脸色及其肌理、光泽；目、发的状况和人的体型、身姿。根据某些相术，脸的不同部位对应不同经络。看相时也可以将面部分为三部分——上部为天，中部为人，下部为地——每一部分又可进一步细分。

相面师可能来自相面世家，可能由家中某人传授技艺，可能在学习针灸和相关诊断技巧的过程中掌握了相面知识，也可能通过阅读、上讲习班、利用网络资源（包括网上的课程）自学成才。布里奇斯（Lillian Garnier Bridges）是第一种类型。她在一个一家人一起讨论面相和梦的家庭长大，如她自己所说，只要带朋友回家就会评论他或她的特点、性格和可能的前景。她提出，相面有助于发现自我，此外还应该通过专门的研习认清人生的目标，调节环境的风水以支持这些发现，用当代的炼丹术使自己焕发活力，延年益寿（Bridges 2003）。

看面相和手相的莫约翰（John Moy）坐在曼哈顿唐人街哥伦比亚公园街对面的折叠椅上，身后是广告板，上面贴着他在看相或周末和其他中医在公园游玩的照片。他说他从香港的师父那里学会了看相。他靠观察和历书来判断目前和未来的一年客户可能会发生什么。对于需要解决的混乱、疑难之事，他会写好护符塞到红纸袋里，让客户放在枕头底下或皮夹里。他有一群固定的客户——一些当地人和一些有猎奇心理的游客。在整条街上，还有一群年纪更大的妇女提供类似的服务。

相比之下，师承孟河丁氏，来自上海的沈鹤峰，主要是因为长于脉诊而为人所知。不过，他也学过能使人察觉病情发展到哪个阶段的相面之术。那些在他门下学医的人记得，他有时通过看似不可思议的直觉做出诊断（Rubio 2007）。沈氏又把这项技艺教给了他终生的弟子和最终的合作者汉默医生，后者在发现一些学生把它简化为极度简单的方法后，最后决定不再把它作为他自己的教学内容。尽管如此，泛滥成灾的自助式相面网站，让觉得可以无师自通的公众把这些方法用于从日常生活到一切其他疗法中去。

三式

不同占卜术的一个核心的共同点是，它们相信有选择时机的技术——让使用者得以根据具体情况决定行动（或不行动）的最佳时间、地点、方式。例如，三式的每一种都运用于不同的事情，涉及不同盘、卦的利用和阴阳之间的关系、五行、天干地支等因素的探究。

现在中国人在互联网上做广告，想把这些东西教给英语国家的学生。一个名为"达摩气功与道教内丹"（Damo Qigong and Taoist Internal Alchemy）的网站，其教师来自中部的湖北省，称其宗旨是"把中国古代道教、佛教、道家瑜伽、道家功夫、道家医学和其他和佛道文化有关的科目的学习……推向渴望沿着实在、正确的道路发展灵性的人们"（"HIV/AIDS Acupuncture" 2010）。与这一现象同时发生的是，世界各地的健康旅游越来越多，它和其他旅游的微妙差别是追求异域情调。学生们可以选择去上中国高级教师的讲习班，去上英国、意大利助教的课，或者选择达摩气功家庭学习课程（DaMo Qigong Home Study Course）。

《易经》

《易经》涉及通过卜卦判断过程中出现的具体变化的性质，目的是尽可能有效地使自己顺应变化，作为修身养性的一部分。《易经》——正如中国其他形式的占卜——认为万事万物的变化都有清晰的模式，变化把万事万物联系在一起。朱利安（François Jullien）把这种动力称为"势"——"通过相对立或相关联而运作的事物的结构，它构成了发挥作用的体系"（Jullien 1995, 17），换言之，所有的现象都是可以用阴阳（相对立但又有千丝万缕的联系）或五行这样的词汇来描述的动态过程。虽然没有变化是完全相同的，但是某些类型的变化通常有迹可循。在《易经》中，这些过程中的变化的不同结构用卦——阳爻和阴爻构成的六十四卦——来表示（见第一章的《蛊卦》）。

在华人的圈子以外，《易经》主要是学者和历史学家研究的对象（其中一些人私底下也用它算卦）。但是，在卫礼贤（Richard Wilhelm）于 1924 年将《易经》译成德文出版，1950 年又译成英文并增加精神病学家荣格（Carl G. Jung）的序言后，《易经》唤起了那些向东方寻找新的宇宙论与实践的人的想象（Wilhelm and Baynes 1950）。

这些读者把《易经》作为他们个人探索更深层的、神秘的真理的重要工具。对这一代的一些人而言，把他们吸引到中国的灵性世界观的正是与他人和天地谐和一致的可能性。只要有了这些，各个层面的裂缝似乎都能弥合。

近些年《易经》的译本与日俱增。一些译本依然强调《易经》学术性的方面，意在使译本更具有权威性。一些译本自认为有新意——"古代预言的现代解读"或"现代新解"，它们强调一个流行的主题，即"永恒"的智慧。一些属于语言通俗易懂的自助书籍，它们关注《易经》在日常生活中的实用性，它有作为"人生转折点的指南"的作用，或者它有作为形塑一个人的个人和精神生活或造就真我的工具的价值。也有一些译本强调它们的贡献在于使《易经》具有可读性——例如一个采用平实的英语的街头版本。与此相反，另一些译本把自己和译者的精神权威相连，如倪清和大师所译的《易经》。倪把家学传给自己的两个儿子，加州玛琳娜得瑞港友三中医大学的创办人倪道兴和倪懋兴。

许多译本突破了其他界限，把《易经》和一般意义上的佛教、藏传佛教、托尔铁克人的巫术或威卡教派的法术相结合，有的甚至根据遗传密码来解读《易经》。而且,《易经》不仅有英文版,也译成了德语、法语和西班牙语。这些译本在亚马逊网站上都能找到,使它们就像《易经》的钱币、手册、成套用品、入门版本或礼品套装一样容易获得。亚马逊网站每个相关页面的底部都有《易经》在线阅读的链接,说到这一点,YouTube 有《易经》的葡萄牙语视频,《易经》也已流行于巴西等国家。

最后,《易经》和中国医学本身的明确联系也已建立起来(Li Y. 1998),如"易经医学气功体系"就是把中医、《易经》和风水联系在一起。 378

结论

最后两章中的例子涉及各种实践流向海外的方式,这种流动已被证实是多向的,引起了比初看复杂得多的各种影响。这些实践不能再简单地概括为为某个国家所有——尤其是中国。同样地,这许许多多的细枝末流和周围的生物医学文化也用各种方式改变了中国的医疗。一些实践者觉得有必要和生物医学建立明确的联系,似乎这样做就能赋予他们的行为以更大的合法性,从"医学气功""中医手相""医学《易经》""医学风水"等说法上就能看出这种变化。

如前几章所示,丰富的中国医疗传统为无尽可能的结合与调适提供了可能性。我们看到有些事物绵延数世纪,我们也看到这些绵延不绝的事物的意义如何因历史细节和环境的影响而变化。在专家和普通民众的做法之间划出清晰的界限是不够的,因为二者常常互相影响。

正如纳拉亚南采用了"个性化实践"的概念,宗教学家弗路克杰(Joyce Flueckiger)用"地方伊斯兰教"(vernacular Islam)的概念来描述普通人的鲜活的实践。但是即使许多个性化的实践中贯穿着相同的思路，使它们更加相互交织缠绕，弗路克杰提醒我们也要把注意力放在具体时间下的真实的人身上，在一个充满各种传统、不断变化的世界中，他们找到了属于自己的表述和体验他们所涉足的某条支流的方式（Lee 2009）。

非洲的中国医学

许小丽

对于医学技术由东至南从中国传到非洲的研究主要是关于扎伊尔（今刚果民主共和国，Bibeau 1985）和坦桑尼亚的（许小丽2008；Langwick 即将出版）。这样的流动——抵抗西方商品与服务的全球化，但又和它盘根错节地纠缠在一起——远远超出了这两个国家的范围，影响了撒哈拉以南的大多数非洲地区。医学技术的传播有三条路径，除此之外还有出现不久的第四条。

1. 医疗队。20世纪六七十年代非洲国家纷纷独立，为了世界的社会主义建设，中国向非洲派遣了为期两年的医疗队（詹梅 2002），通常是去偏远地区的医院。这些医疗队包括十几名不同专业的西医和一名针灸师，他们的工作重心是初级保健。医疗队因为生活朴素，业务精湛，至今为人铭记。实际上，尽管医疗队在20世纪70年代已由盛转衰，该医疗援助项目仍被认为是20世纪最成功的一个（Snow 1989）。

2. 赤脚医生。世界卫生组织从中国"文化大革命"时期的"赤脚医生"汲取了灵感，1978年在阿拉木图宣布"2000年人人享有卫生保健"。该组织提倡的初级卫生保健项目——如同赤脚医生措施——以全面的医疗保健为目标，但是也一如后者，仅给予传统医学及其整体的医疗保健一个不起眼的角色。讽刺的是，就在20世纪80年代世界卫生组织在非洲开展初级卫生保健项目时，中国的赤脚医生被取消了。而且，毛泽东提出的中西医结合是50年代中国振兴中医的关键（见第八章），但是非洲的卫生机构从未接受这一设想。非洲的一些决策者认为，现代的和传统的医学相结合会产生庸医，因为据他们观察，自称为"现代－传统"治疗者的人正逐渐挤占不规范的非洲医疗市场。

3. 医药行业。20世纪90年代以来，邓小平深化了经济改革，恰逢此时，全球兴起了新自由主义。这一国际经济运动场的重新构建也包括"现代化"的传统医学（Hsu and Høg 2002），在过去的20年里，非洲城市的卫生市场已容纳无数的中医诊所。这些诊所服务于各行各业，散布在各个地方，从熙来攘往的汽车站到安静的住宅区和精英们光顾的郊区购物中心。诊所里的中国员工有西医、中医、护士、实验员、经营健康产品的商人。一些健康用品商店在有权有势的官僚和政治家的庇护下生意蒸蒸日上，另有一些商店日渐边缘化，其员工即将加入当地的药品商行列。

337 　中药在许多方面已经现代化。化学的新方法产生了丰富的配方药（也叫专利药）。有时只有它们的外表是新的，如包含中医典籍中的方剂成分的药丸。有些配方药源于古老的民间药方，也有一些为中西合成药，还有一些则提取自中国的某一种本草植物，如人参。

另有一些全新的药物是根据中国或西方的医学理论开发的，某些较近开发的合成药包含中国和非洲的草药。因为这些专利药通常能减轻当地人认得出的症状，因此它们是有利可图的非处方药。药品推销商夸这些合成药物是中药生物技术的缩影，但是作为"替代性现代性"（alternative modernity）的实例，它们已成为占主导地位的生物医学调节体的噩梦（许小丽 2009）。在新自由主义的医疗市场，这些药品生意红火，但有可能只是昙花一现。

4. 抗疟药青蒿素。青蒿素及其衍生物以空前的规模进入了撒哈拉以南非洲地区的医疗保健市场，原因至少有二。首先，那里的疟疾比其他任何疾病猖獗，包括艾滋。其次，青蒿素的功效无与伦比。它能迅速退热，几乎没有副作用，而且它已在东南非使用了20多年，没有产生任何明显的耐药性。这一独一无二的药物的发现可以上溯至越战时期，当时疟疾造成的死亡甚于战争，促使太平洋两岸的政府都去寻找抗疟物质。美国人把注意力集中于人造物质，开发了类似于奎宁、甲氟喹的合成物，在市场上行销数十年，尽管它有严重的副作用。

与此同时，中国科学家对中国本草著作中的草药进行筛选，最后他们从中草药青蒿中提取了纯化学物质青蒿素。生物科学能将青蒿的抗疟性落到实处，关键有赖于和历史学者在同一个机构工作的科学家。历史学者指出，葛洪（4世纪）曾建议将青蒿浸渍在水中，"绞取汁，尽服之"（许小丽2006），这是青蒿用于治疗急性间歇热的最早记录。用现代化学的眼光看，葛洪的意思是要用冷萃取法（2005年与屠呦呦教授的私人通信）。考虑到其他蒿属植物（例如用来做苦艾酒的）的神经毒性，世界卫生组织很迟才承认青蒿素为首要的抗疟药，直到2005年才建议用青蒿素对付最危险的恶性疟原虫。但是，因为复发（即血流中重新出现疟原虫）的危险性，不久又取消了建议。结果，当前世界卫生组织建议青蒿素只能和西方制药行业生产的抗疟药一起使用。这一监管干预有效地停止了中国品牌的青蒿素的配售，2005年之前，它在中国医疗诊所的非处方药交易中占了50%以上，结果中国的一些医疗行业大受影响。

总之，20世纪中国对非洲进行了医疗援助，当地人对其中的一些心怀感激。由东向南传播医学的动机包括中国的世界社会主义的愿景，世界卫生组织的以发展为宗旨的人道主义，以及更近的机会主义的医疗业务。但是，鉴于新自由主义的医疗市场并不是全然不受监管（Ong 2006），有可能目前的一些渠道会减少，而新的会出现。中国的医疗档案在许多不同的方面还有进一步发展的潜能。

澳大利亚殖民地的中医"试验"

雷·提奎亚（Rey Tiquia）

　　19 世纪中叶，澳大利亚英属殖民地维多利亚州成为淘金热的中心，为了寻找黄金，成千上万的人从澳洲和世界各地涌向那里，增加了爆发像白喉这样的疾病的风险。白喉是一种致命的细菌感染，会使咽喉处出现皮革样假膜，有时甚至会使患者因窒息而死亡。19 世纪中叶，流行病周期性地席卷维多利亚。1872 年，据报告说每年有 600 人死于白喉（英国、中国及欧洲大陆、美洲国家也有白喉），大多数死者是儿童。

　　维多利亚的医学多元而有其特质：有本土的原住民治疗者（主要医治自己人）、对抗疗法医生、顺势疗法医生、药剂师、牙医、草药医师、自然疗法医师和中药师。随着白喉传遍维多利亚，一些中药师在用白喉粉治愈了病人之后开始引人瞩目。消息像野火般迅速传播，结果，在 1874 年 8 月 13 日，维多利亚议会展开讨论，后来通过提案，对药粉的功效进行试验。会上也提出由中药师阿苏（Ah Sue，音译）展开试验，主持治疗。但是，"确定药粉的价值"的实际责任由墨尔本阿尔弗雷德医院的外科医生布莱尔（John Blair）承担。

　　布莱尔弄来四包药粉，利用技术博物馆的实验设备对药粉进行了"定性研究"，最后报告说"中国佬的药粉里没有新鲜东西"，它"由明矾、碳酸钙、硝酸钾、硫酸钠、硫酸铜、硝酸盐、氯酸钾构成，又添加了樟脑让它们气味芳香"（Blair 1874，294—295）。他在维多利亚医学会上吹嘘，"我们知道了这种药粉的性质，就很容易理解它如何起作用……药粉吹入咽喉之后就能发挥收敛剂、腐蚀剂或苛性药的作用"。他又补充说，这些当地的制剂在无知者的手中会产生严重的危害（Blair 1874，294—295）。

布莱尔对"事实"做了"专家的技术性解释"之后，从个人偏好出发对中药师进行了种族主义的攻击。他把阿苏称作"无知的冒牌货""没有受过任何中医教育"。他还说白喉粉的成分只不过是日常用来医治咽喉疾病的物质，当地药房有售。据说阿苏在"试验"后回到了中国，其他中药师因为自称"医生"而面临诉讼，因为那是生物医学出身的医生留给自己用的名衔（见图 10.5）。

生物医学一直占据主导地位，直到 2000 年维多利亚议会通过中医注册法案，使中医合法化并成立了中医注册委员会。到目前为止，在维多利亚，只有在该委员会注册的执业医生才能使用"传统中医师""中医师""针灸师"或"中药师"的头衔。

布莱尔及其支持者自认为为发展中的维多利亚提高了医学实践的必要标准（虽然许多人也承认那些标准是利己的，且带有偏见）。中医并非没有标准或者漠视标准，只是官方没有公开把中国的标准吸收到当时的医学规范里。而吸纳其他传统的标准并使各方满意，需要的是知己知彼。对治疗效

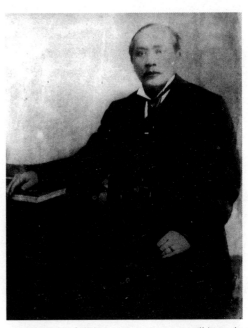

图 10.5 中药师 Luo Kwoi Sang，20 世纪 70 年代他曾在澳大利亚的维多利亚医治白喉患者，他最后因为使用"医生"头衔而受审。由约瑟夫（Joseph P. L. Sang）提供

果感到满意的病人的证词有效地宣传了中药师的医术，促使议会做出了回应。但是，一种不同的回应破坏了人们对中医标准的普遍体验，那就是布莱尔的"试验"的有害影响。

中国医药与治疗史（插图版）

中医和纽约唐人街华人移民中的肺结核患者

何明（Ming Ho）

何明（Ming Ho）

许多关于中西医结合的研究把注意力锁定在主流人群上，但是华人移民中发生了什么？下文的个案研究涉及纽约市卫生局胸部疾病诊所（chest clinic）的 60 名华人移民病人，为了了解他们的肺结核医治情况，这里直接阅读了他们的治疗方案（Ho 2003，2004a，2004b）。60 名病人中有 12 人说他们不仅在吃抗结核药，而且也在吃中药，通常是有三种功能的中药。

第一种功能是减轻症状。例如，一个病人就医于某中医，该中医开的中草药能治咳嗽痰多。另一位病人的丈夫在杂货店工作，他从店里拿草药减轻她的咳嗽。病人通常说他们不是用中药治疗肺结核，而只是用来缓解症状（只有一位病人说大约在 20 年前全靠中药治愈）。

第二种经常提到的功能是减轻生物医药的副作用（Ho 2006）。许多病人感到生物医学比中医有用，更能有效治疗急性病或消除细菌感染。但是他们也觉得西药对于慢性病不太起效，因为长期使用的话过于刺激。许多人表达了这样的焦虑，服用抗结核药 6 个月就会损害身体和总体健康，一些人甚至认为如果他们不是一直在用中药减少副作用的话，他们不可能一直坚持生物医学疗法。

第三种功能包括补充饮食、养肺、提高总的抵抗力、恢复健康。"肺"一词的含义有时来自中国医学，有时更接近生物医学意义。亲属帮助病人坚持治疗方案的一个方法是为病人提供食谱或者实际的有助于恢复健康的食品。许多病人汇报说他们的家人或者他们自己会煲汤养肺。

　　公共卫生官员和医生常常视中医为治疗肺结核的障碍。除了担心药物之间可能产生不良的相互作用，他们可能也想当然地认为如果病人只相信生物医学或中国医学，就应该择其一而从。也就是说，他们期望选择中国医学的病人不再求助于生物医学。

　　但是在现实生活中，华人移民病人通常中西医并举，他们认为中国医学不是替代而是补充了生物医学。一些人甚至强调，中国医学和生物医学一起发挥作用，因此它不只是一个补充，而是恢复健康的必要因素。另有一些人则解释说，如果他们不用中药减轻西药的副作用，他们不会采用西药。总的说来，这些病人见识了中药减轻不舒服的症状、减少西药引起的不良反应和恢复健康的积极作用。因此，有些病人用中医来支持自己采用并坚持由卫生局以直接观察治疗方案而提供的生物医学干预措施的做法，多少有些令人惊讶。

越南医学即中国医学？

劳伦斯·莫奈斯（Laurence Monnais）

当你询问越南裔加拿大人为何求助于传统医学时，他们常常反应迟缓。这不是因为他们对此无话可说，而是他们在考虑你询问的是哪一种传统医学：北药（thuốc bắc）或南药（thuốc nam）。虽然 thuốc 意为"烟草""偏方"或"医学"，但是海外的越南人会把中药（又称北药）和越南药（又称南药）区分开来。

用来讨论南药的词汇与时俱变，尤其是在 20 世纪。在被法国殖民期间，殖民地官员、卫生当局，还有一些学西医的越南医生都蔑视他们所谓的"中越医学"，认为它缺乏科学依据，因此是无用而危险的。除了诸如此类的批评，殖民地官员还试图通过一些手段，例如通过宣布法国统治者视为有毒的所有有疗效物质的使用为非法的，来控制甚至废除这一专业领域。

20 世纪二三十年代，几个传统医生协会起来反击，他们不仅强调贴近人民的医学不可或缺，它能填补资金短缺的、主要覆盖城市的殖民地医疗保健体系的空白，而且他们也竭力提高其医学实践的科学性与专业性，为将来越南建立独立、现代的医疗保健体系铺平道路。

在民族主义高涨的时期，这些医生发现清除中医对其医学实践的影响，利用当地极其丰富多样的生物创造完全适应"越南人体质"的医疗体系也同样重要。区分越南医学和中国医学的想法早已有之——北药和南药的区别可上溯至 14 世纪，但是传统医学的践行者认为二三十年代才是完成这一分离的理想时机，thuốc ta，即"我们的医学"的概念由此诞生（Marr 1987，179—180）。

越南医学作为高度政治化并经过改造的传统，最早在民主共和国时期（1945—1975），然后是在社会主义共和国时期（1956—）（Huong 等 1965），成为世界卫生组织所谓的"综合性"医疗保健体系的一部分。该体系以生物医学和传统医学的结合为基础，该传统

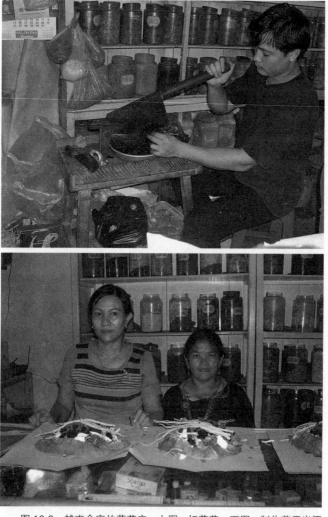

图 10.6　越南会安的草药店。上图：切草药。下图：制作药用米酒的材料。由马丁·科尔纳（Martin Kolner）提供

　　　　　　　　　　　　　　　　中国医药与治疗史（插图版）

医学的字面意思是"古代流传下来的医学"，不过现在通常译为"越南传统医学"（Vietnamese traditional medicine，VTM），与中国传统医学相似。

越南医学可以介入的领域及其身份在实践中仍不明确。区别于"西医"的"东医"一词还在频繁使用（Hoang 等 1993），但是对许多人而言，越南医学几乎完全由其已更新的药典定义（Wahlberg 2006）。然而，这一"本草学"自身并不能为越南医学提供一个自主的身份，因此越南传统医学常常处于"补充"或"融合"（syncretic）医学的次要地位（Banh 1952）。

在全球化的时代，加拿大的越南移民意识到这些局限性，他们通常只在有小毛病或慢性的健康问题时求医于越南医学，而且往往并用中医，尤其是生物医学（Blanc and Monnais 2007）。与此同时，越南移民医生还在利用越南医学和越南制药行业生产的药品，证明这一民族医学依然有生命力，还在不断变化中，正如它一直在越南争取自己的应用与身份一样（Craig 2002）（见图 10.6）。

气的形象化

南希·陈（Nancy N.Chen）

　　"我移动毛笔时，观察它如何跟随我的身体和呼吸。"武术教练王大师用灵动的笔触在宣纸上挥毫书写"气"字，展示其武术和气的流动。（1991 年 7 月，北京）

　　"气"被描述为一种普遍的能量、生命力和呼吸，或是可以通过特定形式在人体内流动的物质。亚洲的书法家、医生、武术家乃至厨师，现在都把"气"作为他们训练中的核心因素。但是，作为治疗体验的一部分，气也被形象、直观地呈现。实际上，医学传统尤其重视用不同方式使"气"形象化，这是使人感知"气"的存在与转化的关键。

　　一个普遍的出发点是通过书面语言，用汉字把气的概念形象地表示出来。古老的表意汉字"氣"由意为"水气"或"呼吸"的"气"和"米"字构成，其简化字保留了上面的"气"，这个字也用在其他合成词里，如气息、大气、语气、气色、汽车甚至汽水。长沙马王堆（三号墓）发掘出土的帛画最早对身体动作做了栩栩如生的描绘，画中人物姿态各异（Harper 1998）。20 世纪 90 年代中国流传的当代武术和气功方面的书籍称这些图像是关于气功的最早记录。我们可以看到，这些图像暗示气与运动中而不是静止状态的身体联系在一起。

　　中国的医学文本也对气做了直观呈现。标出针灸穴位的图或立体人体解剖模型仔细地绘制了人体内气流注或汇聚的经脉，古老的文献《黄帝内经素问》细致入微地把气形象化。例如，文树德的分析勾勒出了古代的自然主义者如何认为气的作用与血的作用几乎不可分离（2003），他们的探究使"气"的概念不仅仅局限于"水气"。对于气从大气到脏腑，或者从食物到身体的运动的细致描述，暗示气渗入身体并流遍全身，情感状态可能会终结气的流动。《素问》没有诉诸详述气的位置的更静态化的直观表示，而是想象气在脏腑和外部因素如空气以及内化形式如食物之间不断流动、相互作用。

事实上，践行各种修身养性之术的人们已认识到流动或许是气的主要特点，2007年台湾工业技术研究院创意实验室在台北故宫博物院举办的"气之流动"展览就是试图捕捉气的这个方面（见图10.7）。参与者并排而坐，一次两人。传感器感应他们的呼吸的模式和律动，然后把相关数值输入一台机器，机器再把它们形之于书法。上文所述的王大师用其受到武术影响的书法来展示气的流动，这一科技壮举重复了王的行为。这些例子说明了让在体内或体外流动的气形象化是修炼与疗疾活动的核心成分。

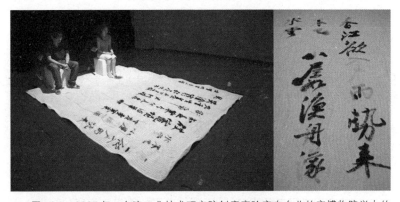

图10.7 2007年，台湾工业技术研究院创意实验室在台北故宫博物院举办的"气之流动"展。该展览利用超宽带技术让参与的观察者的呼吸追随书法名作的气韵，从而建立个人与这些文化财富的联系。左图：展览的参与者。右图：参与者的呼吸的频率、波动和电子音乐的声音互相作用，以便让他们的气影响书法。刘成亚（音译）摄，台湾工业技术研究院创意实验室提供

太极在美国

以利亚·西格勒（Elijah Siegler）

　　虽然美国的第一个太极班已无可稽考，但值得怀疑的是 19 世纪中叶来美的中国移民是否已练我们今天所知道的太极，因为这些移民大多来自华南，而太极却以北方为中心。而且，第一代移民来到美国的时间是 19 世纪 50 年代至 80 年代之间，但太极是在 19 世纪末 20 世纪初因为杨澄甫（1886—1935）才在中国大为流行。美国最初的大多数杨氏太极拳教练都出自杨氏门下（实际上杨氏太极拳是美国最流行的太极拳）。美国首次对太极进行的视觉呈现或许是 20 世纪 30 年代的一个新闻短片，它拍摄了加州的华人移民在一起练太极拳。

　　欧裔美国人德尔扎（Sophia Delza，1903—1996）和梅塞尔（Edward Maisel，1937—2008）最早在美国出版了关于太极的英文书。纽约的现代舞舞者德尔扎写了简明的太极指南《身心合一》（1961），次年梅塞尔出版了《有益健康的太极》。1961 年，梅塞尔在纽约成立了美国太极学院，试图去除太极中显然与中国有关的一切东西。德尔扎用简单的线条画说明太极拳的姿势，而照片里的梅塞尔是穿着便鞋、休闲裤、衬衫，打着领带——唯独没穿运动衫——的白种男人。他把章节的标题取为"永葆青春的方法""拒绝紧张""太极预防奇怪损伤"等，这样的语言让人回想起 50 年代的强身健体热潮。

　　实际上，梅塞尔的精神成就概念更多地来自皮尔（Norman Vincent Peale）的"积极思考的力量"，而不是中国的思想。梅塞尔写道，太极能给人"更大的心智力量"，充当"安全的镇静剂"，"激发强烈的上进心"。中国的文献资料和纽约市立医院的内科医生都证实了这一点。对梅塞尔而言，太极与美国的乐观主义和行动主义的价值取向是相一致的。

最早在北美教非华人学生的中国人中有一位叫郑曼青（约1901—1975）。郑出生于华东某省，曾为国民党人当保镖，并在上海中央军校教授太极拳。他也是一名画家、中医，据那些了解他的人说，他是一位经历丰富多彩的传奇人物。他的第一本太极拳中文著作撰于1950年，而第一部取得成功的英文作品是和其美国弟子罗伯特·史 360密斯（Robert K. Smith）合写的《太极拳》（1967）。

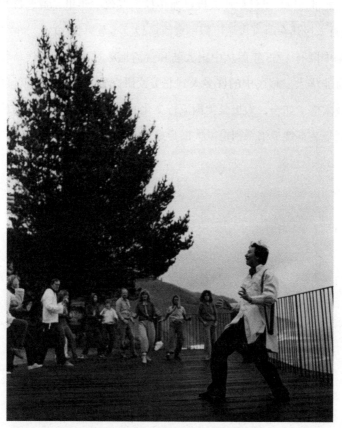

图 10.8 20世纪70年代后期太极大师黄忠良在伊沙兰表演太极。由凯尔（Kathleen T. Carr）提供

美国两名重要的太极拳推动者都与加州中部的康复中心伊沙兰学院（Esalen）有关，该学院最著名的是发起了人类潜能运动（human potential movement）。太极"成为最流行的运动疗法……主要是通过冯家福"（Taylor 1999，245）。冯家福（1919—1985）是伊沙兰创始人普莱斯（Richard Price）的朋友，也是专职人员中唯一的美籍华人。第二位是黄忠良（生于1937年，见图10.8），他是伊沙兰的常客，经常与朋友沃茨（1915—1973）举办研讨会。正如郑曼青和冯家福，黄忠良也出身于中国的富贵家庭。

361　20世纪60年代后期太极迅速传播，仅仅一年里，黄忠良写道，"最近太极热在所有大城市似乎愈演愈烈。"（黄忠良1973，58）太极教练中既有1965年后从中国大陆和台湾地区过来的一代代新移民，也有非华人。移民中的许多人到北美读研究生，然后就在就读的大学教太极。如今，太极是美国流行文化的一部分，电视广告播放它，甚至平装本傻瓜书系列也以太极为重要内容。

参考文献

Abraham, Terry. 2007. Other Burners, Other Fires. http://www.uiweb.uidaho.edu/special
-collections/papers/burners2.htm (accessed 2/12/10).

———. 2010a. Chinese Funerary Burners: A Bibliography. http://www.uiweb.uidaho.edu
/special-collections/papers/burners_bibliography.htm (accessed 2/12/10).

———. 2010b. Chinese Funerary Burners: A Census. http://www.uiweb.uidaho.edu/special
-collections/papers/burners.htm (accessed 2/12/10).

———. 2010c. Overseas Chinese Cemeteries. http://www.uiweb.uidaho.edu/special
-collections/papers/ch_cem.htm (accessed 2/12/10).

About the National Acupuncture Detoxification Association. 2010. http://acudetox.com
/about (accessed 2/14/10).

Academy of Traditional Chinese Medicine. 1975. *An Outline of Chinese Medicine.* Beijing:
Foreign Languages Press.

Accreditation Commission for Acupuncture and Oriental Medicine. 2012. Accredited
and Candidate Programs. http://www.acaom.org/find-a-school (accessed 8/9/12).

Ackerman, Susan. 2005. Falun Dafa and the New Age Movement in Malaysia: Signs of
Health, Symbols of Salvation. *Social Compass* 52(4):495–511.

Acupuncture.com.au. 2008. Acupuncture and TCM Events Calendar. http://www.acupunc
ture.com.au/events/eventdetails.html?id=171 (accessed 3/19/08).

Acupuncturists without Borders. 2009. AWB Floods Iowa with Support. *Acupuncture To-
day* 10(1). http://www.acupuncturetoday.com/mpacms/at/article.php?id=31870&no
_paginate=true&no_b=true (accessed 8/4/09).

———. 2010. Field Update: Haiti Disaster Recovery Project. Personal correspondence
(February 16).

Adachihara Akiko 安達原曠子. 1983. *Man'anpō no shōnimon ni tsuite* 万安方の小児門について.
Nihon ishigaku zasshi 日本医史学雑誌 29(4):353–367.

Adair, Alex, et al. n.d. Ghost Money: The Anthropology of Money in Southern California.
http://www.anthro.uci.edu/html/Programs/Anthro_Money/GhostMoney.htm
(accessed 2/8/10).

Ahmad, Lazgeen M. 2009. Acupuncture and Cesarean Section: Case Study from Iraq.
American Acupuncturist 47(March 31):19.

Allan, Sarah. 1981. *The Heir and the Sage: Dynastic Legend in Early China*. San Francisco: Chinese Materials Center.

———. 1991. *The Shape of the Turtle: Myth, Art, and Cosmos in Early China*. Albany: SUNY Press.

———. 1997. *The Way of Water and Sprouts of Virtue*. Albany: SUNY Press.

———, ed. 2005. *The Formation of Chinese Civilization: An Archaeological Perspective*. New Haven: Yale University and New World Press.

———. 2007. On the Identity of Shang Di 上帝 and the Origin of the Concept of a Celestial Mandate (*Tian Ming* 天命). *Early China* 31:1–46.

Allsen, Thomas T. 2001. *Culture and Conquest in Mongol Eurasia*. Cambridge: Cambridge University Press

American Association of Oriental Medicine. 2006. The Nomenclature Debates. http://www.aaom.info/2006_conf_nomenclature_binder.pdf (accessed 5/2/10).

American Presbyterian Mission. 1896. *The China Mission Hand-Book*. Shanghai: American Presbyterian Mission.

Amiot, Joseph-Marie. 1779. Notice du cong-fou des bonzes Tao-sée. In *Mémoires concernant l'histoire, les sciences, les arts, les moeurs, les usages, &c. des chinois*. Paris: Nyon l'aîné.

An Guanying 安冠英 et al., eds. 1993. *Zhonghua bainian laoyaopu* 中华百年老药铺. Beijing: Zhongguo wenshi chubanshe.

Anastasi, Joyce K., and Donald J. McMahon. 2003. Testing Strategies to Reduce Diarrhea in Persons with HIV Using Traditional Chinese Medicine: Acupuncture and Moxibustion. *Journal of the Association of Nurses in AIDS Care* 14(3):28–40.

Anderson, Eugene N. 1988. *The Food of China*. New Haven: Yale University Press.

———. 1996. *Ecologies of the Heart*. New York: Oxford University Press.

Andrews, Bridie J. 1996. The Making of Modern Chinese Medicine, 1895–1937. Ph.D. dissertation, Cambridge University.

———. 1997. Tuberculosis and the Assimilation of Germ-Theory in China, 1895–1937. *Journal of the History of Medicine and Allied Sciences* 52(1):114–157.

Announcer. 1992. On the History of the Use of Acupuncture by Revolutionary Health Workers to Treat Drug Addiction, and US Government Attacks under the Cover of the Counterintelligence Program (COINTELPRO): Interview with Dr. Mutulu Shakur. http://www.mutulushakur.com/interview-lompoc.html (accessed 1/2/10).

Arnold, Hans-Juergen. 1976. *Die Geschichte der Akupunktur in Deutschland*. Heidelberg: Haug.

Asakawa, Gil. n.d. Boulder's Chinese Kung Fu Connection. http://nikkeiview.com/nv/clips/shaolin.htm (accessed 4/2/10).

Asen, Daniel. 2009. "Manchu Anatomy": Anatomical Knowledge and the Jesuits in Seventeenth- and Eighteenth-Century China. *Social History of Medicine* 22(1):23–44.

Associated Press. 2008. McDonald's Aims to Boost Sales with Feng Shui. MSNBC.com.

Austin, Mary. 1975. *Textbook of Acupuncture Therapy*. Englewood, CO: ASI.

Baecker, Marcus, Iven Tao, and Gustav J. Dobos. 2007. *Acupuncture Quo Vadis?—On the Current Discussion around Its Effectiveness and "Point Specificity."* Stuttgart: Thieme.

Baker, Donald. 2003. Oriental Medicine in Korea. *Medicine Across Cultures: History and Practice of Medicine in Non-Western Cultures.* Helaine Sellin, ed. Dordrecht: Kluwer Academic Publishers.

Baker, Patricia A., and Gillian Carr. 2002. *Practitioners, Practices and Patients: New Approaches to Medical Archaeology and Anthropology.* Oxford: Oxford University Press.

Balla, Lesley. 2008. Only in SoCal: The Country's First Feng Shui McDonald's. Eater LA, February 13. http://la.eater.com/archives/2008/02/13/only_in_socal_the_countrys _first_feng_shui_mcdonalds.php (accessed 2/12/10).

Balme, Harold. 1921. *China and Modern Medicine: A Study in Medical Missionary Development.* London: United Council for Missionary Education.

Banh, Duong Ba. 1952. The Influence of Western Medicine on the Traditional Medicine of Vietnam. *Journal of the History of Medicine* 7:79–84.

Baptandier, Brigitte. 2006. Le rhizome et la perle. In *Penser/rêver: Revue de psychanalyse* 9:179–188.

Barbanel, Josh. 1981a. 3 Killed in Armored Car Holdup: 2 Officers and Guard Slain after Rockland Holdup. *New York Times* (October 21).

———. 1981b. 3 More Suspects Identified in Holdup of Brink's Truck. *New York Times* (October 26).

Barnes, Linda L. 1998. The Psychologizing of Chinese Healing Practices in the United States. *Culture, Medicine and Psychiatry* 22:413–443.

———. 2003a. Healing. In *Encyclopedia of Religion and Culture in the United States.* G. Laderman and L. León, eds. Pp. 627–630. Santa Barbara, CA: ABC-CLIO.

———. 2003b. The Acupuncture Wars: The Professionalizing of Acupuncture in the United States—A View from Massachusetts. *Medical Anthropology* 22:261–301.

———. 2005a. American Acupuncture and Efficacy: Meanings and Their Points of Insertion. *Medical Anthropology Quarterly* 19(3):239–266.

———. 2005b. *Needles, Herbs, Gods, and Ghosts: China, Healing, and the West to 1848.* Cambridge, MA: Harvard University Press.

———. 2007a. Religion and Spirituality in the Lives of Immigrants in the United States. In *Immigrant Medicine.* E. Barnett and P. Walker, eds. Pp. 681–692. Santa Barbara, CA: ABC-CLIO.

———. 2007b. Plural Health Systems: Meanings and Analytical Issues. In *A.R.H.A.P. International Colloquium.* J. Cochrane, ed. Pp. 46–54. Cape Town: African Religious Health Assets Programme.

———. 2007c. Five Ways of Rethinking the Normal: Reflections on the Preceding Comments. *Religion and Theology* 14:68–83.

———. 2009. Cultural Messages under the Skin: Practitioner Decisions to Engage in Chinese Medicine. *Medical Anthropology* 28(2):141–165.

Baum, Julia K., and Amanda C. J. Vincent. 2005. Magnitude and Inferred Impacts of the Seahorse Trade in Latin America. *Environmental Conservation* 32(4):305–319.

Baum, Richard. 1982. Science and Culture in Contemporary China: The Roots of Retarded Modernization. *Asian Survey* 22(12):1166–1186.

Be Well. n.d. Veteran Care/PTSD/Pain. http://bewell.omclinic.org/2009/01/19/veteran-care (accessed 9/20/09).

Beal, M. W., and L. Nield-Anderson. 2000. Acupuncture for Symptom Relief in HIV-Positive Adults: Lessons Learned from a Pilot Study. *Alternative Therapies in Health and Medicine* 6(5):33–42.

Beard, George M. 1869. Neurasthenia, or Nervous Exhaustion. *Boston Medical and Surgical Journal* 3:217–221.

———. 1881. *American Nervousness: Its Causes and Consequences.* New York: G. P. Putnam's Sons.

Beinfield, Harriet. 2001. Dreaming with Two Feet on the Ground: Acupuncture in Cuba. *Clinical Acupuncture and Oriental Medicine* 2. http://www.chinese-medicine-works.com/pdfs/dreaming_with_two_feet.pdf (accessed 2/22/09).

Beinfield, Harriet, and Efrem Komgold. 1991. *Between Heaven and Earth: A Guide to Chinese Medicine.* New York: Ballantine Books.

Bell, Alex. 2009. Zimbabwe: Another Government Official Implicated in Rising Poaching Crisis. http://allafrica.com/stories/printable/200907230919.html (accessed 7/28/09).

Bell, Mark R., and Taylor C. Boas. 2003. Falun Gong and the Internet: Evangelism, Community, and Struggle for Survival. *Nova Religio* 6(2):277–293.

Bemis, Ryan. 2010. Light and Dark in the Deep South, Part 1. http://acudetox.com/news/?p=34#more-34 (accessed 2/14/10).

Benedict, Carol. 1996. *Bubonic Plague in Nineteenth-Century China.* Stanford, CA: Stanford University Press.

Bennett, Adrian Arthur. 1967. *John Fryer: The Introduction of Western Science and Technology into Nineteenth-Century China.* Cambridge, MA: Harvard University Press.

Berger, Peter L. 2002. The Cultural Dynamics of Globalisation. In *Many Globalisations: Cultural Diversity in the Contemporary World.* Peter L. Berger and Samuel P. Huntington, eds. Pp. 1–16. Oxford: Oxford University.

Bi Yuan 毕沅 et al., eds. 1887. Jingxun tang congshu 经训堂丛书. Shanghai: Datong shuju.

Bibeau, G. 1985. From China to Africa: The Same Impossible Synthesis between Traditional and Western Medicines. *Social Science and Medicine* 21(8):937–943.

Bisio, Tom. 2004. *A Tooth from the Tiger's Mouth: How to Treat Your Injuries with Powerful Healing Secrets of the Great Chinese Warriors.* New York: Fireside.

Bisio, Tom, and Frank Butler. 2007. *Zheng Gu Tui Na: A Chinese Medical Massage Textbook.* New York: Zheng Gu Tui Na.

Bivins, Roberta. 2000. *Acupuncture, Expertise, and Cross-Cultural Medicine.* London: Palgrave.

Blair, John. 1874. The Chinese Specifics for Diphtheria. *Australian Medical Journal* (October 7):288–296.

Blanc, Marie-Eve and Laurence Monnais. 2007. Culture, immigration et santé. La consommation de médicaments chez les Vietnamiens de Montréal. *Revue européenne des migrations internationales* 23(3):151–176.

中国医药与治疗史（插图版）

Bloomberg, Brett. 2005. Acupuncture in India. *Acupuncture Today* 6(7). http://www.acupunc turetoday.com/mpacms/at/article.php?id=30154 (accessed 7/28/09).

Blow, David. 1994. The Acupuncture Treatment of Alcohol and Chemical Dependency. *Journal of Chinese Medicine* 45(May). http://www.whitelotusacupuncture.com/Articles /Alcohol%20and%20Chemical.pdf (accessed 7/29/09).

Blue, Gregory. 2000. Opium for China: The British Connection. In *Opium Regimes: China, Britain, and Japan, 1839–1952*. T. Brook and B. T. Wakabayashi, eds. Pp. 31–54. Berkeley: University of California Press.

Bogado Bordazar, L. L. 2003. *Influencia de la migración china en Argentina y Uruguay*. La Plata: University of La Plata.

Boileau, Gilles. 1998–1999. Some Ritual Elaborations on Cooking and Sacrifice in Late Zhou and Western Han Texts. *Early China* 23–24:89–123.

———. 2002. Wu and Shaman. *Bulletin of the School of Oriental and African Studies* 65(2):350–378.

Bokenkamp, Steven. 2002. Record of the Feng and Shan. In *Religions of Asia in Practice: An Anthology*. D. S. Lopez, ed. Pp. 386–395. Princeton, NJ: Princeton University Press.

Bokenkamp, Steven, and Peter Nickerson. 1997. *Early Daoist Scriptures*. Berkeley: University of California Press.

Boltz, Judith M. 1993. Not by the Seal of Office Alone: New Weapons in Battles with the Supernatural. In *Religion and Society in T'ang and Sung China*. P. B. Ebery and P. N. Gregory, eds. Pp. 241–305. Honolulu: University of Hawaii Press.

Bomme, Ulrich, Rudolf Bauer, Fritz Friedl, Heidi Heuberger, Günther Heubl, Paula Torres-Londoño, and Josef Hummelsberger. 2007. Cultivating Chinese Medicinal Plants in Germany: A Pilot Project. *Journal of Alternative and Complementary Medicine* 13(6):597–601.

Borsarello, Jean-François. 2005. *Traité d'acupuncture*. Paris: Masson.

Boym, Michael. 1682. *Specimen medicinae sinicae sive. Opuscula medica ad mentem sinensium*. Frankfurt am Main: Zubrodt.

Boym, Michael, and Andreas Cleyer. 1686. *Clavis medica ad Chinarum doctrinam de pulsibus*. Norimbergae.

Brandstätter, Christine. 2000. Elias in China: "Civilising Process," Kinship, and Customary Law in the Chinese Countryside. In *Max Planck Institute for Social Anthropology: Working Paper No. 6*. Halle/Saale.

Brashier, Kenneth E. 1996. Han Thanatology and the Division of "Souls." *Early China* 21:125–158.

Braun, Kelly. 2004. The Tzu Chi Foundation and the Buddha's Light International Association: The Impact of Ethnicity in the Transmission of Chinese Buddhism to Canada. Master's thesis, University of Alberta.

Bray, Francesca. 1997. *Technology and Gender: Fabrics of Power in Late Imperial China*. Berkeley: University of California Press.

———. 2008. Tales of Fertility: Reproductive Narratives in Late Imperial Medical Cases. In *Variantology 3: On Deep Time Relations of Arts, Sciences and Technologies*. S. Zielinski and E. Fürlus, eds. Pp. 93–114. Cologne: Walther König.

———, Vera Dorofeeva-Lictmann, and Georges Métailié, eds. 2007. *Graphics and Text in the Production of Technical Knowledge in China: The Warp and the Weft*. Leiden: Brill.

Brennan, John. 1993. Dreams, Divination, and Statecraft: The Politics of Dreams in Early Chinese History and Literature. In *In the Dream and the Text: Essays on Literature and Language*. C. S. Rupprecht, ed. Pp. 73–102. Albany: SUNY Press.

Breuer, Gabriel S., Hedi Orbach, Ori Elkayam, Yaakov Berkun, Dafna Paran, Michal Mates, and Gideon Nesher. 2006. Use of Complementary and Alternative Medicine among Patients Attending Rheumatology Clinics in Israel. *Israeli Medical Association Journal* 8(March):184–187.

Bridges, Lillian. 2003. *Face Reading in Chinese Medicine*. Oxford: Churchill Livingstone.

Bridgman, R. F. 1955. *La médecine dans la Chine antique*. Brussels: n.p.

Brody, Jane E. 1971. Acupuncture Demonstrated at Medical Parley Here. *New York Times* (December 15).

Brokaw, Cynthia J. 1991. *The Ledgers of Merit and Demerit: Social Change and Moral Order in Late Imperial China*. Princeton, NJ: Princeton University Press.

———. 2007. *Commerce in Culture: The Sibao Book Trade in the Qing and Republican Periods*. Cambridge, MA: Harvard University Press.

Brook, Timothy, and Bob Tadashi Wakabayashi. 2000. Opium's History in China. In *Opium Regimes: China, Britain, and Japan, 1839–1952*. T. Brook and B. T. Wakabayashi, eds. Pp. 1–27. Berkeley: University of California Press.

Buell, Paul D. 2011. Tibetans, Mongols and the Fusion of Eurasian Cultures. In *Islam and Tibet, Interactions along the Musk Route*. A. Akasoy, C. Burnett, and R. Yoeli-Tlalim, eds. Pp. 189–208. Burlington, VT: Ashgate.

Buell, Paul D., Eugene N. Anderson, and Charles Perry. 2000. *A Soup for the Qan: Chinese Dietary Medicine of the Mongol Era as Seen in Hu Szu-hui's Yin-shan Cheng-yao*. London: Kegan Paul International.

Buell, Paul D., and Christopher Meunch. 1984. Chinese Medical Recipes from Frontier Seattle. In *The Annals of the Chinese Historical Society of the Pacific Northwest*. P. D. Buell, D. W. Lee, and E. Kaplan, eds. Pp. 103–143. Bellingham, WA: Chinese Historical Society of the Pacific.

Bullock, Mary B. 1980. *An American Transplant: The Rockefeller Foundation and Peking Union Medical College*. Berkeley: University of California Press.

Bullock, Milton L., Patricia D. Culliton, and Robert T. Olander. 1989. Controlled Trial of Acupuncture for Severe Recidivist Alcoholism. *Lancet* June 24:1435–1439.

Burack, Jeffrey H., Misha R. Cohen, Judith A. Hahn, and Donald I. Abrams. 1996. Pilot Randomized Controlled Trial of Chinese Herbal Treatment for HIV-Associated Symptoms. *Journal of Acquired Immune Deficiency Syndromes and Human Retrovirology* 12(4):386–393.

Burton-Rose, Daniel. 1997. Interview with Dr. Mutulu Shakur. http://www.mutulushakur.com/interview-daniel.html (accessed 1/19/10).

Buyi leigong paozhi bianlan 补遗雷公炮制便览. 2005. Shanghai: Cishu chubanshe.

Cai Jingfeng 蔡景峰, Li Qinghua 李庆华, and Zhang Binghuan 张冰浣, eds. 2000. *Zhongguo yixue tongshi: xiandai juan* 中国医学通史：现代卷. Beijing: Renmin weisheng chubanshe.

Call, Elizabeth. 2006. *Mending the Web of Life: Chinese Medicine and Species Conservation*. Gaithersburg, MD: Signature.

Campany, Robert F., and Ge Hong. 2002. *To Live as Long as Heaven and Earth: A Translation and Study of Ge Hong's Traditions of Divine Transcendents*. Berkeley: University of California Press.

Campbell, Cameron D., Feng Wang, and James Z. Lee. 2002. Pretransitional Fertility in China. *Population and Development Review* 28(4):735–750.

Canaves, Sky. 2008. In South Africa, Chinese Is the New Black. *Wall Street Journal* (June 19). http://blogs.wsj.com/chinajournal/2008/06/19/in-south-africa-chinese-is-the-new-black/?mod=googlenews_wsj (accessed 5/8/09).

Candelise, Lucia. 2008. La médecine chinoise dans la pratique médicale en France et en Italie, de 1930 à nos jours. Ph.D. dissertation, Sciences Sociales, École des Hautes Études.

Capitanio, Joshua. 2008. Dragon Kings and Thunder Gods: Rainmaking, Magic, and Ritual in Medieval Chinese Religion. Ph.D. dissertation, University of Pennsylvania.

Carlson, Alvar W. 1986. Ginseng: America's Botanical Drug Connection to the Orient. *Economic Botany* 40(2):233–249.

Cass, Victoria B. 1986. Female Healers in the Ming and the Lodge of Ritual and Ceremony. *Journal of the American Oriental Society* 106(1):233–245.

Cassidy, Clare M. 1998. Chinese Medicine Users in the United States: Part I. Utilization, Satisfaction, Medical Plurality. *Journal of Alternative and Complementary Medicine* 4:17–27.

———. 1998. Chinese Medicine Users in the United States: Part II. Preferred Aspects of Care. *Journal of Alternative and Complementary Medicine* 4:189–202.

Cell, Charles P. 1977. *Revolution at Work—Mobilization Campaigns in China*. New York: Academic Press.

Chalmers, Jim. n.d. Auriculotherapy: Modern Ear Acupuncture. http://www.auriculotherapy.info (accessed 2/14/10).

Chamfrault, Albert. 1954. *Traité de médecine chinoise*. Angoulème, France: Éditions Coquemard.

Chan Man Sing. 2012. Sinicizing Western Science: The Case of *Quanti xinlun* 全体新论 *T'oung Pao* 98(4–5): In press.

Chang Bide 昌彼得 et al., eds. 1984. *Songren zhuanji ziliao suoyin* 宋人传记资料索引. 6 vols. Taipei: Dingwen shuju.

Chang Che-chia. 1998. The Therapeutic Tug of War: The Imperial Physician-Patient Relationship in the Era of Empress Dowager Cixi (1874–1908). Ph.D. dissertation, University of Pennsylvania.

Chang Chia-Feng 张嘉凤. 1996a. Aspects of Smallpox and Its Significance in Chinese History. Ph.D. dissertation, School of Oriental and African Studies, University of London.

———. 张嘉凤. 1996b. *Qing Kangxi huangdi caiyong rendoufa de shijian yu yuanyin shitan* 清康熙皇帝采用人痘法的时间与原因试探. Zhonghua yishi zazhi 中华医史杂志 26(1):30–32.

———. 2000. Dispersing the Foetal Toxin of the Body: Conceptions of Smallpox Aetiology in Pre-Modern China. In *Contagion: Perspectives from Pre-modern Societies*. L. Conrad and D. Wujastyk, eds. Pp. 23–38. Burlington, VT: Ashgate.

———. 2002. Disease and Its Impact on Politics, Diplomacy, and the Military. *Journal of the History of Medicine and the Allied Sciences* 57(2):177–197.

Chang Kwang-chih. 1983. *Art, Myth, and Ritual: The Path to Political Authority in Ancient China*. Cambridge, MA: Harvard University Press.

Chang, Pamela O'Malley. 2007. Acupuncture for All. *Yes! Magazine* (November 7). http://www.yesmagazine.org/issues/liberate-your-space/acupuncture-for-all (accessed 8/7/09).

Chang, Tsung-tung. 1970. *Der Kult der Shang-dynastie im Spiegel der Orakelinschriften: Eine paläographische Studie zur Religion im archaischen China*. Wiesbaden: Otto Harrassowitz.

Chao Yüan-ling. 2000. The Ideal Physician in Late Imperial China: The Question of Sanshi. *East Asian Science, Technology, and Medicine* (17):66–93.

———. 2009. *Medicine and Society in Late Imperial China: A Study of Physicians in Suzhou, 1600–1850*. New York: Peter Lang.

———. n.d. Patronizing medicine: From the Sanhuang Miao to the Yaowang Miao. Unpublished ms.

Chard, Robert L. 1999. The Imperial Household Cults. In *State and Court Ritual in China*. Joseph McDermott, ed. Pp. 237–266. Cambridge: Cambridge University Press.

Chau, Adam Yuet. 2003. Popular Religion in Shaanbei, North-Central China. *Journal of Chinese Religions* 31:39–79.

Chaudhry, Khalid. 2003. Fighting the War on Drugs. *The Review* (October 30). http://www.dawn.com/weekly/review/archive/031030/review5.htm (accessed 7/8/08).

Chen Bangxian 陈邦贤. 1936. *Zhongguo yixue shi* 中国医学史. Shanghai: Shangwu yinshuguan.

Chen, C. C. 1989. *Medicine in Rural China: A Personal Account*. Berkeley: University of California Press.

Chen Chiu Hsueh. 1981. *Acupuncture: A Comprehensive Text*. John O'Connor and Dan Bensky, transl. Seattle: Eastland Press.

Chen Daojin 陈道瑾 and Xue Weitao 薛渭涛. 1985. *Jiangsu lidai yiren zhi* 江苏历代人物志. Suzhou: Jiangsu kexue jishu chubanshe.

Chen, H., G. Deng, Z. Li, G. Tian, Y. Li, P. Jiao, L. Zhang, Z. Liu, R. G. Webster, and K. Yu. 2004. The Evolution of H5N1 Influenza Viruses in Ducks in Southern China. *Proceedings of the National Academy of Sciences* 101(28):10452–10457.

Chen Jianmin 陈健民. 1990. Lu Yuanlei xiansheng de xueshusixiang 陆渊雷先生的学术思想. Zhonghua yishi zazhi 中华医史杂志 20 (2), 91–95.

Chen Keji 陈可冀. 1990. *Qinggong yi'an yanjiu* 清宫医案研究. Beijing: Zhongyi guji chubanshe.

Chen, Nancy N. 2003. *Breathing Spaces: Qigong, Psychiatry, and Healing in China*. New York: Columbia University Press.

Chen Shiyuan. 2008. *Wandering Spirits: Chen Shiyuan's Encyclopedia of Dreams*. R. E. Strassberg, trans. Berkeley: University of Califonia Press.

Chen Xinqian 陈新谦. 1996. Qingdai si da yaodian 清代四大药店. *Zhongguo zhongyao zazhi* 中国中药杂志 21(1):56–60.

Chen Xizhong 陈曦钟, Hou Zhongyi 侯忠义, and Lu Yuchuan 鲁玉川, eds. 1998. *Shuihuzhuan huipingben* 水浒传会评本. Beijing: Beijing daxue chubanshe.

中国医药与治疗史（插图版）

Chen Yinke 陈寅恪. 1934. Tianshidao yu binhai diyu zhi guanxi 天师道与滨海地域之关系. *Zhongyang yanjiuyuan lishi yuyan yanjiusuo jikan* "中央研究院" 历史语言研究所集刊 3:43–466.

Chen Yuanpeng 陈元朋. 1997. *Liang Song de "Shangyi shiren" yu "ruyi"—jianlun qi zai Jin-Yuan de liubian* 两宋的"尚医士人"与"儒医"——兼论其在金元的流变. Taipei: Taiwan National University.

Cheng Dan'an 承澹安. 1932. *Xiuding Zhongguo zhenjiu zhiliaoxue* 修订中国针灸治疗学. Shanghai: Qianqingtang shuju.

Cheng Man-ching, and Robert K. Smith. 1967. *T'ai Chi: The Supreme Ultimate Exercise for Health, Sport, and Self-Defense.* Rutland, Vermont: Tuttle Publishing.

Cheng Wen-chien. 2003. Images of Happy Farmers in Song China (960–1279): Drunks, Politics, and Social Identity. Ph.D. dissertation, University of Michigan.

———. 2011. Antiquity and Rusticity: Images of the Ordinary in the *Farmers' Wedding Painting. Journal of Song-Yuan Studies* 41:67–106.

Cheng Yingqi. 2012. First TCM medicine OK'd for EU market. China Daily.com.cn 中国日报网. April 19. http://www.chinadaily.com.cn/china/2012-04/19/content_15085051.htm (accessed 4/6/12).

Cherniack, Susan. 1994. Book Culture and Textual Transmission in Sung China. *Harvard Journal of Asiatic Studies* 54(1):5–125.

Choo, Jessey J.C. 2012. That "Fatty Lump": Discourses on the Fetus, Fetal Development, and Filial Piety in Early Imperial China. *Nan Nü: Men, Women and Gender in Early and Imperial China* 14(2).

Chia, Lucille. 2002. *Printing for Profit: The Commercial Publishers of Jianyang, Fujian (11th–17th centuries).* Cambridge, MA: Harvard University Asia Center for Harvard-Yenching Institute.

Childs-Johnson, Elizabeth. 1983. Excavation of Tomb No. 5 at Yinxu, Anyang. *Chinese Sociology and Anthropology* 15(3).

———. 1987. The Jue and Its Ceremonial Use in the Ancestor Cult of China. *Artibus Asiae* 48(3/4):171–196.

———. 1995. The Ghost Head Mask and Metamorphic Shang Imagery. *Early China* 20:79–92.

———. 1998. The Metamorphic Image: A Predominant Theme in the Ritual Art of Shang China. *Bulletin of the Museum of Far Eastern Antiquities* 70:5–171.

———. 2002. *Enduring Art of Jade Age China: Chinese Jades of Late Neolithic through Han Periods,* Vol. 2. New York: Throckmorton Fine Art.

Chinese Medicine Database. 2006–. *The Chinese Medicine Database.* http://www.cm-db.com (accessed August 3 2011).

Chu Ping-yi 祝平一. 1996. Linghun, shenti, yu tianzhu: Mingmo Qingchu xixue zhong de renti shengli zhishi 灵魂、身体与天主: 明末清初西学中的人体生理知识. *Xinshixue* 新史学 7(2):47–98.

City Is Trying to Destroy Lincoln Detox: Defend the Program! 1975. Mimeographed flyer.

Clark, Hugh R. 1991. *Community, Trade, and Networks: Southern Fujian Province from the Third to the Thirteenth Century.* Cambridge: Cambridge University Press.

Clunas, Craig. 1991. *Superfluous Things: Material Culture and Social Status in Early Modern China.* Urbana: University of Illinois Press.

Cohen, Misha R., Thomas F. Mitchell, Peter Bacchetti, Carroll Child, Sherrill Crawford, Andrew Gaeddert, and Donald I. Abrams. 1999. Use of a Chinese Herbal Medicine for Treatment of HIV-Associated Pathogen-Negative Diarrhea. *Integrative Medicine* 2(2/3):79–84.

Cohen, Misha R., and Robert G. Gish, with Kalia Doner. 2007. *The Hepatitis C Help Book: A Groundbreaking Treatment Program Combining Western and Eastern Medicine for Maximum Wellness and Healing.* New York: St. Martin's Griffin.

Cohen, Paul A. 1997. *History in Three Keys: The Boxers as Event, Experience, and Myth.* New York: Columbia University Press.

Cohn, Sherman L. 2008. Acupuncture and OM in the US: History as a Passport to Now. American Association of Acupuncture and Oriental Medicine, Chicago.

Cook, Constance A. 1990. *Auspicious Metals and Southern Spirits: An Analysis of the Chu Bronze Inscriptions.* Department of Oriental Languages, University of California, Berkeley.

———. 1995–1996. Scribes, Cooks, and Artisans: Breaking Zhou Tradition. *Early China* 20:241–269.

———. 1997. Wealth and the Western Zhou. *Bulletin of the School of Oriental and African Studies* 60(2):253–294.

———. 2003. Bin Gong Xu and Sage King Yu: Translation and Commentary. In *The X Gong Xu (燹 公盨): A Report and Papers from the Dartmouth Workshop.* Xing Wen, ed. Special Issue of *International Research on Bamboo and Silk Documents: Newsletter,* 3:23–28. Hanover, NH: Dartmouth College.

———. 2005. Moonshine and Millet: Feasting and Purification Rituals in Ancient China. In *Of Tripod and Palate: Food, Politics, and Religion in Traditional China.* R. Sterckx, ed. pp. 9–23. New York: Palgrave Macmillan.

———. 2006a. From Bone to Bamboo: Number Sets and Mortuary Ritual. *Journal of Oriental Studies* 1:1–40.

———. 2006b. *Death in Ancient China: The Tale of One Man's Journey.* Leiden: Brill.

———. 2007. Ritual, Politics, and the Issue of Feng (封). In *Shi Quan Xiansheng Jiushi Danchen Jinian Wenji* 石泉先生九十诞辰纪念文集. Wuhan Daxue Lishi Dili Yanjiu Suo, ed. pp. 215–267. Wuhan: Hubei renmin chubanshe.

———. 2009. Ancestor Worship During the Eastern Zhou. In *Early Chinese Religion, Part One: Shang through Han (1250 B.C.–220 A.D.).* J. Lagerwey and M. Kalinowski, eds. Pp. 237–279. Leiden: Brill.

Cook, Constance A., and John S. Major, eds. 1999. *Defining Chu: Image and Reality in Ancient China.* Honolulu: University of Hawaii Press.

Craig, David. 2002. *Familiar Medicine: Everyday Health Knowledge and Practice in Today's Vietnam.* Honolulu: University of Hawaii Press.

Crain, Liz. 2007. Sharp Thinking Applied to Health Care. *Portland Tribune* (January 16). http://www.portlandtribune.com/sustainable/print_story.php?story_id =11689061879944560 (accessed 8/13/09).

Croizier, Ralph C. 1968. *Traditional Medicine in Modern China: Science, Nationalism and the Tensions of Cultural Change*. Cambridge, MA: Harvard University Press.

Csordas, Thomas J. 2007a. Global Religion and the Re-enchantment of the World: The Case of the Catholic Charismatic Renewal. *Anthropological Theory* 7:295–313.

———. 2007b. Introduction: Modalities of Transnational Transcendence. *Anthropological Theory* 7:259–272.

Cui Xiuhan 崔秀汉. 1996. *Chaoxian yiji tongkao* 朝鲜医籍通考. Beijing: Zhongguo zhong-yiyao chubanshe.

Cui Yueli 崔月梨, ed. 1997. *Zhongyi chensi lu* 中医沉思录. Beijing: Zhongyi guji chubanshe.

Culin, Stewart. 1887. Chinese Drug Stores in America. *American Journal of Pharmacy* 59(December):593–598.

Cunningham, Andrew. 1992. Transforming Plague: The Laboratory and the Identity of Infectious Disease. In *The Laboratory Revolution in Medicine*. Andrew Cunningham and Perry Williams, ed. Pp. 209–244. Cambridge: Cambridge University Press.

DaMo Qigong and Taoist Internal Alchemy. 2010. http://www.taoiststudy.com/about (accessed 2/12/10).

Daode zhenjing jizhu 道德真经集注. In *Zhengtong Daozang* 706–707.

Darby, Meriel. 2003. Professor J. R. Worsley—A Personal Tribute. *European Journal of Oriental Medicine* 4(3). http://www.ejom.co.uk/vol-4-no-3/featured-articles/professor-j-r-worsley-a-personal-tribute.html (accessed 2/12/10).

Davis, Edward L. 2001. *Society and the Supernatural in Song China*. Honolulu: University of Hawaii Press.

Delza, Sophia. 1961. *T'ai Chi Ch'uan: Body and Mind in Harmony*. North Canton, OH: Good News Publishing.

Deng Tietao 邓铁涛. 1999. *Zhongyi jindai shi* 中医近代史. Guangzhou: Guangdong gaodeng jiaoyu chubanshe.

Deng Yunte 邓云特. 1937. *Zhongguo jiuhuangshi* 中国救荒史. Shanghai: Shangwu yinshuguan.

Deshpande, Vijaya. 2000. Ophthalmic Surgery: A Chapter in the History of Sino-Indian Medical Contacts. *Bulletin of the School of Oriental and African Studies* 63:370–388.

———. 2001. Ancient Indian Medicine and Its Spread to China. *Economic and Political Weekly* 36(13):1078–1081.

———. 2007. The Body Revealed: The Contribution of Forensic Medicine to Knowledge and Representations of the Skeleton in China. In *Graphics and Text in the Production of Technical Knowledge in China: The Warp and the Weft*. F. Bray, V. Dorofeeva-Lichtmann and G. Métailié, eds. Pp. 635–684. Leiden and Boston: Brill.

Despeux, Catherine. 1990. *Immortelles de la Chine ancienne. Taoïsme et alchimie féminine*. Puiseaux: Pardès.

———. 1994. *Taoïsme et corps humain: Le xiuzhen tu*. Paris: Guy Tredaniel.

———. 2001. The System of the Five Circulatory Phases and the Six Seasonal Influences (Wuyun Liuqi), a Source of Innovation in Medicine under the Song (960–1279). In *Innovation in Chinese Medicine*. E. Hsu, ed. Pp. 121–165. Needham Research Institute Studies, Vol. 3. Cambridge: Cambridge University Press.

Despeux, Catherine, and Livia Kohn. 2003. *Women in Taoism.* Cambridge: Three Pine Trees.

DeWoskin, Kenneth J. 1983. *Doctors, Diviners, and Magicians of Ancient China: Biographies of Fang-shih,* New York: Columbia University Press.

Dharmananda, Subhuti. n.d. Chinese Medicine in Italy: Integrated into the Modern Medical System. http://www.itmonline.org/arts/italy.htm (accessed 9/12/09).

Diaz, Maria Dolores. 2001. The Honduras Healing Recovery Project: Second Yearly Report. *Acupuncture Today* 2(5). http://www.acupuncturetoday.com/archives2001/may/05honduras.html?no_b=true (accessed 8/4/09).

———. 2003. Update on the Honduras Healing Recovery Project. *Acupuncture Today* 4(9). http://www.acupuncturetoday.com/mpacms/at/article.php?id=28281&no_paginate=true&no_b=true (accessed 8/4/09).

Dikötter, Frank. 1998. *Imperfect Conceptions: Medical Knowledge, Birth Defects, and Eugenics in China.* New York: Columbia University Press.

———, Lars Laaman, and Xun Zhou. 2004. *Narcotic Culture: A History of Drugs in China.* London: Hurst.

Ding Zhongying 丁仲英. 1936. Zhongyiyao zhi qianzhan 中医药之前瞻. *Guanghua yiyao zazhi* 光华医药杂志 4(9):8.

Dong Jianhua 董建华, Hou Dianyuan 侯点元, and Zhang Xijun 张锡君, eds. 1990. *Dangdai zhongyi* 当代中医. Chongqing: Chongqing chubanshe.

Dongzhen taishang qingya shisheng jing 洞真太上青牙始生经. *Zhengtong Daozang* 1349.

DuBois, Thomas David. 2005. *Sacred Village: Social Change and Religious Life in Rural North China.* Honolulu: University of Hawaii Press.

Dunstan, Helen. 1975. The Late Ming Epidemics: A Preliminary Survey. *Ch'ing-shih wen-t'i* 3(3):1–59.

Dương, Bá Bành. 1947–1950. *Historie de la medécine dù Việt-Nam.* Hanoi: Faculté de Médecine de Hanoi.

Eadie, Gail A., and Denise M. Grizzell. 1979. China's Foreign Aid, 1975–78. *China Quarterly* 77:217–234.

Eagleton, Catherine, Jonathan Williams, Joe Cribb, and Elizabeth Errington. 2007. *Money: A History.* Richmond Hill, Ontario: Firefly Books.

Ebrey, Patricia Buckley. 1986. The Early Stages in the Development of Descent Group Organization. In *Women and the Family in Chinese History.* P. B. Ebrey and R. Watson, eds. Berkeley: University of California Press.

———. 1988. The Dynamics of Elite Domination in Sung China. *Harvard Journal of Asiatic Studies* 48(2):493–520.

———. 1991. *Confucianism and Family Rituals in Imperial China: A Social History of Writing about Rites.* Princeton, NJ: Princeton University Press.

———. 1993. The Response of the Sung State to Popular Funeral Practices. In *Religion and Society in T'ang and Sung China.* P. B. Ebrey and P. N. Gregory, eds. Honolulu: University of Hawaii Press.

———. 2003. *Women and the Family in Chinese History.* London: Routledge.

Ebrey, Patricia Buckley, and Maggie Bickford, eds. 2006. *Emperor Huizong and Late Northern Song China: The Politics of Culture and the Culture of Politics.* Cambridge, MA: Harvard University Press.

Ebrey, Patricia Buckley, and James L. Watson. 1986. Introduction. In *Kinship Organization in Late Imperial China 1000–1940.* P. B. Ebrey and J. L. Watson, eds. Pp. 1–15. Berkeley: University of California Press.

Echenberg, Myron. 2007. *Plague Ports: The Global Urban Impact of Bubonic Plague, 1894–1901.* New York, N.Y.: New York University Press.

Editorial Staff. 2001. News in Brief: South Africa Legalizes TCM. *Acupuncture Today* 2(8). http://www.acupuncturetoday.com/mpacms/at/article.php?id=27721 (accessed 7/28/09).

———. 2005. Relief Effort Update. *Acupuncture Today* (September 1). http://www.acupuncturetoday.com/mpacms/at/article.php?id=31242&no_paginate=true&no_b=true (accessed 8/4/09).

Edwards, William M., Jr. 1974. Acupuncture in Nevada. *Western Journal of Medicine* 120(June):507–512.

Eisenberg, David, Roger Davis, Susan Ettner, Scott Appel, Sonja Wilkey, Maria Van Rompay, and Ronald Kessler. 1998. Trends in Alternative Medicine Use in the United States, 1990–1997. *Journal of the American Medical Association* 280(18): 1569–1575.

Elman, Benjamin A. 1984. *From Philology to Philosophy: Intellectual and Social Aspects of Change in Late Imperial China.* Cambridge, MA: Harvard University Press.

———. 2000. *A Cultural History of Civil Examinations in Late Imperial China.* Berkeley: University of California Press.

———. 2005. *On Their Own Terms: Science in China, 1550–1900.* Berkeley: University of California Press.

Emad, Mitra C. 2006. The Debate over Chinese-Language Knowledge among Culture Brokers of Acupuncture in America. *ETC* (October):408–421.

Emmons, Charles F. 1992. Hong Kong's Feng Shui: Popular Magic in a Modern Urban Setting. *Journal of Popular Culture* 26(1):39–49.

Engelhardt, Ute. 1989. Translating and Interpreting the Fu-Ch'i Ching-I Lun: Experience Gained from Editing a T'ang Dynasty Taoist Medical Treatise. In *Approaches to Traditional Chinese Medical Literature.* P. U. Unschuld, ed. Pp. 129–138. Dordrecht: Kluwer Academic.

Eno, Robert. 2008. Shang State Religion and the Pantheon in the Oracle Bone Texts. In *Early Chinese Religion: Part One: Shang through Han (1250 B.C.–220 A.D.).* J. Lagerwey and M. Kalinowski, eds. Pp. 41–102. Leiden: Brill.

Epler, D. C., Jr. 1980. Bloodletting in Early Chinese Medicine and Its Relation to the Origin of Acupuncture. *Bulletin of the History of Medicine* 54(3):337–367.

Ergil, Marnae C. n.d. Considerations for the Translation of Traditional Chinese Medicine into English. http://www.paradigm-pubs.com/resources/Translation (accessed 5/2/10).

Falkenhausen, Lothar Von. 1995. Reflections on the Political Role of Spirit Mediums in Early China: The Wu Officials in the Zhou Li. *Early China* 20:279–300.

———. 2006. *Chinese Society in the Age of Confucius (1000–250 B.C.): The Archaeological Evidence*. Los Angeles: Cotsen Institute of Archaeology, University of California.

Family and Friends of Dr. Mutulu Shakur. N.d. Mutulu Shakur: Black Liberation Army and People's Warrior. Leaflet.

Fan Ka-wai 范家伟. 2004a. On Hua Tuo's Position in the History of Chinese Medicine. *American Journal of Chinese Medicine* 32:313–320.

———. 2004b. Jiao Qi Disease in Medieval China. *American Journal of Chinese Medicine* 32:999–1011.

———. 2004c. *Liuchao Sui Tang yixue zhi chuancheng yu zhenghe* 六朝隋唐医学之传承与整合. Hong Kong: Chinese University Press.

———. 2005. Couching for Cataract and Sino-Indian Medical Exchange from the Sixth to the Twelfth Century A.D. *Clinical and Experimental Ophthalmology* 33:188–190.

———. 2007a. Acupuncture or Trepanation? A Study of Qin Minghe, a Skilled Physician of Tang China. In *Thieme Almanac: Acupuncture and Chinese Medicine*. Pp. 4–9. Stuttgart: Thieme.

———. 2007b. *Dayi jingcheng: Tangdai guojia, xinyang yu yixue* 大医精诚: 唐代国家、信仰与医学. Taipei: Dongda Publishing House.

Fan Shi 范适. 1942. *Mingji xiyang chuanru zhi yixue* 明季西洋传入之医学 [China]: Zhonghua yishi xuehui Junshi chuban jijin weiyuanhui.

Fan Xingzhun 范行准. 1953. *Zhongguo yufang yixue sixiang shi* 中国预防医学思想史. Shanghai: Huadong yiwu shenghuo she.

———. 1986. *Zhongguo yixue shi lüe* 中国医学史略. Beijing: Zhongyi guji chubanshe.

Farquhar, Judith. 1994a. Multiplicity, Point of View, and Responsibility in Traditional Chinese Healing. In Body, Subject and Power in China. A. Zito and T. E. Barlow, eds. Pp. 78–99. Chicago, IL: University of Chicago Press.

———. 1994b. Knowing Practice: The Clinical Encounter in Chinese Medicine. Boulder: Westview Press.

———. 1995. Re-writing Traditional Medicine in Post-Maoist China In Knowledge and the Scholarly Medical Traditions. D. G. Bates, ed. Pp. 251–76. Cambridge: Cambridge University Press.

———. 1996a. "Medicine and the Changes are One": An Essay in Divination Healing. *Chinese Science* 16:107–34.

———. 1996b. Market Magic: Getting Magic and Getting Personal in Medicine after Mao. *American Ethnologist* 23(2):239–257.

Felt, Bob. 2006a. A Guided Tour of the Term Debate. http://www.paradigm-pubs.com/refer ences/TourBook (accessed 5/2/10).

———. 2006b. Professional Papers on Translation, Linguistics and Lexicography. http://www.paradigm-pubs.com/references/Proffesional (accessed 8/2/09).

———. 2006c. Publisher's Comment on Chinese Acupuncture by George Soulié de Morant. http://www.paradigm-pubs.com/catalog/detail/ChiAcuDeMor (accessed 8/2/09).

Felton, Ann. n.d. Ah Fong Office. Second Chinatown: Its Rise and Fall, 1901–1972. http://www
.boisestate.edu/history/cityhistorian/galleries_city/galleries_chinatown/chinatown7
_fongoffice.html (accessed 5/8/09).

Feng, H. Y., and J. Shryock. 1935. The Black Magic in China Known as Ku. *Journal of the
American Oriental Society* 55:1–30.

Fidler, Simon. n.d. The Successful Use of Auricular Acupuncture in the Supported With-
drawal and Detoxification of Substance Abusers. http://www.acupuncture.com
/conditions/addictres.htm (accessed 2/10/10).

Field, Stephen L. 2004. Review: Fengshui in China: Geomantic Divination between State
Orthodoxy and Popular Religion. *Journal of Chinese Religions* 32:187–189.

Fitch, K. 1998. *Speaking Relationally: Culture, Communication, and Interpersonal Commu-
nication*. New York: Guilford.

———. 1999. Pillow Talk? *Research on Language and Social Interaction* 32:41–50.

Fixler, Marian, and Oran Kivity. 2002. Japanese Acupuncture: A Review of Four Styles.
European Journal of Oriental Medicine 3(3):4–16.

Flaws, Bob. 1995a. *The Book of Jook: Chinese Medicinal Porridges—A Healthy Alternative to
the Typical Western Breakfast*. Boulder, CO: Blue Poppy Press.

———. 1995b. *The Tao of Healthy Eating: Dietary Wisdom According to Traditional Chinese
Medicine*. Boulder, CO: Blue Poppy Press.

Fong, Henry. 2009a. Chinese Dreams Dictionary. http://www.absolutelyfengshui.com/others
/dreams-grandmaster-zhou.php (accessed 12/3/09).

———. 2009b. Dreams Interpretation Chinese Style. http://www.selfgrowth.com/articles
/Dreams_Intepretation_Chinese_Style.html (accessed 12/3/09).

———. 2009c. The Chinese Almanac (a.k.a. Tong Sing). http://www.absolutelyfengshui.com
/others/tong-sing-tung-shu.php (accessed 12/3/09).

Foo and Wing Herb Company. 1897. *The Science of Oriental Medicine: A Concise Discussion
of Its Principles and Methods*. Los Angeles: G. Rice and Sons.

Ford, Guila, and Elizabeth Jacox. 1996. Ah Fong—1845–1927. Idaho State Historical Society
Reference Series, 1130 (January). http://www.idahohistory.net/Reference%20Series
/1130.pdf (accessed 12/8/09).

Franzini, Serge. 1992. 1935: Un premier écho chinois d'une acupuncture française. *Revue
française d'acupuncture* 70:20–24.

Frank, Byron L., and Nader Soliman. 1998/1999. Shen Men: A Critical Assessment through
Advanced Auricular Therapy. *Medical Acupuncture* 10(2). http://www.medicalacu-
puncture.org/aama_marf/journal/vol10_2/shenmen.html (accessed 9/12/09).

Frank, Robert, and Gunnar Stollberg. 2004a. Medical Acupuncture in Germany—Patterns
of Consumerism among Physicians and Patients. *Sociology of Health and Illness*
26:353–372.

———. 2004b. Conceptualizing Hybridization: On the Diffusion of Asian Medical Knowl-
edge to Germany. *International Sociology* 19(1):71–88.

Franzini, Serge. 1992. 1935: Un premier écho chinois d'une acupuncture française. *Revue
française d'acupuncture* 70:20–24.

Fratkin, Jake. 1999. The Emergence of Japanese Style Acupuncture. http://www.drjakefratkin
.com/pdf/hja.pdf (accessed 5/2/10).

FREE Longevitology Class Is Coming to Boston in September! 2009. Advertising flyer.

Freedberg, David. 2002. *The Eye of the Lynx: Galileo, His Friends, and the Beginning of Modern Natural History.* Chicago: University of Chicago Press.

Freiden, Betina. 2008. Acupuncture Worlds in Argentina: Contested Knowledge, Legitimation Processes, and Everyday Practices. Ph.D. dissertation, Brandeis University.

Fried, Diana. 2009. Name Change for the Vets Project. April 15: e-newsletter.

Fruehauf, Heiner. 2010. Chinese Medicine in Crisis: Science, Politics, and the Making of "TCM." http://chineseclassics.org/j/images/tcmcrisis.pdf.

Fu Weikang 傅维康, ed. 1990. *Zhongguo yixue shi* 中国医学史. *Zhongyi jichu lilun xilie congshu* 中医基础理论系列丛书. Shanghai: Shanghai zhongyi xueyuan chubanshe.

Fuma Susumu 夫马进. 1997. *Chūgoku zenkai, zendō shi kenkyū* 中国善会善堂史研究. Kyoto: Dōhōsha shuppan.

Furth, Charlotte. 1994. Rethinking van Gulik: Sexuality and Reproduction in Traditional Chinese Medicine. In *Engendering China: Women, Culture, and the State.* C. K. Gilmartin, G. Hershatter, R. Rofel, and T. White, eds. Pp. 125–146. Cambridge, MA: Harvard University Press.

———. 1999. *A Flourishing Yin: Gender in China's Medical History, 960–1665.* Berkeley: University of California Press, Berkeley.

———. 2006. The Physician as Philosopher of the Way: Zhu Zhenheng (1282–1358). *Harvard Journal of Asiatic Studies* 66(2):423–459.

———. 2007. Producing Medical Knowledge through Cases: History, Evidence, and Action. In *Thinking with Cases: Specialist Knowledge in Chinese Cultural History.* C. Furth, J. T. Zeitlin, and P.-C. Hsiung, eds. Pp. 125–151. Honolulu: University of Hawaii Press.

———. 2011. Becoming Alternative? Modern Transformations of Chinese Medicine in China and in the United States. *Canadian Bulletin of Medical History* 28(1):5–41.

Furth, Charlotte, and Angela Ki Che Leung, eds. 2010. *Health and Hygiene in Chinese East Asia: Policies and Publics in the Long Twentieth Century.* Chapel Hill, NC: Duke University Press.

Gao Wei 高伟. 1994. *Jin-Yuan yixue renwu* 金元医学人物. Lanzhou: Lanzhou daxue chubanshe

Gao Wenjin 高文晋. 1856. *Waike tushuo* 外科图说. [China]: Punan shensi tang.

Gao Xi 高晞. 2009. *De Zhen zhuan: Yi ge Yingguo chuanjiaoshi yu wan Qing yixue jindaihua* 德贞传：一个英国传教士与晚清医学近代化 Shanghai: Fudan daxue chubanshe.

Garrett, Frances. 2006. Buddhism and the Historicising of Medicine in Thirteenth-Century Tibet. *Asian Medicine: Tradition and Modernity* 2(2):204–224.

Gates, Hill. 1987. Money for the Gods. *Modern China* 13(3):259–277.

Giblette, Jean. 2009a. High Falls Gardens e-newsletter.

———. 2009b. High Falls Gardens: Programs Overview. http://www.highfallsgardens.net /botanicalstudies/program/index.html (accessed 2/26/09).

Glahn, Richard von. 1987. *The Country of Streams and Grottoes: Expansion, Settlement, and the Civilizing of the Sichuan Frontier in Song Times.* Cambridge: Council on East Asian Studies, Harvard University.

中国医药与治疗史（插图版）

Glaser, Shirley. 1971. Let Me Tell You about My Acupuncture. *New York Magazine* (September 27):64–65.

Gleditsch, Jochen. 2001. 50 Jahre DÄGfA. Zur Geschichte der deutschen Ärztegesellschaft für Akupunktur. *Deutsche Zeitschrift für Akupunktur* 2a:176–191.

Goble, Andrew Edmund. 2009. The Medical Silk Road: Chinese and Arabic Influences on Medieval Japanese Medicine. In *Tools of Culture: Japan's Cultural, Intellectual, Medical and Technological Contacts in East Asia, 1000s–1500s*. A. E. Goble, K. R. Robinson, and H. Wakabayashi, eds. Pp. 231–257. Ann Arbor: Association for Asian Studies.

———. 2011. *Confluences of Medicine in Medieval Japan: Buddhist Healing, Chinese Knowledge, Islamic Formulas, and Wounds of War.* Honolulu: University of Hawaii Press.

Goldschmidt, Asaf Moshe. 2009. *The Evolution of Chinese Medicine: Song Dynasty, 960–1200.* London: Routledge.

Gori, Luigi, and Fabio Firenzuoli. 2007. Ear Acupuncture in European Traditional Medicine. *Evidence Based Complementary and Alternative Medicine* 4(Supplement 1):13–16.

Grant, Joanna. 2003. *A Chinese Physician: Wang Ji and the Stone Mountain Medical Case Histories.* London: RoutledgeCurzon.

Graziani, Romain. 2008. The Subject and the Sovereign: Exploring the Self in Early Chinese Self-Cultivation. In *Early Chinese Religion: Part One: Shang through Han (1250 B.C.–220 A.D.)*. J. Lagerwey and M. Kalinowski, eds. Pp. 495–517. Leiden: Brill.

Griffith, Wally. 2008. McDonald's has a big appetite for China. CNBC August 15: http://www.msnbc.msn.com/id/26226387/ns/business-cnbc_tv//print/1/displaymode/1098/ (accessed 4/14/10).

Guimarães, Sergio Botelho. 2007. Acupuncture in an Outpatient Clinic in Fortaleza, Brazil: Patients' Characteristics and Prevailing Main Complaints. *Journal of Alternative and Complementary Medicine* 13(3):308–310.

Gumenick, Neil. 2003. Oriental Medical World Mourns Professor J. R. Worsley. *Acupuncture Today* 4(8). http://www.acupuncturetoday.com/mpacms/at/article.php?id=28270&no_paginate=true&no_b=true (accessed 8/14/09).

Guo Licheng 郭立诚. 1979. *Zhongguo shengyu lisu kao* 中国生育礼俗考. Taipei: Wenshizhe chubanshe.

Guoyu 国语. 1983. Wei Zhao 韦昭 (204–273), ann. Yingyin *Wenyuange Sikuquanshu* 影印文渊阁四库全书, vol. 406. Taipei: Taiwan shangwu yinshuguan.

Guy, R. Kent. 1987. *The Emperor's Four Treasuries: Scholars and the State in the Late Ch'ien-lung Era.* Cambridge, MA: Harvard University Press.

Hacker, Edward, Steve Moore, and Lorraine Patsco. 2002. *I Ching: An Annotated Bibliography.* New York: Routledge.

Hammer, Leon I. 2005. *Chinese Pulse Diagnosis: A Contemporary Approach.* Seattle: Eastland Press.

Hammers, Roslyn L. 2002. The Production of Good Government: Images of Agrarian Labor in Southern Song (1127–1279) and Yuan (1272/79–1368) China. Ph.D. dissertation, University of Michigan.

Han Fei 韩非 (d. 233 b.c.) Wang Xianshen 王先慎 (1859–1922). 1991. *Han Feizi jijie* 韩非子集解. In *Zhuzi jicheng* 诸子集成, vol. 5. Reprint. Shanghai: Shanghai guji.

Hansen, Valerie. 1990. *Changing Gods in Medieval China*. Princeton, NJ: Princeton University Press.

Hanshu 汉书. 1975. Ban Gu 班固 (32–92 c.e.), Yan Shigu 颜师古 (581–645), ed. Beijing: Zhonghua shuju.

Hanson, Marta. 2003. The Golden Mirror in the Imperial Court of the Qianlong Emperor. *Early Science and Medicine* 8(2):111–147.

———. 2006. The Significance of Manchu Medical Sources in the Qing. In *Proceedings of the First North American Conference on Manchu Studies* (Portland, or, May 9–10, 2003). S. Wadley, C. Naeher, and K. Dede, eds. Pp. 131–175. Weisbaden: Harrassowitz Verlag.

———. 2010. Conceptual Blind Spots, Media Blindfolds: The Case of SARS and Chinese Medicine. In *Health and Hygiene in Chinese East Asia: Policies and Publics in the Long Twentieth Century*. C. Furth and A. K. C. Leung, eds. Pp. 228–254. Chapel Hill, NC: Duke University Press.

———. 2011. *Speaking of Epidemics in Chinese Medicine: Disease and the Geographic Imagination in Late Imperial China*. New York: Routledge.

Hare, Martha L. 1993. The Emergence of an Urban U.S. Chinese Medicine. *Medical Anthropology Quarterly* 7:30–49.

Harper, Donald. 1985. A Chinese Demonography of the Third Century b.c. *Harvard Journal of Asian Studies* 45:459–498.

———. 1995. The Bellows Analogy in *Laozi* V and Warring States Macrobiotic Hygiene. *Early China* 20:381–391.

———. 1998. *Early Chinese Medical Literature: The Mawangdui Medical Manuscripts*. Sir Henry Wellcome Asian Series, Vol. 2. London: Kegan Paul.

———. 1999. Warring States Natural Philosophy and Occult Thought. In M. Loewe and E. Shaughnessy, ed. *The Cambridge History of Ancient China: From the Origins of Civilization to 221 b.c.* Pp. 813–884. Cambridge: Cambridge University Press.

———. 2001. Iatromancy, Diagnosis, and Prognosis in Early Chinese Medicine. In *Innovation in Chinese Medicine*. E. Hsu, ed. Pp. 99–120. Cambridge: Cambridge University Press.

———. 2002. Spellbinding. In *Religions of Asia in Practice: An Anthology*. D. S. Lopez, ed. Pp. 376–385. Princeton, NJ: Princeton University Press.

———. 2005a. Ancient Medieval Chinese Recipes for Aphrodisiacs and Philters. *Asian Medicine: Tradition and Modernity* 1(2):91–100.

———. 2005b. Dunhuang Iatromantic Manuscripts: P. 2856 R° and P. 2675 V°. In *Medieval Chinese Medicine: The Dunhuang Medical Manuscripts*. V. Lo and C. Cullen, eds. Pp. 134–164. London: Routledge Curzon.

———. 2010. The Textual Form of Knowledge: Occult Miscellanies in Ancient and Medieval Manuscripts, Fourth Century b.c. to Tenth Century a.d. In *Looking at It from Asia: The Processes That Shaped the Sources of History of Science*. F. Bretelle-Establet, ed. Pp. 37–80. New York: Springer.

Harrington, Anne. 1999. *The Placebo Effect: An Interdisciplinary Exploration*. Cambridge, MA: Harvard University Press.

Hartwell, Robert M. 1982. Demographic, Political, and Social Transformations of China, 750–1550. *Harvard Journal of Asiatic Studies* 42(2):365–442.

Hattori Toshirō 服部敏郎. 1964. *Kamakura jidai igakushi no kenkyū* 鎌倉時代医学史の研究. Tokyo: Yoshikawa Kōbunkan.

He Shixi 何时希. 1997. Jindai yilin yishi 近代医林轶事. Shanghai: Shanghai zhongyiyao daxue chubanshe.

He Zhiguo 何志国. 1995. *Xi Han renti jingmo qidiao kao* 西汉人体经脉漆雕考. Daziran tansuo 大自然探索 3:116–120.

Heinrich, Larissa N. 2008. *The Afterlife of Images: Translating the Pathological Body between China and the West*. Durham: Duke University Press.

Helms, Joseph. 1995. *Acupuncture Energetics: A Clinical Approach for Physicians* Berkeley: Medical Acupuncture Publishers.

Help with a Bow. 2008. *Economist* 387(8582):46–47.

Henderson, Gail. 1989. Issues in the Modernization of Medicine in China. In *Science and Technology in Post-Mao China*. D. F. Simon and M. Goldman, eds. Pp. 199–221. Cambridge, MA: The Council of East Asian Studies/Harvard University.

Hessel, Erin. 2009. Broken Bones. ESEMA (East Side Eastern Medicine Associates) Healing Arts http://www.erinhessel.com/tag/zheng-gu-tui-na (accessed 1/5/10).

Highfield, Ellen S., Linda L. Barnes, Lisa Spellman, and Robert Saper. 2008. If You Build It, Will They Come? A Free-Care Acupuncture Clinic for Minority Adolescents in an Urban Hospital. *Journal of Complementary and Alternative Medicine* 14(6):629–636.

Hinrichs, TJ. 1998. New Geographies of Chinese Medicine. *Osiris*, 2nd Series 13:287–325.

———. 2003. The Medical Transforming of Governance and Southern Customs in Song China (960–1279 C.E.). Ph.D. dissertation, History and East Asian Languages, Harvard University.

———. 2009. Medical Learning, Literati Culture, and the Contested Role of the Physician in the Song (960–1279 C.E.). Paper presented at Reconsidering Chinese History: Ideas, Places, and Social Networks, June 7–8, at Harvard University, Cambridge, MA.

———. 2011. Governance through Medical Texts and the Role of Print. In *Transmission and Transformation of Knowledge in China, Tenth-Fourteenth Centuries*. Pp. 217–238. L. Chia and H. D. Weerdt, eds. Leiden: Brill.

———. Forthcoming. The Catchy Epidemic: Theorization and Its Limits in Han to Song Period Medicine. *East Asian Science, Technology, and Medicine*.

History of the Lincoln Hospital Acupuncture/Detox Clinic: A Lesson in Community Health Organizing. n.d. Mimeographed pamphlet.

HIV/AIDS Acupuncture Treatment for Massachusetts Residents. 2010. http://www.massresources.org/pages.cfm?contentID=114&pageID=31&subpages=yes&dynamicID=902 (accessed 1/26/10).

Ho, Evelyn Y. 2009. Behold the Power of Qi: The Importance of Qi in the Discourse of Acupuncture. *Research on Language and Social Interaction* 39(4):411–440.

Ho, Ming-Jung. 2003. Migratory Journey and Tuberculosis Risk. *Medical Anthropology Quarterly* 17:442–424.

———. 2004a. Health-Seeking Patterns among Chinese Immigrant Patients Enrolled in the Directly Observed Therapy Program in New York City. *International Journal of Tuberculosis and Lung Diseases* 8:1355–1359.

———. 2004b. Sociocultural Aspects of Tuberculosis: A Literature Review and a Case Study of Immigrant Tuberculosis. *Social Science and Medicine* 59:753–762.

———. 2006. Perspectives on Tuberculosis among Traditional Chinese Medical Practitioners in New York City's Chinatown. *Culture, Medicine and Psychiatry* 30:105–122.

Ho, Ping-ti. 1962. *The Ladder of Success in Imperial China: Aspects of Social Mobility, 1368–1911.* New York: Columbia University Press.

Hoang Bao Chau, Pho Duc Thao, and Huu Ngoc. 1993. Overview of Vietnamese Traditional Medicine. In *Vietnamese Traditional Medicine.* Pp. 3–28. Hanoi: Thế Giới.

Hoang, Bao Chau. 1993. Overview of Vietnamese Traditional Medicine. In *Vietnamese Traditional Medicine.* B. C. Hoang and H. Ngoc, eds. Hanoi: Thế Giới.

Hobsbawm, Eric, and Terence Ranger. 1983. *The Invention of Tradition.* Cambridge: Cambridge University Press.

Hobson, Benjamin. 1851a. *Quanti xinlun* 全体新论. Canton: Hui'ai yiguan.

Hobson, Benjamin. 1851b. *Quanti xinlun.* 全体新论. Third ed. Shanghai: Mohai shuguan.

Hoover, Craig. 2003. Response to "Sex, Drugs and Animal Parts: Will Viagra Save Threatened Species?" by von Hippel and von Hippel. *Environmental Conservation* 30:317–318.

Horn, Joshua S. 1969. *Away with All Pests—An English Surgeon in People's China 1954–1969.* New York: Monthly Review Press.

Hou Hanshu 后汉书. 1965. Fan Ye 范晔 et al., ed. Beijing: Zhonghua shuju.

Hou Naifeng 侯乃峰. 2005. *Qin Yin daobing yuban mingwen jijie* 秦骃祷病玉版铭文集解. *Wenbo* 文博 6:69–75.

Hsiung, Ping-chen. 2005. *A Tender Voyage: Children and Childhood in Late Imperial China.* Stanford, CA: Stanford University Press.

Hsu, Elisabeth. 1992. The History and Development of Auriculotherapy. *Acupuncture in Medicine* 10(Supplement): 109–118.

———. 1996. Innovations in Acumoxa: Acupuncture Analgesia, Scalp and Ear Acupuncture in the People's Republic of China. *Social Science and Medicine* 42(3):421–430.

———. 1999. *The Transmission of Chinese Medicine.* Cambridge: Cambridge University Press.

———, ed. 2001. *Innovation in Chinese Medicine.* Cambridge: Cambridge University Press.

———. 2002. "The Medicine from China Has Rapid Effects": Chinese Medicine Patients in Tanzania. *Anthropology and Medicine* 9(3):291–313.

———. 2006. Reflections on the "Discovery" of the Anti-malarial Qinghao. *British Journal of Clinical Pharmacology Special Issue: Future Developments in Clinical Pharmacology* 61(6):666–670.

———. 2007. Chinese Medicine in East Africa and Its Effectiveness. *IIAS Newsletter* 45(Autumn):22.

———. 2008. Medicine as Business: Chinese Medicine in Tanzania. In *China Returns to Africa: A Rising Power and a Continent Embrace*. C. Alden, D. Large, and R. Soares de Oliveira, eds. Pp. 221–235. http://afrikastudiecentrum.nl/Pdf/paper10mei.pdf. London: Hurst.

———. 2009. Chinese Propriety Medicines: An "Alternative Modernity"? The Case of the Anti-Malarial Substance Aretmisinin in East Africa. *Medical Anthropology Special Issue: Globalizing Chinese Medicine* 28(2):111–140.

Hsu, Elisabeth, and Erling Høg. 2002. Countervailing Creativity: Patient Agency in the Globalisation of Asian Medicines. *Anthropology and Medicine* 9(3):205–363.

Hu, Shiu-Ying. 2005. *Food Plants of China*. Hong Kong: Chinese University of Hong Kong Press.

Hu Houxuan 胡厚宣, ed. 1978–82. *Jiaguwen heji* 甲骨文合集. Beijing: Zhonghua Shuju.

Hu Shijie 胡世杰, ed. 1990. *Xin'an yiji congkan* 新安医集丛刊. Anhui: Anhui kexue jishu chubanshe.

Huang, Al. 1973. *Embrace Tiger, Return to Mountain: The Essence of Tai Chi*. Moab Utah: Real People Press.

Huang, Bi Yun. 2009. Analyzing a Social Movement's Use of Internet: Resource Mobilization, New Social Movement Theories and the Case of Falun Gong. Ph.D. dissertation, Indiana University.

Huang, C. Julia. 2008. Gendered Charisma in the Buddhist Tzu Chi (Ciji) Movement. *Nova Religio* 12(2):29–47.

Huang, H. T. 2000. *Science and Civilization in China,* Vol. 6: *Biology and Biological Technology,* Part 6: *Medicine*. Cambridge: Cambridge University Press.

Huangdi neijing lingshu 黄帝内经灵枢. 1997. Wang Bing 王冰 (fl. 762), ed. Zhongyi yanjiuyuan Ming edition repr. Beijing: Zhongyi guji chubanshe.

Huangdi neijing suwen 黄帝内经素问. 1997. Wang Bing 王冰 (fl. 762), ed. Zhongyi yanjiuyuan Ming edition repr. Beijing: Zhongyi guji chubanshe.

Huard, Pierre, and Ming Wong. 1968. *Chinese Medicine*. B. Fielding, trans. New York: McGraw-Hill.

Hubei sheng bowuguan 湖北省博物馆. 1989. *Zenghou yi mu* 曾侯乙墓. 2 vols. Beijing: Wenwu.

Hubei sheng Jingzhou shi Zhou Liang Yu Qiao yi zhi bowuguan, 湖北省荆州市周梁玉桥遗址博物馆, ed. 2001. *Guanju Qin Hanmu jiandu* 关沮秦汉墓简牍. Beijing: Zhonghua Shuju.

Hucker, Charles O. 1985. *A Dictionary of Official Titles in Imperial China*. Stanford, CA: Stanford University Press.

Hummel, Arthur W., ed. 1943. *Eminent Chinese of the Ch'ing Period*. Washington, DC: Government Printing Office.

Hunan Zhongyiyao yanjiusuo and John E. Fogarty International Center for Advanced Study in the Health Sciences. 1990. *A Barefoot Doctor's Manual: The American Translation of the Official Chinese Paramedical Manual*. Philadelphia: Running Press.

Hung Chang-tai. 1994. *War and Popular Culture—Resistance in Modern China, 1937–1945*. Berkeley: University of California Press.

Huong, Nguyen Van et al. 1965. *Health Organization in the Democratic Republic of Vietnam*. Hanoi: Xunhasaba.

Hutchison, Alan. 1975. *China's African Revolution*. London: Hutchinson.

Hymes, Robert P. 1986. *Statesmen and Gentlemen: The Élite of Fu-chou, Chiang-hsi, in Northern and Southern Sung*. Cambridge: Cambridge University Press.

———. 1987. Not Quite Gentlemen? Doctors in Sung and Yuan. *Chinese Science* 8(January):9–76.

———. 2002. *Way and Byway: Taoism, Local Religion, and Models of Divinity in Sung and Modern China*. Berkeley: University of California Press.

Hymes, Robert P., and Conrad Shirokauer, eds. 1993. *Ordering the World: Approaches to State and Society in Sung Dynasty China*. Berkeley: University of California Press.

Icon plc. 2012. Tasly Pharmaceuticals Selects ICON as it Seeks First FDA Approval of a Traditional Chinese Medicine. http://www.iconplc.com/news-events/news/tasly -pharmaceuticals-sel/index.xml (accessed May 31, 2012).

Idema, Wilt. 1977. Diseases and Doctors, Drugs and Cures: A Very Preliminary List of Passages of Medical Interest in a Number of Traditional Chinese Novels and Related Plays. *Chinese Science* 2:37–73.

In Memory of Richard Taft. 1974. Mimeographed flyer.

Is Feng Shui a Science or Superstition? 2005. *Beijing Review* 48(43):46–47.

Ishida Hidemi 石田秀実. 1992. *Chūgoku igaku shisōshi* 中国医学思想史: もう一つの医学. Tōkyō: Tōkyō Daigaku Shuppankai.

Ishihara Akira 石原明. 1986. Kajiwara Shōzen no shôgai to sono chosho 梶原性全の生涯とその著書. In *Man'anpō* 萬安方. Pp. 1731–1752. Tokyo: Kagaku Shoin.

Ishizaki, Naoto, Tadashi Yano, and Kenji Kawakita. 2010. Public Status and Prevalence of Acupuncture in Japan. eCAM 7(4):493–500.

Itō Michiharu, Ken-ichi Takashima, and Gary F. Arbuckle. 1996. *Studies in Early Chinese Civilization: Religion, Society, Language, and Palaeography*. Osaka: Kansai Gaidai University Publication.

ITRI Creativity Laboratory. 2007a. ITRI Creativity Lab's Flow of Qi Exhibition September 5–11, 2007 at the National Palace Museum, Taipei, Taiwan. http://www.creativitylab. itri.org.tw/eng/press/Flow%20of%20Qi.asp (accessed 7/21/09).

———. 2007b. Flow of Qi offers a Unique Experience of Chinese Culture. *ITRI Today* 51(5). http://www.itri.org.tw/chi/lib/DownloadFile.aspx?AttNBR=844 (accessed 7/30/11).

Jack. n.d. The Duke of Zhou's Dream Dictionary. http://www.dreamdict.com (accessed 8/12/09).

Jennings, Michael. 2005. Chinese Medicine and Medical Pluralism in Dar es Salaam: Globalisation or Glocalisation? *International Relations* 19(4):457–473.

Jia Gongyan 贾公彦. 1980. *Zhouli zhushu* 周礼注疏. Beijing: Zhonghua Shuju.

Jia Hawk. 2006. New Strain of Bird Flu Found in China's Poultry Markets. *Proceedings of the National Academy of Sciences* http://www.scidev.net/en/agriculture-and-environment/livestock/news/new-strain-of-bird-flu-found-in-chinas-poultry-ma. html (accessed 1/3/10).

Jia Huanguang. 1997. Chinese Medicine in Post-Mao China: Standardization and the Context of Modern Science. Ph.D dissertation. University of North Carolina.

Jiangsu xinyi xueyuan 江苏新医学院. 1979. Zhongyao dacidian 中药大辞典. Shanghai: Shanghai kexue jishu chubanshe.

Jiu Tangshu 旧唐书. 1975. Liu Xu 刘昫 et al., eds. Beijing: Zhonghua shuju.

Johnson, Susan. 2009. In Memoriam: Dr. Miriam Lee (1926–2009). *Acupuncture Today* 10(9). http://www.acupuncturetoday.com/mpacms/at/article.php?id=32021&no_paginate=true&no_b=true (accessed 12/7/10).

Jordan, David K. 1982. Taiwanese Poe Divination: Statistical Awareness and Religious Belief. *Journal for the Scientific Study of Religion* 21(2):114–118.

Josephs, Gordon. n.d. How I First Learned about Sri Lankan-Style Acupuncture. http://www.chelationcare.com/newpage1.htm (accessed 3/14/08).

Jullien, François. 1995. *The Propensity of Things: Toward a History of Efficacy in China.* J. Lloyd, trans. New York: Zone.

Jütte, Robert. 2005. *A History of the Senses: From Antiquity to Cyberspace.* T. Lynn, trans. Oxford: Polity Press.

Kaempfer, Engelbert. 1712. *Amoenitatum exoticarum politico-physico-medicarum fasciculi V.* Lemgoviæ: Meyer.

Kalinowski, Marc. 2005. Mantic Texts in Their Cultural Context. In *Medieval Chinese Medicine: The Dunhuang Medical Manuscripts.* V. Lo and C. Cullen, eds. Pp. 109–133. London: Routledge Curzon.

———. 2008. Diviners and Astrologers under the Eastern Zhou: Transmitted Texts and Recent Archaeological Discoveries. In *Early Chinese Religion: Part One: Shang through Han (1250 B.C.–220 A.D.).* J. Lagerwey and M. Kalinowski, eds. Pp. 341–396. Leiden: Brill.

Kane, Lou Ann. 2007. Acupuncture at Sea. http://www.cruisemates.com/articles/feature/acupuncture-at-sea.cfm (accessed 6/23/08).

Kapferer, Bruce. 1991. *A Celebration of Demons: Exorcism and the Aesthetics of Healing in Sri Lanka.* Oxford: Berg.

Kaptchuk, Ted J. 1983. *The Web That Has No Weaver: Understanding Chinese Medicine.* New York: Congdon and Weed.

———. 1998a. Intentional Ignorance: A History of Blind Assessment and Placebo Controls in Medicine. *Bulletin for the History of Medicine* 72:389–435.

———. 1998b. Powerful Placebo: The Dark Side of the Randomized Controlled Trial. *Lancet* 351:1722–1725.

———. 2002. Acupuncture: Theory, Efficacy and Practice. *Annals of Internal Medicine* 136:374–383.

Kaptchuk, Ted J., John M. Kelley, Lisa A. Conboy, R. B. Davis, Catherine E. Kerr, Eric E. Jacobson, I. Kirsch, Rosa N. Schyner, Bong-Hyun Nam, Long T. Nguyen, Andrea L. Rivers, Claire McManus, Efi Kokkotou, Douglas A. Drossman, Peter Goldman, and Anthony L. Lembo. 2008. Components of Placebo Effect: Randomized Controlled Trial of Patients with Irritable Bowel Syndrome. *British Medical Journal* 226(998–1003).

Kaptchuk, Ted J., William B. Stason, Roger B. Davis, Anna T. R. Legedza, Rosa N. Schyner, Catherine E. Kerr, David A. Stone, Bong-Hyun Nam, Irving Kirsch, and R. H. Goldman. 2006. Sham Device V Inert Pill: Randomized Controlled Trial of Two Placebo Treatments. *British Medical Journal* 332:391–397.

Karchmer, Eric I. 2004. Orientalizing the Body: Postcolonial Transformations in Chinese Medicine. Ph.D. dissertation, University of North Carolina.

———. 2010. Chinese Medicine in Action: On the Postcoloniality of Medical Practice in China. *Medical Acupuncture* 29(3):226–252.

Katz, Paul. 1995. *Demon Hordes and Burning Boats: The Cult of Marshal Wen in Late Imperial China*. New York: SUNY Press.

Keightley, David. 1978. *Sources of Shang History: The Oracle-Bone Inscriptions of Bronze Age China*. Berkeley: University of California, Berkeley.

———. 2000. *The Ancestral Landscape: Time, Space, and Community in Late Shang China (ca. 1200–1045 B.C.)*. Berkeley: Institute of East Asian Studies, University of California, Berkeley.

Kendall, Laurel. 2007. Does the Marketplace Disenchant Sacred Goods? In *Society for the Anthropology of Religion Annual Meeting*. Phoenix, AZ.

Kerber, Theodorus. 1832. *Dissertatio inauguralis medico-chirurgica de acupunctura*. Halis Saxonum: Heinrich Ruffius.

Khánh, Vũ Ngọc. 2004. Tuệ Tĩnh (1330–?) In *Renowned Vietnamese Intellectuals prior to the 20th Century*. Hanoi: Thế Giới.

Kim, Andrew Eungi. 2005. Nonofficial Religion in South Korea: Prevalence of Fortunetelling and Other Forms of Divination. *Review of Religious Research* 46(3):284–302.

Kim Ho. 2000. *Hŏ Chun ŭi Tongŭi pogam yŏn'gu*. Seoul: Ilchisa.

Kim Nam-il. 1999. Yi Kyu-jun's Study on *Huangdi neijing* in the Late Choson Era. *Current Perspectives in the History of Science in East Asia*. Yung Sik Kim and Francesca Bray, eds. Seoul: Seoul National University Press.

Kim Sin-gŭn. 2001. *Han'guk ŭiyaksa* 韩国医药事. Seoul: Seoul National University Press.

Kimber, Stephanie. 2005. Acupuncture at Sea. Acupuncture.com 3(12). http://www.accupuncture.com/newsletters/m_dec05/main3.htm (accessed 6/23/08).

Kimura Akifumi 木村明史 2001. Sōdai no minkan iryō to fugeki kan: Chihookan ni yoru fugeki torishimari no ichisokumen 宋代の民間醫療と巫覡觀―地方官による巫覡取締の一側面. *Tôhôgaku* 101:89–104.

Kleinman, Arthur. 1986. *Social Origins of Distress and Disease: Depression, Neurasthenia, and Pain in Modern China*. New Haven: Yale University Press.

———. 1995. *Writing at the Margin: Discourse between Anthropology and Medicine*. Berkeley: University of Califonia Press.

Kleinman, Arthur, Yunxiang Yan, Jing Jun, Sing Lee, Everett Zhang, Pan Tianshu, Wu Fei, and Guo Jinhua. 2011. *Deep China: The Moral Life of the Person—What Anthropology and Psychiatry Tell Us about China Today*. Berkeley: University of California Press.

Knoblock, John. 1988. *Xunzi: A Translation and Study of the Complete Works*, Vol. 1. Stanford, CA: Stanford University Press.

Knoblock, John, and Jeffrey Riegel. 2000. *The Annals of Lü Buwei: A Complete Translation and Study*. Stanford, CA: Stanford University Press.

Kobayashi, Akiko, Miwa Uefuji, and Washiro Yasumo. 2007. History and Progress of Japanese Acupuncture. eCAM doi:10.1093/ecam/nem155.

中国医药与治疗史（插图版）

Kohn, Livia. 1986. *A Textbook of Physiognomy: The Tradition of the Shenxiang quanbian*. Asian Folklore Studies 45:227–258.

————. 1995. Kōshin: A Taoist Cult in Japan; Part I: Contemporary Practices, Part II: Historical Development; Part III: The Scripture—A Translation of the Kōshinkyō. *Japanese Religions* 18(1–2):113–139; 20(1):34–55; 20(2):123–142.

————. 2001. *Daoism and Chinese Culture*. Cambridge: Three Pines Press.

Kohn, Livia, and Yoshinobu Sakade. 1989. *Taoist Meditation and Longevity Techniques*. Ann Arbor: Center for Chinese Studies, University of Michigan.

Kolenda, John. 2000. A Brief History of Acupuncture for Detoxification in the United States. *Acupuncture Today* 1(9). http://www.acupuncturetoday.com/mpacms/at/article.php?id=27686&no_paginate=true&no_b=true (accessed 9/20/09).

Kominami, Ichirō. 2008. Rituals for the Earth. In *Early Chinese Religion: Part One: Shang through Han* (1250 B.C.–220 A.D.). J. Lagerwey and M. Kalinowski, eds. Pp. 201–234. Leiden: Brill.

Komjathy, Louis. 2004. Tracing the Contours of Daoism in North America. *Nova Religio* 8(2):5–27.

Kong S. Y. 江润祥 et al. 1996. *Huihui yaofang* 回回药方. Hong Kong: Hong Kong Zhongguo bianyi yinwu youxian gongsi.

Kong Yingda 孔颖达, ed. 1965. *Chunqiu Zuozhuan zhengyi* 春秋左传正义. In *Shisanjing zhushu* 十三经注疏, vol. 6. Ruan Yuan 阮元 (1764–1849), ed. Taipei: Yiwen.

Kovacs, Jürgen, and Paul U. Unschuld. 1998. *Essential Subtleties on the Silver Sea: The Yin-hai jing-wei: A Chinese Classic on Ophthalmology*. Berkeley: University of California Press.

Köster, Anne-Dorothee. 2009. Das Gesundheitssystem der VR China: Gesundheitspolitik zwischen fragmentiertem Auoritarismus, Kaderkapitalismus und Familiarismus. WIP-Diskussionspapier 1/09. Wissenschaftliches Institut der PKV. Köln.

Imura Kōzen 井村哮全. 1936. Chihōshi ni kisai seraretaru Chūgoku ekirei ryakkō 地方史に記載せられたる中國疫癘略考. *Chūgai iji shimpō* 中外醫事新報 1232(June):263–325.

Kradin, Richard. 2008. *The Placebo Response and the Power of Unconscious Healing*. London: Routledge.

Kravchuk, A. 2008. Activity of the Chinese Religious Movement Falun Gong in Russia. *Anthropology and Archeology of Eurasia* 46(3):36–50.

Kua, E. H., P. H. Chew, and S. M. Ko. 1993. Spirit Possession and Healing among Chinese Psychiatric Patients. *Acta Psychiatrica Scandinavica* 88(6):447–450.

Kubo Noritada 窪徳忠. 1956. *Kōshin shinkō* 庚申信仰. Tokyo: Yamagawa.

————. 1961. *Kōshin shinkō no kenkyū* 庚申信仰の研究. Tokyo: Nihon gakujutsu shinkō kai.

Kuhn, Philip A. 1990. *Soulstealers: The Chinese Sorcery Scare of 1768*. Cambridge, MA: Harvard University Press.

Kuriyama, Shigehisa. 1999. *The Expressiveness of the Body and the Diverence of Greek and Chinese Medicine*. New York: Zone.

Lagerwey, John, and Marc Kalinowski, eds. 2008. *Early Chinese Religion: Part One: Shang through Han* (1250 B.C.–220 A.D.). Leiden: Brill.

Lai Guolong. 2005. Death and Otherworldly Journey in Early China as Seen through Tomb Texts, Travel Paraphernalia, and Road Rituals. *Asia Major* 144(1):1–44.

Lampton, David L. 1977. *The Politics of Medicine in China: The Policy Process 1949–1977*. Westview Special Studies on China and East Asia. Folkestone, UK: Dawson/Westview Press.

Lang, Graeme, Selina Ching Chan, and Lars Ragvald. 2005. Temples and the Religious Economy. *Interdisciplinary Journal of Research on Religion* 1(1):1–27.

Langevin, Helene M., Nicole A. Bouffard, David L. Churchill, and Gary J. Badger. 2007. Connective Tissue Fibroblast Response to Acupuncture: Dose-Dependent Effect of Bidirectional Needle Rotation. *Journal of Alternative and Complementary Medicine* 13(3):355–360.

Langwick, Stacey. 2011. *Bodies, Politics, and African Healing: The Matter of Maladies in Tanzania*. Bloomington: Indiana University Press.

———. Forthcoming. Making Tanzanian Traditional Medicine. In *The Matter of Maladies: The Ontological Politics of Postcolonial Healing in Tanzania*. Stacey. Langwick, ed. Bloomington: Indiana University Press.

Laozi zhongjing 老子中经. In Yunji qiqian 云笈七籤. *Zhengtong Daozang* 1032.

Lavier, J. 1966. *Histoire, doctrine, et pratique de l'acupuncture chinoise*. Geneva: Tchou.

———. 1974. *Points of Chinese Acupuncture*. P. M. Chancellor, trans. Rustington, Sussex: Health Science Press.

———. 1977. *L'acupuncture chinois*. Taiwan: Laffont Medecines et Traitements Naturels Parution.

Le Blanc, Charles, and Susan Blader, eds. 1987. *Chinese Ideas about Nature and Society: Studies in Honour of Derk Bodde*. Hong Kong: University of Hong Kong Press.

Lee Jen-der 李贞德. 1996. Han-Tang zhijian yishu zhong de shengchan zhi dao 汉唐之间医书中的生产之道. *Zhongyang yanjiuyuan lishi yuyan yanjiusuo jikan* "中央研究院"历史语言研究所集刊 67(3):533–654.

———. 1997. Han-Tang zhijian qiuzi yifang shitan 汉唐之间求子医方试探. *Zhongyang yanjiuyuan lishi yuyan yanjiusuo jikan* "中央研究院" 历史语言研究所集刊 68(2):283–367.

———. 2000. Wet Nurses in Early Imperial China. *Nan Nü: Men, Women and Gender in China* 2(1):1–39.

———. 2003. Gender and Medicine in Tang China. *Asia Major* (Third Series) 16(2):1–29.

———. 2005. Childbirth in Early Imperial China. *Nan Nü: Men, Women and Gender in China* 7(2):216–286.

———. 2008. *Nüren de zhongguo yiliao shi: Han-Tang zhijian de jiankang zhaogu yu xingbie* 女人的中国医疗史: 汉唐之间的健康照顾与性别. Taipei: Sanming shuju.

———. 2011. Ishinpo and Its Excerpts from Chanjing: A Japanese Medical Text as a Source for Chinese Women's History. In *Overt and Covert Treasures: Essays on the Sources for Chinese Women's History*. Clara Wing-ching Ho, ed. Hong Kong: Chinese University Press.

Lee, Jonathan H. X. 2009. Transnational Goddess on the Move: Meiguo Mazu's Celestial Inspection Tour and Pilgrimage as Chinese American Culture Work and Vernacular Chinese Religion. Ph.D. dissertation, University of California, Santa Barbara.

Lee, James Z., and Wang Feng. 1999. *One Quarter of Humanity: Malthusian Mythology and Chinese Realities, 1700–2000*. Cambridge, MA: Harvard University Press.

中国医药与治疗史（插图版）

Lee, Miriam. 1992. *Insights of a Senior Acupuncturist.* Boulder, CO: Blue Poppy Press.

Lee, Sing. 1999. Diagnosis Postponed: Shenjing Shuairuo and the Transformation of Psychiatry in Post-Mao China. *Culture, Medicine and Psychiatry* 23(3):349–380.

———. 2011. Depression: Coming of Age in China. In *Deep China, The Moral Life of the Person, What Anthropology and Psychiatry Tell Us about China Today.* A. Kleinman, Y. Yan, J. Jun, and S. Lee, eds. Pp. 177–212. Berkeley: University of California Press.

Lee, Sing, and Arthur Kleinman. 2007. Are Somatoform Disorders Changing with Time? The Case of Neurasthenia in China. *Psychosomatic Medicine* 69(6):846–849.

Legge, James, and Ming Tso-ch'iu (Ming Zuoqiu). 1972. *The Ch'un ts'ew, with the Tso chuen. The Chinese Classics*, Vol. 5. Taipei: Wen shi zhe chubanshe.

Lei, Sean Hsiang-Lin. 1999. When Chinese Medicine Encountered the State: 1910–1949. Ph.D. dissertation, University of Chicago.

———. 2002. How Did Chinese Medicine Become Experiential? The Political Epistemology of Jingyan. *Positions: East Asia Cultures Critique* 10(2):333–364.

Lessa, William A. 1968. *Chinese Body Divination: Its Forms, Affinities, and Functions.* Los Angeles: United World.

Leung, Angela Ki Che (Liang Qizi 梁其姿). 1985. L'accueil des enfants abandonnés dans la Chine du Bas-Yangzi aux XVIIe et XVIIIe siècles. *Études Chinoises* 4(1):15–54.

———. 1987. Organized Medicine in Ming-Qing China: State and Private Medical Institutions in the Lower Yangzi Region. *Late Imperial China* 8(1):134–166.

———. 1995. Zhongguo jinshi yiliao yu shehui 中国近世医疗与社会. Research project report, Taipei, NSC 84-2411-H-001-009. Taipei: Academia Sinica.

———. 1996. Variolation and Vaccination in Late Imperial China. In *Vaccinia, Vaccination, Vaccinology – Jenner, Pasteur and their Successors.* S. A. Plotkin and B. Fantini, eds. Pp. 65–71. Paris: Elsevier.

———. 1997. *Shishan yu jiaohua: Ming-Qing de cishan zuzhi* 施善与教化: 明清的慈善组织. Taipei: Lianjing chuban shiye gongsi.

———. 1999. Women Practicing Medicine in Pre-modern China. In *Chinese Women in the Imperial Past: New Perspectives.* H. Zurndorfer, ed. Pp. 101–134. Leiden: Brill.

———. 2001. Song-Yuan-Ming de difang yiliao ziyuan chutan 宋元明的地方医疗资源初探. *Zhongguo shehui lishi pinglun* 中国社会历史评论 3:219–237.

———. 2002. Fangtu yu jibing: Yuan zhi Qing yijia de kanfa 方土与疾病: 元至清医家的看法. In *Xingbie yu yiliao* 性别与医疗. Huang Kewu 黄克武, ed. Taipei: Institute of Modern History, Academia Sinica.

———. 2003a. Mafeng geli yu jindai Zhongguo 麻风隔离与近代中国. *Lishi yanjiu* 历史研究 5:3–14.

———. 2003b. Medical Instruction and Popularization in Ming-Qing China. *Late Imperial China* 24(1):130–152.

———. 2003c. Medical Learning from the Song to the Ming. In *The Song-Yuan-Ming Transition in Chinese History.* P. J. Smith and R. von Glahn, eds. Pp. 374–512. Harvard East Asian Monographs, Vol. 221. Cambridge, MA: Harvard University Asia Center.

———. 2005. Recent Trends in the Study of Medicine for Women in Imperial China. *Nan Nü: Men, Women and Gender in China* 7(2):110–126.

———. 2009. *Leprosy in China: A History*. New York: Columbia University Press.

———. Forthcoming. Ming-Qing shehui zhong de yixue fazhan 明清社会中的医学发展. In *Zhongguo shixin lun* 中国史新论. Li Jianmin 李建民, ed. Taipei: Lianjing.

Lewis, I. M. 1971. *Ecstatic Religion: A Study of Shamanism and Spirit Possession,* 2nd edition. London: Routledge.

Lewis, Mark E. 1990. *Sanctioned Violence in Early China*. Albany: SUNY Press.

———. 1999. *Writing and Authority in Early China*. Albany: SUNY Press.

———. 2006a. *The Construction of Space in Early China*. Albany: SUNY Press.

———. 2006b. *The Flood Myths of Early China*. Albany: SUNY Press.

Li Bozhong 李伯重. 1994. Kongzhi zengzhang, yi bao fuyu—Qingdai qianzhongqi Jiangnan de renkou xingwei 控制增长，以保富裕：清代前中期江南的人口行为 *Xin shixue* 新史学 5(3):25–70.

Li Feng. 2006. *Landscape and Power in Early China: The Crisis and Fall of the Western Zhou 1045–771 B.C.* Cambridge: University of Cambridge.

Li Fengmao 李丰楙. 1993. *Daozang* suoshou zaoqi daoshu de wenyiguan: yi *Nüqing guilü* and *Dongyuan shenzhou jing* weizhu 《道藏》所收早期道书的瘟疫观：以《女青鬼律》及《洞渊神咒经》为主. *Zhongyang yanjiuyuan Zhongguo wenzhe yanjiu jikan* "中央研究院"中国文哲研究集刊 3(March):417–454.

———. 1995. Xingwen yu songwen: daojiao yu minzhong wenyi guan de jiaoliu he fenqi 行瘟与送瘟：道教与民众瘟疫观的交流与分歧. *In* Minjian xinyang yu Zhongguo wenhua guoji yantaohui lunwenji 民间信仰与中国文化国际研讨会论文集. Hanxue yanjiu zhongxin 汉学研究中心, ed. Pp. 373–422. Taipei: Hanxue yanjiu zhongxin.

Li Hongzhi. 2000. Zhuan Falun (English Version). Internet Version, Third Translation. http://www.falundafa.org/book/eng/zflus.html (accessed 4/12/10).

Li Hui-Lin. 1979. *Nan-fang ts'ao-mu chuang: A Fourth Century Flora of Southeast Asia, Introduction, Translation, Commentaries*. Hong Kong: Chinese University Press.

Li Haowen 李好文. 1970. *Chang'an zhitu* 长安志图: Zhongguo fangzhi conshu.

Li Jianmin. 2008. *They Shall Expel Demons:* Etiology, the Medical Canon and the Transformation of Medical Techniques before the Tang. In *Early Chinese Religion: Part One: Shang through Han (1250 B.C.–220 A.D.)*. J. Lagerwey and M. Kalinowski, eds. Pp. 1103–1150. Leiden: Brill.

———李建民. 2011. *Hua Tuo yincang de shoushu: Waike de zhongguo yixue shi* 华佗隐藏的手术：外科的中国医学史. Taipei: Dongda tushu gongsi.

Li Jiren 李济仁. 1990. *Xin'an mingyi kao*新安名医考. Hefei: Anhui kexue jishu chubanshe.

Li Jingwei 李经纬. 1988. *Zhongyi renwu cidian* 中医人物词典. Shanghai: Cishu chubanshe.

Li Jingwei 李经纬, and Lin Zhaogeng 林昭庚, eds. 2000. *Zhongguo yixue tong shi: gudai juan* 中国医学通史：古代卷. Beijing: Renmin weisheng chubanshe.

Li Jun 力钧. 1998. *Chongling bing'an* 崇陵病案. Beijing: Xueyuan chubanshe.

Li Junde 李俊德. 1996. *Ming laozhongyi tan yangsheng zhi dao* 名老中医谈养生之道. Huaxia chubanshe.

Li Li. 2003. Irresistable Scientization: Rhetoric of Science in Institutional Chinese Medicine. M.Phil. University of North Carolina.

Li Ling 李零. 1993. *Zhongguo fangshu kao* 中国方术考. Beijing: Renmin Zhongguo chubanshe.

———. 2001. *Zhongguo fangshu kao* 中国方术考. Beijing: Dongfang chubanshe.

———. 2006. *Zhongguo fangshu xu kao* 中国方术续考. Beijing: Zhonghua shuju.

Li Shizhen 李时珍. 1986. *Bencao gangmu* 本草纲目. Taipei: Taiwan shangwu yinshuguan.

Li Shunbao 李顺保, ed. 2002. Wenbingxue quanshu 温病学全书. Beijing: Xueyuan chubanshe.

Li Ting 李梴. 1999. *Yixue rumen* 医学入门. Tianjin: Tianjin kexue chubanshe.

Li Xueqin 李学勤. 2001. *Jianbo yiji yu xueshu shi* 简帛佚籍与学术史. Nanchang: Jiangxi jiaoyu chubanshe.

———, et al. 2003. The Earliest Writing? Sign Use in the Seventh Millennium B.C. in Jiahu, Henan, China (Research). *Antiquity* 77(295):31–41.

Li Yang. 1998. *Book of Changes and Traditional Chinese Medicine*. Beijing: Beijing Science and Technology Press.

Li Yang 李杨 and Liang Jing 梁晶. 2007. Zhongyi xianzhuang diaocha 中医现状调查. *Zhongguo xinwen zhoukan* 中国新闻周刊 No. 3. Re-posted at NetEase. http://news.163.com /07/0121/00/35AOPV7P00011SM9.html (accessed 6/6/2012).

Li Zhichong. 李致重 2004. *Zhongyi fuxing Lun* 中医复兴论. Beijing: Zhongguo yiyao keji chubanshe.

Liang Jun 梁峻. 1995. *Zhongguo gudai yizheng shilüe* 中国古代医政史略. Hohhot: Nei Menggu renmin chubanshe.

Lienwand, Donna. 2007. States Seek to Get Grip on Wild Ginseng Market. *USA Today* (December 2). http://www.usatoday.com/news/nation/2007-12-02-Ginseng_N.htm (accessed 8/19/08).

Lin Fu-shih 林富士. 1987. Shilun Handai de wushu yiliao fa jiqi guannian jichu 试论汉代的巫术医疗法及其观念基础. *Shiyuan* 史原 16:29–53.

———. 1994. *Chinese Shamans and Shamanism in the Chiang-nan Area During the Six Dynasties Period (3rd–6th Century A.D.)*. Ph.D. dissertation, Princeton University.

———. 1999a. *Handai de wu zhe* 汉代的巫者. Taipei: Daoxiang, Qishiqi nian.

———. 1999b. Zhongguo Liuchao Shiqi De Wuxi Yu Yiliao 中国六朝时期的巫觋与医疗. *Zhongyang yanjiuyuan lishi yuyan yanjiusuo jikan* "中央研究院"历史语言研究所集刊 70(1):1–48.

———. 2002. Zhongguo zaoqi daoshi de yiliao huodong jiqi yishu kaoshi: yi Han Wei Jin Nan Bei Chao shiqi de zhuanji ziliao wei zhu de chubu tantao 中国早期道士的医疗活动及其医术考释:以汉魏晋南北朝时期的传记资料为主的初步探讨. *Zhongyang yanjiuyuan lishi yuyan yanjiusuo jikan* "中央研究院"历史语言研究所集刊 73:43–118.

———. 2008. The Image and Status of Shamans in Ancient China. In *Early Chinese Religion: Part One: Shang through Han (1250 B.C.–220 A.D.)*. J. Lagerwey and M. Kalinowski, eds. Pp. 397–458. Leiden: Brill.

Linde K., C. M. Witt, A. Streng, W. Weidenhammer, S. Wagenpfeil, B. Brinkhaus, S. N. Willich, D. Melchart. 2007. The Impact of Patient Expectations on Outcomes in Four Randomized Controlled Trials of Acupuncture in Patients with Chronic Pain. *Pain* 128:264–271.

Liu An 刘安 (d. 122 B.C.E.). 1936?. *Huainanzi* 淮南子. *Sibu beiyao* 四部备要, (*Zibu Zajia*). Shanghai: Zhonghua shuju.

Liu Bingfan 刘炳凡 and Zhou Shaoming 周绍明, eds. 1999. *Huxiang mingyi dianji jinghua* 湖湘名医典籍精华. Changsha: Hunan kexue jishu chubanshe.

Liu Boji 刘伯骥. 1974. *Zhongguo yixueshi* 中国医学史. Taipei: Huagang chubanbu.

Liu Baonan 刘宝楠, ed. 1991. *Zhuzi jicheng* 诸子集成. Shanghai: Shanghai Shudian.

Liu Guohui. 2001. *Warm Diseases: A Clinical Guide.* Seattle: Eastland Press.

Liu Li. 2004. *The Chinese Neolithic: Trajectories to Early States.* Cambridge: Cambridge University Press.

Liu Lihong 刘力红. 2006. *Sikao zhongyi* 思考中医, 3rd ed. Guilin: Guanxi shifan daxue chubanshi.

Liu Zhenmin 刘振民 and Cui Wenzhi 崔文志 eds. 1998. *Shijian yu tansuo: Zhongguo gaodeng zhonyiyao jiaoyu sishi nian* 实践与探索：中国高等中医药教育四十年. Beijing Zhongguo zhongyiyao chubanshe.

Liu Zhongyu 刘仲宇, Gao Yuqiu 高毓秋, and Shen Hong 沈红, eds. 2000. *Zhongguo gudai yangsheng geyan* 中国古代养生格言. Shanghai: Shanghai renmin chubanshe.

Lloyd, Geoffrey, and Nathan Sivin. 2002. *The Way and the Word: Science and Medicine in Early China and Greece.* New Haven: Yale University Press.

Lo, Vivienne. 2000. Crossing the Neiguan "Inner Pass." *East Asian Science, Technology, and Medicine* 17:15–65.

———. 2001a. *Huangdi Hama Jing (Yellow Emperor's Toad Canon).* Asia Major 14(2):61–100.

———. 2001b. The Influence of Nurturing Life Culture on the Development of Western Han Acumoxa Therapy. In *Innovation in Chinese Medicine.* E. Hsu, ed. Pp. 19–50. Cambridge: Cambridge University Press.

———. 2002a. Lithic Therapy in Early Chinese Body Practices. In *Practitioners, Practices and Patients: New Approaches to Medical Archaeology and Anthropology.* P. A. Baker and G. Carr, eds. Pp. 195–220. Oxford: Oxbow Books.

———. 2002b. Spirit of Stone: Technical Considerations in the Treatment of the Jade Body. *Bulletin of the School of Oriental and African Studies* 65:99–128.

———. 2005. Pleasure, Prohibition and Pain: Food and Medicine in China. In *Of Tripod and Palate: Food, Politics, and Religion in Traditional China.* R. Sterckx, ed. Pp. 163–186. London: Palgrave MacMillan.

———. 2007. Imagining Practice: Sense and Sensuality in Early Chinese Medical Illustration. In *Graphics and Text in the Production of Technical Knowledge in China: The Warp and the Weft.* F. Bray, V. Dorofeeva-Lictmann, and G. Métailié, eds. Pp. 383–423. Leiden: Brill.

Lo, Vivienne, and Penelope Barrett. 2005. Cooking up Fine Remedies: On the Culinary Aesthetic in a Sixteenth-Century Chinese Material Medica. *Medical History* 49(4):395–422.

Lo, Vivienne, and Christopher Cullen, eds. 2005. *Medieval Chinese Medicine: The Dunhuang Medical Manuscripts.* London: RoutledgeCurzon.

Lo, Vivienne, and Zhiguo He 何志国. 1996. The Channels: A Preliminary Examination of a Lacquered Figurine from the Western Han Period. *Early China* 21:81–123.

Loewe, Michael. 2004. *The Men who Governed China in Han Times.* Leiden: Brill.

中国医药与治疗史（插图版）

———. 1997. The Physician Chunyu Yi and His Historical Background. In *En suivant La voie royale: mélanges en hommage à Léon Vandermeersch*. Jacques Gernet, et al, eds. Pp. 297–313. Paris: École francaise d'Extrême-Orient.

Loewe, Michael, and Edward L. Shaughnessy, eds. 1999. *The Cambridge History of Ancient China: From the Origins of Civilization to 221 B.C.* Cambridge: Cambridge University.

Lohiya, P. B. 2009. Training Courses—Indian Academy of Acupuncture Science. http://www .acupunctureindia.org/train.html (accessed 7/28/09).

Lopez, Donald S., ed. 2002. *Religions of Asia in Practice: An Anthology*. Princeton, NJ: Princeton University Press.

Lora-Wainwright, Anna. 2006. Perceptions of Health, Illness and Healing in a Sichuan Village, China. Ph.D dissertation. Oxford University.

Lowe, Scott. 2003. Chinese and International Contexts for the Rise of Falun Gong. *Nova Religio* 6(2):263–376.

Lu Bosi 鲁伯嗣. 1987. *Yingtong bai wen* 婴童百问. Taipei: Xinwenfeng.

Lu Liancheng 卢连成, Hu Zhisheng 胡智生, and Baoji City Museum, eds. 1988. *Baoji Guo Mudi* 宝鸡強国墓地. Beijing: Wenwu.

Lu Shizhong 路时中 (*fl.* 1107–1158). 1926. *Wushang xuanyuan santian yutang dafa* 无上玄元三天玉堂大法 (1126). *Zhengtong Daozang* 正统道藏 220, fasc. 100–104. Shanghai: Shangwu yinshuguan.

Lu Yanyao 陆炎垚 et al., eds. 1999. *Lu Shouyan xueshu jingyan ji* 陆瘦燕学术经验集. Shanghai: Shanghai zhongyiyao daxue chubanshe.

Lu Yuanlei 陆渊雷. 1931. *Lu shi lun yi ji* 陆氏论医集. Taipei: Ruisheng chubanshe.

———. 1934. *Shengli buzheng* 生理补证. Manuscript published by the author.

Lu Zonghan 卢崇汉. 2006. *Fuyang jiangji* 扶阳讲记. Beijing. Zhongguo zhongyiyao chubanshe.

Luo Jing. 2006. Over Seventy Percent of City Dwellers Are in Subhealth (Qichengduo shimin yajiankang). http://ala.online.sh.cn.

Lupher, Mark. 1995. Revolutionary Little Red Devils: The Social Psychology of Rebel Youth, 1966–1967. In *Chinese Views of Childhood*. A. B. Kinney, ed. Pp. 321–344. Honolulu: University of Hawaii Press.

Lü Buwei 吕不韦. 1936?. *Lüshi chunqiu* 吕氏春秋. *Sibu beiyao* 四部备要, (*Zibu Zhou-Qin zhuzi*). Shanghai: Zhonghua shuju.

Ma Boying 马伯英. 1993. *Zhongguo yixue wenhua shi* 中国医学文化史. Shanghai: Shanghai People's Publishing House.

Ma Boying 马伯英, Gao Xi 高晞, and Hong Zhongdi 洪中立. 1993. *Zhongwai yixue wenhua jiaoliu shi: Zhongwai yixue kua wenhua chuantong* 中外医学文化交流史：中外医学跨文化传统. Shanghai: Wenhui chubanshe.

Ma Dazheng 马大正. 1991. *Zhongguo fuchanke fazhan shi* 中国妇产科发展史. Xi'an: Shaanxi kexue jiaoyu chubanshe.

Ma Jixing 马继兴. 1957. *Songdai de renti jiepou tu* 宋代的人体解剖图. Yixueshi yu baojian zuzhi 医学史与保健组织 1(2):125–128.

———. 1990. *Zhongyi wenxian xue* 中医文献学. Shanghai: Shanghai Kexue Jishu Chubanshe.

———. 1992. *Mawangdui guyishu kaoshi* 马王堆古医书考释. Changsha: Hunan Kexue Jishu.

Ma, Laurence J. C. 1971. *Commercial Development and Urban Change in Sung China (960–1279)*. Ann Arbor: Department of Geography, University of Michigan.

MacFarquhar, Roderick. 1983. *The Origins of the Cultural Revolution*, Vol. 2: *The Great Leap Forward 1958–1960*. London: Royal Institute of International Affairs.

MacPherson, Kerrie L. 1998. Cholera in China, 1820–1930: An Aspect of the Internationalization of Infectious Disease. In *Sediments of Time: Environment and Society in Chinese History*. M. Elvin and T.U.-J. Liu, eds. Pp. 487–519. Cambridge: Cambridge University Press.

Main, Roderick. 1999. Magic and Science in the Modern Western Tradition of the I Ching. *Journal of Contemporary Religion* 14(2):263–275.

Mair, Victor. 1990. Old Sinitic *MyAG, Old Persion MAGUŠ, and English 'Magician.' *Early China* 15:27–47.

Maisel, Edward. 1963. *Tai Chi for Health*. New York: Holt Rinehart and Winston.

Major, John S. 1987. The Meaning of Hsing-te. In *Chinese Ideas about Nature and Society: Studies in Honour of Derk Bodde*. C. Le Blanc and S. Blader, eds. Pp. 281–291. Hong Kong: Hong Kong University Press.

———. Characteristics of Late Chu Religion. 1999. In *Defining Chu: Image and Reality in Ancient China*. Constance A. Cook and John S. Major, eds. Pp. 121–143. Honolulu: University of Hawaii Press.

Mak Hin Chung, Kwok Man Ho, and Angela Smith. 1986. *T'ung Shu, the Ancient Chinese Almanac*. M. Palmer, ed. Boston: Shambhala.

Manaka, Yoshio. 1980. *Layman's Guide to Acupuncture*. New York: n.p.

———. 1995. *Chasing the Dragon's Tail: The Theory and Practice of Acupuncture in the Work of Yoshio Manaka*. Cambridge, MA: Paradigm Publishers.

Mandell, Richard. 2002. The Pan African Acupuncture Project. *Acupuncture Today* 3(4). http://www.acupuncturetoday.com/mpacms/at/article.php?id=27955&no_paginate=true&no_b=true (accessed 8/4/09).

Manicom, Philippe. 2007. To Whom It May Concern. Undated personal correspondence.

Mann, Felix. 1962. *Meridians of Acupuncture*. London: William Heinemann Medical Books.

———. 1973a. *Acupuncture: The Ancient Chinese Art of Healing and How It Works Scientifically*. New York: Vintage Books.

———. 1973b. *Atlas of Acupuncture*. London: William Heinemann Medical Books.

———. 1985. *Acupuncture: Cure of Many Diseases*. London: Pan Books.

———. 1992. *Reinventing Acupuncture: A New Concept of Ancient Medicine*. London: Butterworth-Heinemann Medical.

Markson, Barry. 2006. Acupuncturists without Borders: Report from the Streets of New Orleans. *Acupuncture Today* 7(1). http://www.acupuncturetoday.com/mpacms/at/article.php?id=30294&no_paginate=true&no_b=true (accessed 8/4/09).

Marr, David. 1987. Vietnamese Attitudes Regarding Illness and Healing. In *Death and Disease in Southeast Asia: Explorations in Social, Medical and Demographic History*. N. G. Owen, ed. Pp. 162–186. Singapore: Oxford University Press.

Matheson, Richard. 2007. Bua Buei: Your Future in a Pair of Blocks. *Xpat Magazine* Fall:44–45, 47.

中国医药与治疗史（插图版）

Mawangdui hanmu boshu 马王堆汉墓帛书. 1984. Mawangdui Hanmu Boshu Zhengli Xiaozu 马王堆汉墓帛书整理小组, ed. Beijing: Wenwu.

McCarthy, Patrician. 2008. *The Face Reader: Discover Anyone's Personality through the Chinese Art of Mien Shiang.* New York: Plume.

McCreery, John L. 1990. Why Don't We See Some Real Money Here? Offerings in Chinese Religion. *Journal of Chinese Religions* 18:1–24.

McCurley, Dallas. 2005. Performing Patterns: Numinous Relations in Shang and Zhou China. *The Drama Review* 49(3):135–156.

McDermott, Joseph P., ed. 1999. *State and Court Ritual in China.* Cambridge: Cambridge University Press.

McDonald, J. 1987. Chinese versus French Perspectives on the Channel System. *Australian Journal of Acupuncture* 3(2):22–38.

McFadden, Robert D. 1981a. Police Raid Apartments to Gather Evidence on Killings in Rockland. *New York Times* (October 23).

———. 1981b. Brink's Holdup Spurs U.S. Inquiry on Links among Terrorist Groups. *New York Times* (October 25).

McGovern, Patrick E., et al. 2004. Fermented Beverages of Pre- and Proto-Historic China. *Proceedings of the National Academy of Sciences of the United States of America* 101(51):17593–17598.

McGuire, Meredith B. 2002. *Religion: The Social Context.* Belmont, CA: Wadsworth.

Mendis, Githanjan. 2005. Prof. Anton Jayasuriya. http://www.openinternationaluniversity. org/more.jsp?massage=head (accessed 1/2/10).

Meng Qingyun 孟庆云, ed. 1999. *Zhongguo zhongyiyao fazhan wushi nian* 中国中医药发展五十年. Zhengzhou: Henan yike daxue chubanshe.

Meng Shujiang 孟澍江, ed. 1989. *Wenbing xue* 温病学. Beijing: Renmin weisheng chubanshe.

Mengzi (Mencius) and James Legge. 1972. *The Works of Mencius. The Chinese Classics,* Vol. 2. Taipei: Wen Shi Zhe.

Mianyang Shuangbao Shan hanmu 绵阳双包山汉墓. 2006. Sichuan sheng wenwu kaogu yanjiusuo 四川省文物考古研究所, Mianyang bowuguan 绵阳博物馆, eds. Beijing: Wenwu Chubanshe.

Miki Sakae 三木榮. 1962. *Chōsen igakushi oyobi shippeishi* 朝鲜医学史及疾病史. Osaka: Shibun chuppansha.

Miyakawa Hisayuki 宫川尚志. 1955. An Outline of the Naito Hypothesis and Its Effects on Japanese Studies of China. *Far Eastern Quarterly* 14(4):533–553.

———. 1960. The Confucianization of South China. In *The Confucian Persuasion.* A. F. Wright, ed. Stanford, CA: Stanford University Press.

Miyashita Saburō 宫下三郎. 1967. Sō-Gen no iryō 宋元の医療. In *Sō-Gen jidai no kagaku gijutsu shi* 宋元時代の科学技術史. Yabuuchi Kiyoshi 薮内清, ed. pp. 123–170. Kyoto: Kyoto daigaku kenkyujo.

———. 1979. Malaria (yao) in Chinese Medicine during the Chin and Yüan Periods. *Acta Asiatica* 36(September):90–112.

Moffett, Howard, Pat Sanders, Thomas Sinclair, and Kevin Ergil. 1994. Using Acupuncture and Herbs for the Treatment of HIV Infection. *Aids Patient Care* 8(4):194–199.

Moran, Elizabeth, and Master Joseph Yu. 2001. *The Complete Idiot's Guide to I Ching*. Exton, PA: Alpha.

Morgan, Carole. 1998. Old Wine in a New Bottle: A New Set of Oracle Slips from China. *Journal of Chinese Religions* 26(1–19).

Morris, Will, ed. 2009a. AAAOM Forums: CAN Community and FPD (January 11). http://forums.aaaomonline.org/viewtopic.php?f=25&t=130 (accessed 2/6/09).

———. 2009b. Integrative Medicine and Public Health. Acupuncture Today 10(6). http://www.acupuncturetoday.com/mpacms/at/article.php?id=31957&no_paginate=true&no_b=true (accessed 3/14/08).

Moskin, Julia. 2008. Let the Meals Begin: Finding Beijing in Flushing. *New York* (July 30). http://www.nytimes.com/2008/07/30/dining/30flushing.html?th=&emc=th&pagewanted=all (accessed 7/30/08).

Mote, Frederick W. 1977. Yuan and Ming. In *Food in Chinese Culture: Anthropological and Historical Perspectives*. K. C. Chang, ed. Pp. 193–258. New Haven: Yale University Press.

Murray, Barbara June. 2002. Feng Shui: Implications of Selected Principles for Holistic Nursing Care of the Open Heart Patient. Master's thesis, University of South Africa.

MutuluShakur.com. 2009. http://www.mutulushakur.com/about.html (accessed 9/12/09).

Nakagawa Tadateru 中川忠英. 1799. *Shinzoku kibun* 清俗紀聞. 13 vols. Tōto [Tokyo]: Nishinomiya Tasuke.

Nakamura Jihēi 中村治兵衛. 1992. *Chūgoku shamanismu no kenkyū* 中國シャーマニズムの研究. Tokyo: Tōsui shobō.

Nan Qishu 南齐书. Xiao Zixian 萧子显, ed. 1992. Beijing: Zhonghua shuju.

Nanjing Zhongyi xueyuan 南京中医学院. 1958. *Zhongyixue ga lun* 中医学概论. Beijing: Renmin weisheng chubanshe.

Napadow, Vitaly, Rupali P. Dhond, Jieun Kim, Lauren LaCount, Mark Vangel, Richard E Harris, Norman Kettner, and Kyungmo Park. 2009. Brain Encoding of Acupuncture Sensation—Coupling On-Line Rating with fMRI. *NeuroImage* 47:1055–1065.

Napolitano, Valentina, and Gerardo Mora Flores. 2003. Complementary Medicine: Cosmopolitan and Popular Knowledge, and Transcultural Translations—Cases from Urban Mexico. *Theory, Culture and Society* 20(4):79–95.

Nappi, Carla. 2009. *The Monkey and the Inkpot: Natural History and Its Transformations in Early Modern China*. Cambridge, MA: Harvard University Press.

Naquin, Susan. 1976. *Millenarian Rebellion in China: The Eight Trigrams Uprising of 1813*. New Haven: Yale University Press.

Narayanan, Vasudha. 2006. Shanti: Peace for the Mind, Body, and Soul. In *Teaching Religion and Healing*. Linda L. Barnes and Ines Talamantez, eds. Pp. 61–82. New York: Oxford University Press.

Nathan, Carl, F. 1967. *Plague Prevention and Politics in Manchuria, 1910–1931*. Cambridge, East Asian Research Center, Harvard University; distributed by Harvard University Press.

———. 1974. The Acceptance of Western Medicine in Early Twentieth-century China: The Story of the North Manchurian Plague Prevention Service. In *Medicine and Society*

中国医药与治疗史（插图版）

in China. John Z. Bowers and Elizabeth F. Purcell, eds. Pp. 55–81. New York: Josiah Macy, Jr. Foundation.

NADA (National Acupuncture Detoxification Association). 2008. *Acupuncture Detoxification Specialist Training Manual: A Handbook for Individuals Training in the National Acupuncture Detoxification Association's Five-Needle Acudetox Protocol.* Vancouver, WA: National Acupuncture Detoxification Association.

National Institutes of Health. 1997. Acupuncture. NIH Consensus Statement Online Nov. 3–5. 15(5):1–34. <http://consensus.nih.gov/1997/1997acupuncture107html.htm> (accessed June 7, 2012).

Needham, Joseph. 1956. *Science and Civilization in China,* Vol. 2, *History of Scientific Thought.* With the assistance of Wang Ling. Cambridge: Cambridge University Press.

———. 2000. *Science and Civilization in China.* Volume 6, *Biology and Biological Technology,* Part VI, *Medicine.* Cambridge: Cambridge University Press.

Newton, Douglas. 2009. Doctors under Fire: Practicing When Your Life Is at Risk (Interview with Dr. Lazgeen M. Ahmad). *American Acupuncturist* 47(March 31):21.

Nghi, Nguyên Van, with Emmanuel Picou. 1971. *Pathogénie et pathologie énergétiques en médecine chinoise: Traitement par acupuncture et massages.* Marseille: Impr. École technique Don Bosco.

Nghi, Nguyên Van, and Mark Seem. 1983. *Acupuncture Energetics: A Workbook for Diagnostics and Treatment.* Tamarac, FL: Raiko.

Ngo, Van Xuyet. 1976. *Divination, magie et politique dans la Chine ancienne.* Paris: Presses universitaires de France.

Nguyen, Johan. 2010. Nguyen Van Nghi (1909–1999): Retour sur l'acupuncture au XXe siècle. *Acupuncture and Moxibustion* 9(1):9–15.

Nguyen, Kiet Chi. 1986. Traditional Drugs of Vietnam in the Works of Tue Tinh. *Vietnamese Studies,* New Series 12:47–104.

Ni Hua-Ching. 1999. *I Ching: The Book of Changes and the Unchanging Truth.* Los Angeles: Sevenstar Communications.

Ni, Maoshing, and Cathy McNease. 2009. *The Tao of Nutrition.* Los Angeles: Sevenstar Communications.

Niemtzow, Richard C., Stephen M. Burns, Jared Cooper, Salvatore Libretto, Joan A. G. Walter, and John Baxter. Acupuncture Clinical Pain Trial in a Military Medical Center: Outcomes. *Medical Acupuncture* 20(4):255–261.

———. 2007. Battlefield Acupuncture. *Medical Acupuncture* 19(4):225–228.

Nogier, Paul F. M. 1956. Le pavillon de l'oreille. Zones et points réflexes. *Bulletin de la Société d'Acupuncture* (20/mai): n.p.

———. 1957. Über die Akupunktur der Ohrmuschel. *Deutsche Zeitschrift für Akupunktur* 6:25–35, 58–63 and 87–93

———. 1969. *Handbook to Auriculotherapy.* Sainte-Ruffine: Maisonneuve.

———. 1983. *From Auriculotherapy to Auricular Medicine.* Sainte-Ruffine: Maisonneuve.

Nogier, Paul F. M., and R. Nogier. 1985. *The Man in the Ear.* Sainte-Ruffine: Maisonneuve.

Nügong lianji huandan tushuo 女功炼己还丹图说. 1906. In *Nüdan hebian* 女丹合编. He Longxiang 贺龙骧, ed. Chengdu: Erxianan.

Obituary: Benjamin Hobson. 1873. *British Medical Journal* 1:355–356.

Obituary: J. D. Van Buren. 2003. http://www.bestacupuncture.co.uk/van%20Buren%20 obituary.pdf (accessed 9/12/09).

Obringer, Frédéric. 1997. *L'aconit et l'orpiment: drogues et poisons en Chine ancienne et médiévale*. Paris: Fayard.

———. 2001. A Song Innovation in Pharmacology. In *Innovation in Chinese Medicine*. E. Hsu, ed. Pp. 192–213. Needham Research Institute Studies, Vol. 3. Cambridge: Cambridge University Press.

———. 2005. Fengshui, or the Search for a Very Human Dragon. *Diogenes* 207:55–63.

Okanishi Tameto 岡西為人. 1969. *Sō izen iki kō* 宋以前醫籍考. Taipei: Guting shuwu.

Ong, Aihwa. 1995. Anthropology, China and Modernities. In *The Future of Anthropological Knowledge*. H. L. Moore, ed. Pp. 60–92. London: Routledge.

———. 2006. *Neoliberalism as Exception: Mutations in Citizenship and Sovereignty*. Durham: Duke University Press.

Ong, C. K., et al., eds. 2005. *WHO Global Atlas of Traditional, Complementary and Alternative Medicine*. Geneva: WHO.

Organization Structure of the Program. 1975–1976. Mimeographed flyer.

Ordre des Acupuncteurs du Québec. 2009. L'acupuncture, des origines à la première decade de l'ordre des acupuncteurs du Québec: Les grandes lignes. http://www.ordre desacupuncteurs.qc.ca/public/main.php?s=1&l=fr (accessed 7/8/08).

Ōshima Ritsuko 大島立子. 1980. Gendai kokei to yōeki 元代戸計と徭役. *Rekishigaku kenkyū* 歴史学研究 484:23–32, 60.

Ots, Thomas. 1994. The Silenced Body: The Expressive *Leib*: On the Dialectic of Mind and Life in Chinese Cathartic Healing. In *Embodiment and Experience: The Existential Ground of Culture and Self*. T. J. Csordas, ed. Pp. 116–139. Cambridge: Cambridge University Press.

Oving, N. Herman. 2007. Terminology in Chinese Medicine: A Critique of the WHO Term List. http://www.paradigm-pubs.com/node/346 (accessed 4/19/10).

Ownby, David. 2008a. In Search of Charisma: The Falun Gong Diaspora. *Nova Religio* 12(2):106–120.

———. 2008b. *Falun Gong and the Future of China*. New York: Oxford University Press.

———. 2008c. In Search of Charisma: The Falun Gong Diaspora. *Nova Religio* 12(2):106–120.

Palmer, David A. 2007. *Qigong Fever: Body, Science, and Utopia in China*. New York: Columbia University Press.

Pankenier, David. 1999. Applied Field-Allocation Astrology in Zhou China: Duke Wen of Jin and the Battle of Chengpu (632 B.C.). *Journal of the American Oriental Society* 119(2):261–279.

———. 2004. A Brief History of Beiji 北极 (Northern Culmen), with an Excursus on the Origin of the Character di 帝. *Journal of the American Oriental Society* 124(2):211–236.

Parker, Laura. 1984. Chinese Herb Medicine Isn't History Yet. *Seattle Post-Intelligencer* (March 13).

Paton, Michael John. 2007. Fengshui: A Continuation of Art of Swindlers? *Journal of Chinese Philosophy* 427–445.

Pearson, Richard. 1981. Social Complexity in Chinese Coastal Neolithic Sites. *Science* 213(4512):1078–1086.

Peng Shengquan 彭胜权, ed. 2000. *Wenbing xue* 温病学. Beijing: Renmin weisheng chubanshe.

Pershouse, Didi. 2000. An Acupuncturist's Visit to Cuba. *American Acupuncturist* 23(20):20–21.

Peterson, Willard J. 2002. Introduction: New Order for the Old Order. In *The Cambridge History of China*. W. J. Peterson, ed. Pp. 1–8, Vol. 9, *Part One: The Ch'ing Dynasty to 1800*. Cambridge: Cambridge University Press.

Phillips, Michael R., et al. 2009. Prevalence, Treatment, and Associated Disability of Mental Disorders in Four Provinces in China during 2001–05: An Epidemiological Survey. *Lancet* 373(9680):2041–2053.

Pi Guoli 皮国立. 2008. *Jindai zhongyi de shenti guan yu sixiang zhuan xing: Tang Zonghai yu zhong xi yi huitong shidai* 近代中医的身体观与思想转型：唐宗海与中西医汇通时代 Beijing: Sanlian shudian.

Poo, Mu-chou. 2008. Ritual and Ritual Texts in Early China. In *Early Chinese Religion: Part One: Shang through Han (1250 B.C.–220 A.D.)*. J. Lagerwey and M. Kalinowski, eds. Pp. 281–313. Leiden: Brill.

Porter, Dorothy. 1994. *The History of Public Health and the Modern State*. Amsterdam: Rodopi.

Porter, Kristen, and Beth Sommers. 2004. Acupuncture: Part of the Public Health Equation. *Acupuncture Today* 5(3). http://www.acupuncturetoday.com/mpacms/at/article.php?id=28413 (accessed 8/4/09).

———. 2005. PanAfrican Acupuncture Project Continues to Train Ugandan Health Workers. *Acupuncture Today* 6(1). http://www.acupuncturetoday.com/mpacms/at/article.php?id=30011&no_paginate=true&no_b=true (accessed 8/4/09).

———. 2008. Refugees: Feeling at Home with Acupuncture. *Acupuncture Today* 9(5). http://www.acupuncturetoday.com/mpacms/at/article.php?id=31718&no_paginate=true&no_b=true (accessed 8/4/09).

Pregadio, Fabrizio. 2006. *Great Clarity: Daoism and Alchemy in Early Medieval China*. Stanford, CA: Stanford University Press.

Producing New Disciples Old-Fashioned Way. 2008. http://www.china.org.cn/health/2008-07/23/content_16053027_3.htm (accessed 2/12/10).

Puett, Michael J. 2002. *To Become a God: Cosmology, Sacrifice, and Self-Divinization in Early China*. Cambridge, MA: Harvard University Asia Center for the Harvard-Yenching Institute.

Qian Jinyang 钱今阳, ed. 1950. *Shanghai mingyi zhi* 上海名医志. Shanghai: Zhongguo yixue chubanshe.

Qian Xiuchang 钱秀昌. 1955. *Shangke buyao* 伤科补要. Shanghai: Qianqingtang shuju.

Qin Bowei 秦伯未. 1929. Jiaowu baogao 教务报告. *Zhongguo yixueyuan kan* 中国医学院刊 1(1), Appendix 6–7.

Qing Xitai 卿希泰. 1994. *Zhongguo daojiao* 中国道教. Shanghai: Zhishi chubanshe.

Qiu Peiran 裘沛然 and Ding Guangdi 丁光迪, eds. 1992. *Zhongyi ge jia xueshuo* 中医各家学说. Beijing: Beijing renmin weisheng chubanshe.

Qiu Zhonglin 邱仲麟. 2004. Mingdai shiyi yu Fuzhou xian yixue 明代世医与府州县医学. *Hanxue yanjiu* 汉学研究 22(2):327–359.

Qu Limei 曲黎敏. 2008. *Huangdi neijing yangsheng zhihui* 黄帝内经养生智慧 . Xiamen: Lujiang chubanshe.

Raphals, Lisa. 1998a. *Sharing the Light: Representations of Women and Virtue in Early China.* Albany: SUNY Press.

———. 1998b. The Treatment of Women in a Second-century Medical Casebook. *Chinese Science:*7–28.

Rawson, Jessica, ed. 1996. *Mysteries of Ancient China: New Discoveries from the Early Dynasties.* London: British Museum.

———. 1999. Ancient Chinese Ritual as Seen in the Material Record. In *State and Court Ritual in China.* J. P. McDermott, ed. Pp. 20–49. Cambridge: Cambridge University Press.

Reid, Alexander. 1986. F.B.I. Captures a Key Fugitive in Brink's Case: Suspect in 1981 Holdup Is Held in Los Angeles. *New York Times* (February 13).

Reid, Erin M. 2008. Needling the Spirit: An Investigation of the Perceptions and Uses of the Term Qi by Acupuncturists in Quebec. Master's thesis, McGill University.

Remorini, P. G. 2005. Desarrollo de la Medicina Tradicional China en Argentina y sus perspectivas futuras. Paper presented at the First National Symposium of Traditional Chinese Medicine and the Third National Conference of Qi-Gong, Buenos Aires, Argentina, 2005.

Ren Yingqiu 任应秋. 1980. *Zhongyi ge jia xueshuo* 中医各家学说, Revised ed. Shanghai: Shanghai kexue jishu chubanshe.

———. 1981. *Yixue liupai suhui lun* 医学流激溯洄论 . *Beijing zhongyi xueyuan xuebao* 北京中医学院学报 (1):1–6.

———. 1984. *Ren Yingqiu lunyiji* 任应秋论医集 . Beijing: Renmin weisheng chubanshe.

Renshaw, Michelle. 2005. *Accommodating the Chinese: The American Hospital in China, 1880–1920.* New York: Routledge.

Replica Viagra Burnt for Afterlife Sex. 2007. *News Limited* (March 21).

Reston, James. 1971. Now, about My Operation in Peking. *New York Times* (July 26).

Rhijne, Willem. 1683. *Dissertatio de arthritide: mantissa schematica de acupunctura et orations.* London: Impensis R. Chiswell.

Rico Company. 2010. I Ching—The Magic Ancient Chinese Divination for iPhone, iPod touch, and iPad on the iTunes App Store. http://itunes.apple.com/us/app/i-ching -the-magic-ancient/id318774102?mt=8 (accessed 5/2/10).

Riegel, Jeffery. 1982. Early Chinese Target Magic. *Journal of Chinese Religions* 10:1–18.

Robinet, Isabelle. 1993. *Taoist Meditation: The Mao-Shan Tradition of Great Purity.* Albany: SUNY Press.

———. 1997. Taoism: Growth of a Religion. P. Brooks, trans. Stanford, CA: Stanford University Press.

Rogaski, Ruth. 1996. From Protecting Life to Defending the Nation: The Emergence of Public Health in Tianjin, 1858–1953 Ph.D. dissertation, Yale University.

———. 2002. Nature, Annihilation, and Modernity: China's Korean War Germ-Warfare Experience Reconsidered. *Journal of Asian Studies* 61(2):381–415.

————. 2004. *Hygienic Modernity: Meanings of Health and Disease in Treaty-Port China.* Berkeley: University of California Press.

Rohleder, Lisa. 2006. *The Remedy: Integrating Acupuncture into American Health Care.* Portland, OR: Working Class Acupuncture.

————. 2008. A Guide to Understanding CAN's Anger, for Any Member of the Acu-Establishment. Community Acupuncture Network. http://www.communityacupuncturenetwork.org/blog/guide-understanding-cans-anger-any-member-acu-establishment (accessed 3/18/09).

————. n.d. Love Your Micro Business: Marketing a Community-Based Acupuncture Practice. http://www.workingclassacupuncture.org/files/e-book.pdf (accessed 12/9/09).

————, et al. 2009. *Acupuncture Is Like Noodles: The Little Red (Cook) Book of Working Class Acupuncture.* Portland, OR: Working Class Acupuncture.

Rosen, George. 1958. *A History of Public Health,* rev. ed. Baltimore: Johns Hopkins University Press.

Rosen, Ross, and Brandt Stickley. 2007. An Introduction to Contemporary Chinese Pulse Diagnosis. *Chinese Medicine Times* 2(6):1–8.

Rossabi, Morris. 1983. *China among Equals: The Middle Kingdom and Its Neighbors, 10th–14th Centuries.* Berkeley: University of California Press.

Roth, Harold David. 1999. *Original Tao: Inward Training (nei-yeh) and the Foundations of Taoist Mysticism.* New York: Columbia University Press.

Rubio, Ray. 2007. Tribute: Dr. John H. F. Shen. In *AOM Pioneers and Leaders 1982–2007.* K. Reynolds, ed. Pp. 81–82. Sacramento: American Association of Acupuncture and Oriental Medicine, the National Certification Commission for Acupuncture and Oriental Medicine, the Council of Colleges for Acupuncture and Oriental Medicine, and the Accreditation Commission for Acupuncture and Oriental Medicine.

Sagli, Gry. 2001. Chinese Medical Concepts in Biomedical Culture: The Case of Acupuncture in Norway. In *Historical Aspects of Unconventional Medicine: Approaches, Concepts, Case Studies.* M. E. Robert Juette and Marie C. Nelson, eds. Pp. 211–226. Sheffield, UK: European Association for the History of Medicine and Health Publications.

Said, Edward. 1978. *Orientalism.* New York: Pantheon.

Sakade Yoshinobu. 2000. Divination as Daoist Practice. In *Daoism Handbook.* L. Kohn, ed. Pp. 541–566. Leiden: Koninklijke Brill.

Schafer, Edward. 1967. *The Vermilion Bird, T'ang Images of the South.* Berkeley: University of California Press.

————. 1985. *The Golden Peaches of Samarkand: A Study of T'ang Exotics.* Berkeley: University of California Press.

Scheid, Volker. 1993. Orientalism Revisited: Reflections on Scholarship, Research, and Professionalism. *European Journal of Oriental Medicine* 1(3):23–31.

————. 2000. *Chinese Medicine in Contemporary China: Plurality and Synthesis.* Chapel Hill, NC: Duke University Press.

————. 2001. Famous Contemporary Chinese Physicians: Professor Shen Zhong-Li. *Journal of Chinese Medicine* 65(February):33–39.

———. 2002a. Wujin Medicine Remembered. *Taiwanese Journal for Studies of Science, Technology, and Medicine* 2(March):122–184.

———. 2002b. Orientalism Revisited: Reflections on Scholarship, Research, and Professionalism. *Annals of the American Academy of Political and Social Sciences* 583(September):136–159.

———. 2004. Restructuring the Field of Chinese Medicine: A Study of the Menghe and Ding Scholarly Currents, 1600–2000 (Part 1). *East Asian Science, Technology, and Medicine* 22:10–68.

———. 2005. Restructuring the Field of Chinese Medicine: A Study of the Menghe and Ding Scholarly Currents, 1600–2000 (Part 2). *East Asian Science, Technology and Society: An International Journal* 23:79–130.

———. 2007. *Currents of Tradition in Chinese Medicine: 1626–2006.* Seattle: Eastland Press.

Schmidt-Herzog, Thomas. 2003. Fakt und Fiktion in chinesischer Kampfkunst: Untersuchung von Fakt und Fiktion in der Chinesischen Kampfkunst anhand eines Vergleichs von kontemporärer Kampfkunstpraxis in China mit ihrer Darstellung in den Romanen des Hongkong Autoren Jin Yong. Master's thesis, University of Heidelberg.

Schnyer, Rosa N., Lisa A. Conboy, Eric Jacobson, Patrick Mcknight, Thomas Goddard, Francesca Moscatelli, Anna T. R. Legedza, Catherine Kerr, Ted J. Kaptchuk, and Peter M. Wayne. 2005. Development of a Chinese Medicine Assessment Measure: An Interdisciplinary Approach Using the Delphi Method. *Journal of Alternative and Complementary Medicine* 11(6):1005–1013.

Schonebaum, Andrew. 2004. Fictional Medicine: Diseases, Doctors and the Curative Properties of Chinese Fiction. Ph.D. dissertation, Columbia University.

Schwartz, Robert. 1981. Acupuncture and Expertise: A Challenge to Physician Control. *The Hastings Center Report* 11(2):5–7.

Scogin, Hugh. 1978. Poor Relief in Northern Sung China. *Oriens Extremus* 25:30–46.

Seem, Mark. 1987. *Acupuncture Energetics: A Workbook for Diagnostics and Treatment.* Rochester, VT: Healing Arts Press.

———. 1993. *A New American Acupuncture: Acupuncture Osteopathy—The Myofascial Release of the Bodymind's Holding Patterns.* Boulder, CO: Blue Poppy Press.

———. 2002. *Acupuncture Physical Medicine.* Boulder, CO: Blue Poppy Press.

———. 2010. The Other Acupuncture: A Reflective Practicum with Dr. Mark Seem, Ph.D., L.Ac. Tri-State College of Acupuncture, New York City, Center for Acupuncture Educational Research. http://www.tsca.edu/site/other-acupuncture (accessed 08/19/ 11).

Seem, Mark, and Joan Kaplan. 1989. *Bodymind Energetics: Toward a Dynamic Model of Health.* Rochester, VT: Healing Arts Press.

Serrano, Ricardo B. n.d. Acupuncture Treatment for Chemical Dependency—An Overview. http://www.acutcmdetox.com/nada.htm (accessed 2/14/10).

Shachtman, Noah. 2008. Air Force to Use "Battlefield Acupuncture" for Pain Relief. Wired .com (December 11). http://blog.wired.com/defense/2008/12/air-force-turns.html (accessed 12/31/08).

Shakur, Matulu, and Michael Smith. 1977. The Use of Acupuncture to Treat Drug Addiction and the Development of an Acupuncture Training Program. In *National Drug Abuse Conference*.

Shanghai zhongyi xueyuan 上海中医学院, ed. 1962. *Jindai zhongyi liupai jingyan xuanji* 近代中医流派经验选集. Shanghai: Shanghai kexue jishu chubanshe.

Shapiro, Hugh. 1998. The Puzzle of Spermatorrhea in Republican China. *Positions: East Asia Cultures Critique* 6(3):551–596.

———. 2003. How Different are Western and Chinese Medicine? The Case of Nerves. In *Medicine Across Cultures: History and Practice of Medicine in Non-Western Cultures*. H. Selin, ed. Pp. 351–372. Dordrecht: Kluwer Academic Publishers.

Shemo, Connie A. 2011. *The Chinese Medical Ministries of Kang Cheng and Shi Meiyu, 1872–1937: On a Cross-Cultural Frontier of Gender, Race, and Nation*. Bethlehem, PA: Lehigh University Press.

Shen, Gao-quan. 2003. Circular-Rubbing Manipulation. *Journal of Acupuncture and Tuina Science* 1(6):54–55.

Shen, John H. F. 1990. *Chinese Medicine*. New York: J.H.F. Shen.

Shenjing xitong 神经系统. 1933. Shanghai: Shanghai xueyou meishushe.

Shi Nai'an and Luo Guanzhong. 1993. *Outlaws of the Marsh*. 3 vols. Sidney Shapiro, trans. Beijing: Foreign Language Press.

Shiba Yoshinobu 斯波義信. 1970. *Commerce and Society in Sung China*. Mark Elvin, trans. Ann Arbor: University of Michigan.

———. 1988. *Sōdai Kōnan keizaishi no kenkyū* 宋代江南経済史の研究. Tokyo: Tōkyō Daigaku Tōyō Bunka Kenkyūjo.

Shin Dong-won. 2001. *Chosŏn saram Hŏ Chun*. Seoul: Hangyŏre sinmunsa.

———. 2010a. How Commoners Became Consumers of Naturalistic Medicine in Korea, 1600–1800. *East Asian Science, Technology and Society: An International Journal* 4(2):275–301.

———. 2010b. The Characteristics of Joseon Medicine: Discourses on the Body, Illustration and Dissection. *Review of Korean Studies* 13:7–240.

Shin Dong-won and Kim Yuseok. 2009. Korean Anatomical Charts in the Context of the East Asian Medical Tradition. *Asian Medicine: Tradition and Modernity* 5(1):186–207.

Shinno, Reiko. 2007. Medical Schools and the Temples for the Three Progenitors in Yuan China: A Case of Cross-Cultural Interactions. *Harvard Journal of Asiatic Studies* 67(1):67–89.

Shuihudi Qin mu zhujian 睡虎地秦墓竹简, 2nd ed. 2001. Shuihudi Qinmu zhujian zhengli xiaozu 睡虎地秦墓竹简整理小组, ed. 7 vols. Beijing: Wenwu chubanshe.

Sima Qian 司马迁. 1959. *Shiji* 史记. Beijing: Zhonghua shuju.

Simmons, Lee C., and Robert M. Schindler. 2003. Cultural Superstitions and the Price Endings Used in Chinese Advertising. *Journal of International Marketing* 11(2):101–111.

Simonds, Nina. 1999. *A Spoonful of Ginger: Irresistible Health-Giving Recipes from Asian Kitchens*. New York: Knopf.

Sivin, Nathan. 1968. *Chinese Alchemy: Preliminary Studies*. Cambridge, MA: Harvard University Press.

———. 1987. *Traditional Medicine in Contemporary China: A Partial Translation of Revised Outline of Chinese Medicine (1972) with an Introductory Study on Change in Present-Day and Early Medicine.* Ann Arbor: Center for Chinese Studies, University of Michigan.

———. 1993. Huang ti nei ching 黄帝内经. In *Early Chinese Texts: A Bibliographical Guide.* M. Loewe, ed. Pp. 196–215. Early China Special Monograph Series, Vol. 2. Berkeley: Society for the Study of Early China and the Institute of East Asian Studies, University of California.

———. 1995. Text and Experience in Classical Chinese Medicine. In *Knowledge and the Scholarly Medical Traditions.* D. G. Bates, ed. Pp. 177–204. Cambridge: Cambridge University Press.

Smith, G. J. D., X. H. Fan, J. Wang, K. S. Li, K. Qin, J. X. Zhang, D. Vijaykrishna, C. L. Cheung, K. Huang, J. M. Rayner, J. S. M. Peiris, H. Chen, R. G. Webster, and Y. Guan. 2006. Emergence and Predominance of an H5N1 Influenza Variant in China. *Proceedings of the National Academy of Sciences* 103(45):16936–16941.

Smith, Hilary. 2008. Foot Qi: History of a Chinese Medical Disorder. Ph.D. dissertation, History and Sociology of Science, University of Pennsylvania.

Smith, Joanna H. 1995. Opening and Closing a Dispensary in Shan-yin County: Some Thoughts about Charitable Associations, Organizations and Institutions in Late Ming China. *Journal of the Economic and Social History of the Orient* 38(3):371–392.

Smith, Michael O. 1979. Acupuncture and Natural Healing in Drug Detoxification. *American Journal of Acupuncture* 2(7):97–106.

———. 2009. Ear Acupuncture Protocol Meets Global Needs. *Medical Acupuncture* 21(2):75.

———, R. Squires, J. Aponte, Naomi Rabinowitz, and R. Bonilla-Rodriguez. 1982. Acupuncture Treatment of Drug Addiction and Alcohol Abuse. *American Journal of Acupuncture* 10:161–163.

Smith, S. A. 2006. Talking Toads and Chinless Ghosts: The Politics of "Superstitious" Rumors in the People's Republic of China, 1961–1965. *American Historical Review* April:405–427.

Snow, Philip. 1988. *The Star Raft: China's Encounter with Africa.* New York: Weidenfeld and Nicolson.

Sommers, Beth. 2010. The Role of Acupuncture as an Adjuvant Therapy in the Treatment of HIV/AIDS: Examining Disparities in Access, Cost-Effectiveness of Using Acupuncture as a Promoter of Adherence to Antiretroviral Treatment, and Public Health Considerations. Ph.D. dissertation, Boston University School of Public Health.

Sommers, Beth, and Kristen Porter. 2003. Acupuncture in the Global Village. *Acupuncture Today* 4(3). http://www.acupuncturetoday.com/mpacms/at/article.php?id=28169&no_paginate=true&no_b=true (accessed 7/28/09).

Sommers, Beth, Ahmad Al-Hadidi, and Kristen Porter. 2009. International Efforts toward Integrated Care: Acupuncture in Iraq. *American Acupuncturist* 48(Summer):36–37, 39.

Song Ci (Sung Tz'u, 1186–1249). 1981. *The Washing Away of Wrongs: Forensic Medicine in Thirteenth-Century China.* Brian E. McKnight, trans. Ann Arbor: Center for Chinese Studies, University of Michigan.

Song dazhaoling ji 宋大诏令集. 1962. Beijing: Zhonghua shuju.

中国医药与治疗史（插图版）

Song Minqiu 宋敏求, Li Haowen 李好文. 1970. Chang'an zhitu 长安志图. In *Zhongguo fang-zhi congshu* 中国方志丛书 290. Taipei: Chengwen chubanshe.

Song Xian 宋岘. 2001. *Gudai bosi yixue yu zhongguo* 古代波斯医学与中国. Beijing: Jinggi ribao chubanshe.

Soulié de Morant, Georges. 1934. *Précis de la vraie acuponcture chinoise. Doctrine, diagnostic, thérapeutique.* Paris: Mercure de France.

———. 1994. *L'Acupuncture chinoise/Chinese Acupuncture.* Brookline, MA: Paradigm.

Southern Medicine for Southern People: Vietnamese Medicine in the Making. 2012. Monnais-Rousselot, Laurence, Claudia Michele Thompson, and Ayo Wahlberg, eds. Newcastle upon Tyne, UK: Cambridge Scholars Pub.

Spence, Jonathan. 1999. *The Search for Modern China.* 2nd ed. New York: W. W. Norton.

Spira, Alan. 2008. Acupuncture: A Useful Tool for Health Care in an Operational Medicine Environment. *Military Medicine* 173(7):629–634.

Spiro, Stanley R. 1973. This Is No Humbug.Gentlemen!! *Anesthesia Progress* January–February:23–26.

St. Clair, Gregg. 2007. Mending the Web of Life: Interview with Elizabeth Call. *Acupuncture Today* 8(11). http://www.acupuncturetoday.com/mpacms/at/article.php?id=31615&no _paginate=true&no_b=true (accessed 8/4/09).

Staden, Heinrich von. 1989. *Herophilus: The Art of Medicine in Early Alexandria: Edition, Translation, and Essays.* Cambridge: Cambridge University Press.

Stadlen, Pamela. n.d. Dr Johannes Diedericus van Buren (November 27, 1921–May 12, 2003). *European Journal of Oriental Medicine* 4(3). http://www.ejom.co.uk/vol-4 -no-3/featured-articles/dr-johannes-diedericus-van-buren-november-27-1921-may -12-2003.html (accessed 1/3/10).

Standaert, Nicolas, ed. 2001. *Handbook of Christianity in China, Vol. 1: 635–1800.* Leiden: Brill.

Stange, Rainer, Robert Amhof, and Susanne Moebus. 2008. Attitudes and Patterns of Use by German Physicians in a National Survey. *Complementary and Alternative Medicine* 14(10):1255–1261.

Stollberg, Gunnar. 2006. Acupuncture in Western Europe. In *Hybridising East and West.* G. S. Dominique Schirmer and Christl Kessler, eds. Pp. 236–261. Muenster: Lit.

Strickmann, Michel. 2002. *Chinese Magical Medicine.* Stanford, CA: Stanford University Press.

Su Shi 苏轼 (1037–1101). 1908–1909. *Dongpo ji* 东坡集. *Dongpo qiji* 东坡七集. China: Baohua an.

Su Shi 苏轼 (1037–1101) and Shen Gua 沈括 (1031–1095). 1939. Su Shen liang fang 苏沈良方. In *Congshu jicheng chubian* 丛书集成初编. Wang Yunwu 王云五, ed. Shanghai: Shangwu yinshuguan.

Su Zhiliang 苏智良. 1997. *Zhongguo dupin shi* 中国毒品史. Shanghai: Renmin chuban she.

Sui Lee, K. W. 1999. Los inmigrantes chinos en la Argentina M.A. thesis, Center of Advanced Studies, University of Buenos Aires.

Sui shu 隋书. 1973. Wei Zheng 魏征 (580–643), et al., ed. Beijing: Zhonghua Shuju.

Summers, William C. 1995. Congruences in Chinese and Western Medicine from 1830–1911: Smallpox, Plague and Cholera. *Yale Journal of Biology and Medicine* 67:23–32.

Suh Soyoung. 2008. Herbs of Our Own Kingdom: Layers of the "Local" in the Materia Medica of Chosŏn Korea. *Asian Medicine: Tradition and Modernity* 4(2).

———. 2010. From Influence to Confluence: Positioning the History of Pre-Modern Korean Medicine in East Asia. *Korean Journal of Medical History* 19(2).

Sun Simiao 孙思邈. 1992. *Beiji qianjin yaofang* 备急千金要方. Collated and reprinted, based on an 1849 Japanese facsimile of a 1066 Bureau for Editing Medical Treatises edition. 30 *juan*. Beijing: Renming weisheng chubanshe.

———. 1995. *Yaowang quanshu* 药王全书. Beijing: Huaxia chubanshe.

———. 1997. *Beiji qianjin yaofang jiaoshi* 备急千金要方校释. Li Jingrong 李景荣 et al., eds. Beijing: Renmin Weisheng Chubanshe.

———. 2008. *Bei Ji Qian Jin Yao Fang: Essential Prescriptions worth a Thousand in Gold for Every Emergency.* S. Wilms, trans. The Chinese Medicine Database, Vols. 2–4. http://cm-db.com.

Sun Yikui 孙一奎. 1999. Sun shi yi'an 孙氏医案. In *Sun Yikui yixue quanshu* 孙一奎医学全书. Han Xuejie 韩学杰 and Zhang Yinsheng 张印生, eds. Beijing: Zhongguo Zhongyiyao chubanshe.

Suo Yanchang 索延昌, ed. 2000. *Jingcheng guoyi pu* 京城国医谱. Beijing: Zhongguo zhongyiyao keji chubanshe.

Sutton, Donald S. 2000. From Credulity to Scorn: Confucians Confront the Spirit Mediums in Late Imperial China. *Late Imperial China* 21(2):1–39.

Sweeney, Jack. 1994. Qi Men Dun Jia Analysis of the Nicole Brown Simpson and Ronald Goldman Murders. http://philica.com/display_article.php?article_id=61 (accessed 4/12/09).

———. n.d. Traditional Chinese Medicine Divination. http://www.infoholix.net/category.php?mId=102 (accessed 9/8/09).

Tan, Tze-Ching. 2004. Father of Neurosurgery in Hong Kong. *Neurosurgery* 54:984–991.

Tan Xiaochun, and Koh Kok Kiang. 1993. *I Ching: An Illustrated Guide.* Singapore: Asiapac Books.

Tang Guangxiao 唐光孝. 1999. *Shixi mianyang yongxing shuangbao Shan xihan erhao mu muzhu shenfen* 试析绵阳永兴双包山西汉二号墓墓主身份. *Sichuan wenwu* 四川文物 2:6–18.

Tao Hongjing 陶弘景. 1994. *Ben cao jing ji zhu* 本草经集注. Beijing: Renmin Weisheng Chubanshe.

Tang huiyao 唐会要, 2 vols. 1991. Wang Pu 王溥, ed. Shanghai: Shanghai guji chubanshe.

Tao, Iven F. 2008. A Critical Evaluation of Acupuncture Research: Physiologization of Chinese Medicine in Germany. *East Asian Science, Technology and Society: An International Journal* 2(4):1875–2160.

Tao Yufeng 陶御风, Zhu Bangxian 朱邦贤, and Hong Pimo 洪丕谟. 1988. *Lidai biji yishi bielu* 历代笔记医事别录. Tianjin: Tianjin kexue jishu chubanshe.

Taussig, Michael. 1986. *Shamanism, Colonialism, and the Wild Man: A Study in Terror and Healing.* Chicago: University of Chicago Press.

Taylor, Eugene. 1999. *Shadow Culture.* Washington, DC: Counterpoint.

Taylor, Kim. 1999. Paving the Way for TCM Textbooks: The Chinese Medical Improvement Schools. *The Ninth International Conference on the History of Science in East Asia.* Singapore: The East Asian Institute, National University of Singapore.

中国医药与治疗史（插图版）

———. 2000. Medicine of Revolution: Chinese Medicine in Early Communist China 1945–1963. Ph.D dissertation. University of Cambridge.

———. 2005. *Chinese Medicine in Early Communist China, 1945–63: A Medicine of Revolution*. London: RoutledgeCurzon.

Teixeira, Marcus Zulian, Chin An Lin, and Milton de Arruda Martins. 2005. Homeopathy and Acupuncture Teaching at the University of São Paulo Medical School: The Undergraduates' Attitudes. *Journal of Alternative and Complementary Medicine* 11(5):787–788.

The Nation: Acupuncture in Nevada. 1973. http://www.time.com/time/magazine/article/0,9171,945215,00.html (accessed 9/8/09).

Theiss, Janet. 2004. *Disgraceful Matters: The Politics of Chastity in Eighteenth Century China*. Berkeley: California University Press.

Thompson, C. Michele. 2007. Tuệ Tĩnh. In *Dictionary of Medical Biography*. W. F. Bynum and H. Bynum, eds. Westport, CT: Greenwood.

———. 2010. Sinification as Limitation: Minh Mạng's Prohibition on Use of Nôm and the Resulting Marginalization of Nôm Medical Texts. In Looking at It from Asia: The Processes That Shaped the Sources of History of Science. Florence Bretelle-Establet, ed. Pp. 393–412. New York: Springer.

Thompson, Laurence G. 1988. Dream Divination and Chinese Popular Religion. *Journal of Chinese Religion* 16:73–82.

Thurston, Anne. 1987. *Enemies of the People*. New York: Knopf.

Tim. 2009. Finding A Final Resting Place. http://www.8asians.com/2009/07/06/finding-a-final-resting-place (accessed 2/12/10).

Tone, Andrea. 2001. *Devices and Desires: A History of Contraceptives in America*. New York: Hill and Wang.

Tonelli, M. R., and T. C. Callahan. 2001. Why Alternative Medicine Cannot Be Evidence Based. *Academic Medicine* 76:1213–1220.

Tong, Chee Kiong. 2004. *Chinese Death Rituals in Singapore*. New York: Routledge.

Tuê Tĩnh 禅师. n.d. Hồng Nghĩa Giác Tư Y Thư 洪义觉斯医书. N.p.

Twicken, David. 2003. I Ching Acupuncture. *Acupuncture Today* 4(10). http://www.acupuncturetoday.com/mpacms/at/article.php?id=28317&no_paginate=true&no_b=true (accessed 8/12/09).

———. 2005. Chinese Medicine and Feng Shui: I Ching and Nei Jing: The Roots of Feng Shui. *Acupuncture Today* 6(6). http://www.acupuncturetoday.com/mpacms/at/article.php?id=30149&no_paginate=true&no_b=true (accessed 8/12/09).

Twitchett, Denis. 1979. Population and Pestilence in T'ang China. In *Studia Sino-Mongolica: Festschrift fur Herbert Franke*. W. Bauer, ed. Pp. 35–68. Wiesbaden: Franz Steiner Verlag GmbH.

Twitchett, Denis, and Paul Jakov Smith. 2009. *The Sung Dynasty and Its Precursors, 907–1279*. New York: Cambridge University Press.

Umeh, B. 1988. Ear Acupuncture Using Semi-Permanent Needles: Acceptability, Prospects and Problems in Nigeria. *American Journal of Chinese Medicine* 16(1):67–70.

Unschuld, Paul U. 1979. *Medical Ethics in Imperial China: A Study in Historical Anthropology.* Berkeley: University of California Press.

———. 1985. *Medicine in China: A History of Ideas.* Berkeley: University of California Press.

———. 1986. *Medicine in China: A History of Pharmaceutics.* Berkeley: University of California Press.

———, ed. 1989. *Approaches to Traditional Chinese Medical Literature.* Dordrecht: Kluwer Academic Publishers.

———. 2000. *Medicine in China: Historical Artifacts and Images.* Munich: Prestel.

———, ed. 2003. *Huang Di Nei Jing Su Wen: Nature, Knowledge, Imagery in an Ancient Chinese Medical Text.* Berkeley: University of California Press.

———. 2008. China's Barefoot Doctor: Past, Present, and Future. *Lancet* 372 (November 29).

———. 2010. *Medicine in China: A History of Ideas.* Berkeley: University of California Press.

Two Anecdotes from Dr. John Shen. n.d. http://www.tcmaa.org/Resourses/anecdotes.html (accessed 1/14/10).

Ustinova, Anasastia. 2007. Houston Has Its First Feng Shui-Designed Cemetery. Houston Chronicle (April 18). http://www.chron.com/disp/story.mpl/business/4725090.html (accessed 2/12/10).

Valussi, Elena. 2008a. Blood, Tigers, Dragons: The Physiology of Transcendence for Women. Asian Medicine: *Tradition and Modernity* 4(1):46–85.

———. 2008b. Female Alchemy and Paratext: How to Read Nüdan in a Historical Context. *Asia Major* 21(2):153–193.

———. 2008c. Men and Women in He Longxiang's Nüdan hebian (Combined Collection of Female Alchemy). *Nan Nü, Men, Women and Gender in Early and Imperial China* 10(2):242–278.

———. 2008d. Women's Alchemy: An Introduction. In *Internal Alchemy: Self, Society, and the Quest for Immortality.* L. Kohn and R. Wang, eds. Dunedin, FL: Three Pines Press.

Van Nghi, Nguyên, with Emmanuel Picou. 1971. *Pathogénie et pathologie énergétiques en médecine chinoise: Traitement par acupuncture et massages.* Marseille: Impr. École technique Don Bosco.

Vietnamese Acupuncturists Take Their Needles to Mexico. 2007. http://english.vietnamnet .vn/tech/2007/05/700606 (accessed 8/4/09).

Villa, José. 2008. Latina Teaches Acupuncture in Chinatown. Latina Lista: http://latinalista.net/ honolulu/2008/09/latina_teaches_acupuncture_in_chinatown.html (accessed 8/4/09).

Voast, Jordan Van. 2007. Working Class Acupuncture: Conference Report. *Acupuncture Today* 8(1). http://www.acupuncturetoday.com/mpacms/at/article.php?id=31457 (accessed 12/9/09).

von Hippel, Frank A. 1998. Solution to a Conservation Problem? *Science* 281:1805.

von Hippel, Frank A., and William von Hippel. 2002. Sex, Drugs, and Animal Parts: Will Viagra Save Threatened Species? *Environmental Conservation* 29:277–281.

von Hippel, William, Frank A. von Hippel, Norman Chan, and Clara Cheng. 2005. Exploring the Use of Viagra in Place of Animal and Plant Potency Products in Traditional Chinese Medicine. *Environmental Conservation* 32:235–238.

Voyles, Claudia. 2005. NADA: Celebrating 20 Years. *Acupuncture Today* 6(10). http://www
.acupuncturetoday.com/mpacms/at/article.php?id=30225&no_paginate=true&no
_b=true (accessed 6/22/05).

Wahlberg, Ayo. 2006. Bio-Politics and the Promotion of Traditional Herbal Medicine in
Vietnam. *Health: An Interdisciplinary Journal for the Social Study of Health, Illness
and Medicine* 10:123–147.

Wakefield, Mary Elizabeth. 2007. The Yang and Yin of Facial Acupuncture, Part 4. *Acu-
puncture Today* 8(6). http://www.acupuncturetoday.com/mpacms/at/article.php?id
=31532 (accessed 3/29/08).

Walravens, Hartmut. 1996. *Bibliographie der Bibliographien der mandjurischen Literatur.*
Wiesbaden: Harrassowitz.

Walker, Ruth. 1999. East Vs. West: Feng Shui Face-Off in Toronto Suburb. *Christian Science
Monitor* 91(170):7.

Wan Quan 万全. 1986. *Youke fahui* 幼科发挥. Beijing: Renmin weisheng chubanshe.

Wang Guangxi 王广西. 2002. *Gongfu: Zhongguo wushu wenhua* 功夫: 中国武术文化. Taipei:
Yunlong chubanshe.

Wang Jing. 1996. *High Culture Fever: Politics, Aesthetics, and Ideology in Deng's China.*
Berkeley: University of California Press.

Wang Jun. 2003. A Life History of Ren Yingqiu: Historical Problems, Mythology, Continu-
ity and Difference in Chinese Medical Modernity. Ph.D. dissertation, University of
North Carolina.

Wang Qi 王琦.1995. Ershiyi shiji—zhongyiyao de shiji 二十一世纪—中医药的世纪   . *Chuan-
tong wenhua yu xiandaihua* 传统文化与现代化 2:64–67.

Wang Qiaochu 王翘楚. 1998. *Yilin chunqiu - Shanghai zhongyi zhongxiyi jiehe fazhan shi*
医林春秋: 上海中医中西医结合发展史. Shanghai: Wenhui chubanshe.

Wang Ruotao. 2000. Critical Health Literacy: A Case Study from China in Schistosomiasis
Control. *Health Promotion International* 25(3):269–274.

Wang Shixiong 王士雄. 1851. *Huoluan lun* 霍乱论 (1839). Repr. [China]: Yin xiang shu wu.

———, ed. 1999. *Chongqing tang suibi* 重庆堂随笔 (1855). In *Wang Shixiong Yixue quanshu*
王士雄医学全书. Beijing, Zhongguo zhongyiyao chubanshe.

Wang Shenxuan 王慎轩. 1932. *Zhongyi xinlun huibian* 中医新论汇编. Shanghai: Shanghai
shudian.

Wang Shucun 王树村, ed. 1991. *Zhongguo minjian nianhua shi tu lu* 中国民间年画史图录.
Shanghai: Shanghai renmin meishu chubanshe.

Wang Tao 王焘. 1964. *Waitai miyao* 外台秘要. Taipei: Guoli zhongguo yiyao yanjiusuo.

Wang Teh-i 王德毅. 1969. *Songdai zaihuang de jiuji zhengce* 宋代灾荒的救济政策. Taipei:
Zhongguo xueshu zhuzuo jiangzhu weiyuanhui.

Wang Weiyi 王惟一. 1909. *Xinkan buzhu Tongren yuxue zhenjiu tujing* 新刊补注铜人俞穴针
灸图经. 5 vols. Guichi, China: Liushi yuhaitang.

Wang Yangzong 王扬宗. 2001. Minguo chunian yici "potianhuang" de gongkai shiti jiepou 民
国初年一次'破天荒'的公开尸体解剖. *Zhongguo keji shiliao* 中国科技史料 22(2):109–112.

Wang Zhipu 王致谱 and Cai Jingfeng 蔡景峰, eds. 1999. Zhongguo zhongyiyao 50 nian 中国
中医药 50 年. Fuzhou: Fujian kexue jishu chubanshe.

Ware, R. James. 1966. *Alchemy, Medicine, Religion in the China of* A.D. 320: The Nei P'ien of Ko Hung (Pao-p'u tzu). Cambridge: MIT Press.

Wayne, Peter M., Richard Hammerschlag, Helene M. Langevin, Vitaly Napadow, Jongbae J. Park, and Rosa N. Schnyer. 2009. Resolving Paradoxes in Acupuncture Research: A Roundtable Discussion. *Journal of Alternative and Complementary Medicine* 15(9):1039–1044.

Weeks, John. 2008. Working Class Acupuncture: Revolutionary Business Model Creates Access, Fosters New Business. *Integrator Blog* (November 22). http://theintegrator blog.com/site/index2.php?option=com_content&task=view&id=184&Itemid=189 &pop=1&page=0 (accessed 3/18/09).

Wegman, Andy. 2010. *Why Did You Put That Needle There? And Other Questions Commonly Heard inside an Acupuncture Clinic, with Their Answers.* Manchester, NH: Manchester Acupuncture Studio, LLC.

Wen, Hsiang-Lai. 1973. Treatment of Drug Addiction by Acupuncture and Electrical Stimulation. *Asian Journal of Medicine* 9:138–141.

————. 1975. The Role of Acupuncture in Narcotic Withdrawal. *Medical Progress* May:15–16.

Wen, Hsiang-Lai, and S. Y. C. Cheung. 1973. How Acupuncture Can Help Addicts. *Drugs and Society* 2:18–20.

————. 1974. Acupuncture Anaesthesia for Neurosurgery. *Asian Journal of Medicine* 10:157–160.

Wen, Hsiang-Lai, S. Y. C. Cheung, and Z. D. Mehal. 1973. Acupuncture Anesthesia in Surgery for Trigeminal Neuralgia. *American Journal of Acupuncture* 9:167–169.

Wen Jian Min and Gary Seifert (trans.), eds. 2000. *Warm Disease Theory: Wen Bing Xue.* Brookline, MA: Paradigm Publications.

Wen Zijian 温子建, ed. 1994. *Wuxia xiaoshuo xinshang dadian* 武侠小说鉴赏大典. Guilin Lijiang chubanshe.

Wexu, Mario. 1975. *The Ear: Gateway to Balancing the Body.* New York: ASI.

WFCMS (World Federation of Chinese Medicine Societies). 2009. Journal Introduction. http://www.wfcms.org/English/JOURNAL/Magazine-about.aspx (accessed 12/2/09).

White, Sidney D. 1998. From "Barefoot Doctor" to "Village Doctor": A Case Study of Health Care Transformation in Socialist China. *Human Organization* 57(4):480–490.

Whitfield, Roderick. 1993. *The Problem of Meaning in Early Chinese Ritual Bronzes.* London: School of Oriental and African Studies, University of London.

Whitfield, Susan. 2008. Was There a Silk Road? *Asian Medicine* 3(2):201–213.

Wile, Douglas. 1992. *Art of the Bedchamber: The Chinese Sexual Yoga Classics Including Women's Solo Meditation Texts.* Albany: SUNY Press.

Wilhelm, Richard and Cary F. Baynes. 1950. *The I Ching; Or, Book of Changes.* New York: Pantheon Books.

Will, Pierre-Étienne. 2007. Developing Forensic Knowledge through Cases in the Qing Dynasty. In *Thinking with Cases: Specialist Knowledge in Chinese Cultural History.* C. Furth, J. T. Zeitlin and P. C Hsiung, eds. Pp. 62–100. Honolulu: University of Hawai'i Press.

Wint, Allegra. 2003. Professor J R Worsley (14 September 1923–2 June 2003). *European Journal of Oriental Medicine* 4(3). http://www.ejom.co.uk/vol-4-no-3/featured-articles /professor-j-r-worsley-14-september-1923-2-june-2003.html (accessed 3/19/10).

Wiseman, Nigel. 2000. Translation of Chinese Medical Terms: A Source-Oriented Approach. Ph.D. dissertation, University of Exeter.

———. 2002. English Translation of Chinese Medical Terms: A Scheme Based on Integrated Principles. http://www.paradigm-pubs.com/sites/www.paradigm-pubs.com /files/files/IntPrincip.pdf (accessed 2/4/09).

——— (Wei Naijie 魏乃杰). 2006. *Ying Han–Han Ying Zhongyi cidian* 英汉·汉英中医词典. 2nd ed. Changsha Shi: Hunan kexue jishu chubanshe.

Wiseman, Nigel, and Feng Ye. 1998. *A Practical Dictionary of Chinese Medicine.* 2nd ed. Brookline, MA: Paradigm Publications.

———. 2002. *Chinese Medical Chinese: Grammar and Vocabulary.* Brookline, MA: Paradigm.

Wolf, Arthur P. 2001. Is There Evidence of Birth Control in Late Imperial China? *Population and Development Review* 27(1):133–154.

Wolfe, Honora Lee. 2008. Acupuncture out on the Border: How You Can Spread the Good Word about AOM around the Globe. http://www.acupuncturetoday.com/mpacms /at/article.php?id=31776&no_paginate=true&no_b=true (accessed 8/4/09).

Wong, K. Chimin and Lien-te Wu. 1932. *History of Chinese Medicine: Being a Chronicle of Medical Happenings in China from Ancient Times to the Present Period.* Shanghai: National Quarantine Service.

Wood, David. 2008. Military Tries Battlefield Acupuncture to Ease Pain Baltimore Sun (December 11). http://www.baltimoresun.com/news/health/bal-te.pain11dec11,0,7983851 .story (accessed 12/31/08).

World Center for EFT. 2010. EFT Home—World Center for EFT (Emotional Freedom Techniques). http://www.emofree.com (accessed 3/12/10).

World Famous Acupuncturist Worries about Future. 2007. http://english.vietnamnet.vn /tech/2007/10/751214 (accessed 5/8/10).

World Health Organization. 1978. Declaration of Alma-Ata International Conference on Primary Health Care, Alma-Ata, USSR, September 6–12. http://www.dallasnews.com /sharedcontent/dws/dn/localnews/columnists/ewu/stories/DN-wu_21met.ART .West.Edition1.4435faf.html (accessed 2/12/10).

———. 1993. *Standard Acupuncture Nomenclature.* Manila: World Health Organization Regional Office for the Western Pacific.

———. 2002. *WHO Traditional Medicine Strategy: 2002–2005.* Geneva: World Health Organization.

Wu, Huiping. 1962. *Chinese Acupuncture.* P. M. Chancellor and J. Lavier, trans. Rustington, England: Health Science Press.

Wu Qian 吴谦. 1742. *Yuzuan yizong jinjian* 御纂医宗金鉴. Beijing: Wuying dian.

Wu Yiyi. 1994. A Medical Line of Many Masters: A Prosopographical Study of Liu Wansu and His Disciples from the Jin to the Early Ming. *Chinese Science* 11:36–65.

Wu, Yi-Li. 2000. The Bamboo Grove Monastery and Popular Gynecology in Qing China. *Late Imperial China* 21(1):41–76.

———. 2002. Ghost Fetuses, False Pregnancies, and the Parameters of Medical Uncertainty in Classical Chinese Gynecology. *Nan Nü: Men, Women and Gender in China* 4(2):170–206.

———. 2010. *Reproducing Women: Medicine, Metaphor, and Childbirth in Late Imperial China*. Berkeley: University of California Press.

Wu Zhao 吴钊. 1991. *Zhongguo yinyue wenming zhi yuan—Jiahu gui ling, gudi yu bagua* 中国音乐文明之源：贾湖龟铃、骨笛与八卦. Yishuxue 艺术学 5:185–195.

Wuzhong yiji bianxiezu 吴中医集编写组, ed. 1993. *Wuzhong yiji* 吴中医集. Suzhou: Jiangsu kexue jishu chubanshe.

Xiang Changsheng 项长生. 1981. Woguo lishishang zuizao de yixue zuzhi 我国历史上最早的医学组织. *Zhonghua yishi zazhi* 中华医史杂志 11(2):144–146.

Xiao Fan 萧璠. 1993. Han-Song jian wenxian suojian gudai zhongguo nanfang de dili huanjing yu difangbing ji qi yingxiang 汉宋间文献所见古代中国南方的地理环境与地方病及其影响. *Zhongyang yanjiuyuan lishi yuyan yanjiusuo jikan* "中央研究院"历史语言研究所集刊 63(1):67–171.

Xie Juan 谢娟. 2006. Mingdai yiren yu shehui: yi jiangnan shiyi wei zhongxin de yiliao shehuishi yanjiu 明代医人与社会：以江南世医为中心的医疗社会史研究. In *Jiangnan shehui jingji yanjiu: Ming-Qing juan* 江南社会经济研究：明清卷. Jinmin Fan 范金民, ed. Pp. 1196–1258. Beijing: Zhongguo nongye chubanshe.

Xin Tangshu 新唐书. 1975. Ouyang Xiu 欧阳修 and Song Qi 宋祁, ed. Beijing: Zhonghua shuju.

Xinhua News Agency. 2012. China to Train 15,000 TCM Backbone Clinicians. English. news.cn 2012-05-30 00:40:43 Available at http://news.xinhuanet.com/english/china/2012-05/30/c_131618924.htm (accessed May 31, 2012).

Xu Dachun. 1990. *Forgotten Traditions of Ancient Chinese Medicine*. P. U. Unschuld, trans. Brookline, MA: Paradigm.

——— 徐大椿. 1988. *Nüke zhiyan* 女科治验, appended to *Nüke zhiyao* 女科指要. In *Yilüe liushu* 医略六书. Beijing: Renmin weisheng chubanshe.

Xu Lian 许梿. 1856. *Xi yuan lu xiang yi* 洗冤录详义. 4 vols. [China]: Guju ge.

Xu Qian 徐谦. 1986. *Renduan lu* 仁端录. Taipei: Taiwan shangwu yinshuguan.

Yan Deliang 阎德亮, Ma Ming 马明, and Zhang Jinrong 张锦荣, eds. 1996. *Yangsheng jing* 养生经. Wuhan: Hubei renmin chubanshe.

Yantie lun 盐铁论. 1936?. Huan Kuan 桓宽 (1st cent. B.C.E.), comp. *Sibu beiyao* 四部备要, *(Zibu Rujia)*. Shanghai: Zhonghua shuju.

Yan Zhitui. 1968. *Family Instructions of the Yen Clan*. Ssu-yü Teng, trans. Leiden: Brill.

Yang Hua 杨华. 2000. *Chutu rishu yu Chudi de jibing zhanbu* 出土日书与楚地的疾病占卜. Ji-nan City: Shandong University History and Philosophy Institute.

Yang, Mayfair Mei-hui. 2007. Sovereignty and Disenchantment: An Intertwined Process of Chinese Modernity. Paper presented at the annual meeting of the Society for the Anthropology of Religion, Phoenix, AZ. April 16.

Yang, Mayfair Mei-hui, Gene Cooper, Michael Dutton, Stephan Feuchtwang, J. K. Gibson-Graham, Richard Perry, Bill Maurer, Lisa Rofel, P. Steven Sangren, Mingming

中国医药与治疗史（插图版）

Wang, Yao Souchou, and Zhou Yongming. 2000. Putting Global Capitalism in Its Place. *Current Anthropology* 41(4):477–509.

Yang, Nianqun. 2004. Disease Prevention, Social Mobilization and Spatial Politics: The Anti Germ-Warfare Incident of 1952 and the "Patriotic Health Campaign." *Chinese Historical Review* 11(2):155–182.

Yao Xiaosui 姚孝遂 and Xiao Ding 萧丁, eds. 1989. *Yin xu jiagu keci leizuan* 殷墟甲骨刻辞类纂 3 vols. Beijing: Zhonghua shuju.

Yasutake, S. Michael, ed. 1992. *Can't Jail the Spirit*. Chicago: Editorial El Coqui.

Yasuyori Tanba 丹波康赖, Gao Wenzhu 高文铸, et al. 1996. *Ishinpō* 医心方. Beijing: Huaxia chubanshe.

Young, Grace. 1999. *The Wisdom of the Chinese Kitchen: Classic Family Recipes for Celebration and Healing*. New York: Simon and Schuster.

Ytrehus, Ingunn Agnete, Arne Johan Norheim, Nina Emaus, Vinjar Fønnebø. 2010. Physicians Become Acupuncture Patients—Not Acupuncturists. *Journal of Alternative and Complementary Medicine* 16(4):449–455.

Yu Yunxiu 余云岫 and Zu Shuguang 祖述宪. 2006. *Yu Yunxiu zhongyi yanjiu yu pipan* 余云岫中医研究与批判. Hefei: Anhui daxue chubanshe.

Yuen, Laura. 2009. Cemetery's New Site Designed for Asian Families. http://minnesota .publicradio.org/display/web/2009/06/29/asian_cemetery (accessed 2/12/10).

Zacchino, S. A. 2005. Argentine Republic. In *WHO Global Atlas of Traditional, Complementary and Alternative Medicine*. C. K. Ong, G. Bodeker, C. Grundy, B. Burford, and K. Shein, eds. Pp. 51–55. Geneva: WHO Press.

Zaslawaski, Christopher and Lee Myeong Soo. 2012. International Standardization of East Asian Medicine: The Quest for Modernization. In *Integrating East Asian Medicines into Modern Health Care*. Volker Scheid and Hugh MacPherson, eds. Pp. 89–104. London: Elsevier.

Zeitlin, Judith T. 2007. The Literary Fashioning of Medical Authority: A Study of Sun Yikui's Case Histories. In *Thinking with Cases: Specialist Knowledge in Chinese Cultural History*. C. Furth, J. T. Zeitlin, and P.-C. Hsiung, eds. Honolulu: University of Hawaii Press.

Zeng Jifen. 1993. *Testimony of a Confucian Woman: The Autobiography of Mrs. Nie Zeng Jifen, 1852–1942*. T. L. Kennedy, trans. Athens: University of Georgia Press.

Zeng Yong 曾勇. 1991. *Xiangyi yuanliu lun* 湘医源流论. Changsha: Hunan dexue jishu chubanshe.

Zhan, Mei. 2001. Does It Take a Miracle? Negotiating Knowledges, Identities, and Communities of Traditional Chinese Medicine. *Cultural Anthropology* 16(4): 453–480.

———. 2002. The Worlding of Traditional Chinese Medicine: A Translocal Study of Knowledge, Identity, and Cultural Politics in China and the United States. Ph.D. dissertation, Anthropology, Stanford University.

———. 2009a. *Other-Worldly: Making Chinese Medicine through Transnational Frames*. Durham, NC: Duke University Press.

———. 2009b. A Doctor of the Highest Caliber Treats an Illness Before It Happens. *Medical Anthropology* 28(2):166–188.

Zhang Hude 张湖德, and Li Zhilun 李秩伦. 2001. *Huangdi neijing yangsheng quanshu*《黄帝内经》养生全书. Beijing: Zhongguo qing gongye chubanshe.

Zhangjiashan hanmu zhujian 张家山汉墓竹简. 2006. Zhangjiashan ersiqihao hanmu zhujian zhengli xiaozu 张家山二四七号汉墓竹简整理小组, ed. Beijing: Wenwu chubanshe.

Zhang, Juzhong, and Yun Kuen Lee. 2005. The Magic Flutes: Nine Thousand Years Ago, Neolithic Villagers in China Played Melodies on Instruments Fashioned from the Hollow Bones of Birds. *Natural History* 114(7):42–45.

Zhang Mingdao 张明岛 and Shao Haoqi 邵浩奇, eds. 1998. *Shanghai weisheng zhi* 上海卫生志. Shanghai: Shanghai shehui xueyuan chubanshe.

Zhang Tangmin 张汤敏 and Sun Renping 孙仁平. 2001. *Zhongyi Jiannaofa* 中医健脑法. Beijing: Renmin junyi chubanshe.

Zhang Wei 张炜. 2005. *Shangdai yixue wenhua shilüe* 商代医学文化史略. Shanghai: Shanghai keji.

Zhang Weiyao 张维耀. 1994. *Zhongyi de xianzai yu weilai* 中医的现在与未来. Tianjin: Tianjin kexue jishu chubanshe.

Zhang Zanchen 张赞臣. 1954. *Zhongguo lidai yixue shilue* 中国历代医学史略. 2nd ed. Shanghai: Zhongyi shuju.

Zhang Zhigang. 1996. *Bone-Setting Skills in Traditional Chinese Medicine.* Shandong: Shandong Science and Technology Press.

Zhao Hongjun 赵洪钧. 1989. *Jindai Zhongxiyi lunzheng shi* 近代中西医学论争史. Hefei: Anhui Science and Technology Press.

———. 2006. Huimou yu fansi: zhongxiyi jiehe ershi jiang 回眸与反思: 中西医结合二十讲. Hefei: Anhui kexue jizhu chubanshe.

Zhao Ji 赵佶 (Emperor Huizong 徽宗, r. 1101–1125). 1813. *Dade chongjiao shengji zong lu* 大德重校圣济总录 • (1300). Japan: Yixueguan.

Zhao Jin 赵晋. 2006. *Yaowang chongbai yu anguo yaodu de xingcheng he fazhan: dui yizhong shangyeshen chongbai xianxiang de zongjiao shehuixue fenxi* 药王崇拜与安国药都的形成和发展: 对一种商业神崇拜现象的宗教社会学分析. Kunming daxue xuebao 昆明大学学报 17(1):50–53.

Zhao Yuezhi. 2003. Falun Gong, Identity, and the Struggle over Meaning inside and outside China. In *Contesting Media Power: Alternative Media in a Networked World.* N. Couldry and J. Curran, eds. Pp. 209–223. New York: Rowman and Littlefield.

Zhao Zhuo, and George Ellis. 1998. *The Healing Cuisine of China: 300 Recipes for Vibrant Health and Longevity.* Rochester, VT: Healing Arts Press.

Zhao Zhongwei. 2002. Fertility Control in China's Past. *Population and Development Review* 28(4):751–757.

Zhen Zhiya 甄志亚 and Fu Weikang 傅维康. 1991. *Zhongguo yixue shi* 中国医学史. Beijing: Renmin weisheng chubanshe.

Zheng Gu Tui Na. 2010. Zheng Gu Tui Na: Chinese Medical Massage. http://www.zhenggutuina.com/index.php (accessed 4/20/10).

Zheng Jinsheng 郑金生. 1996. Zhongguo lidai yaowang ji yaowang miao tanyuan 中国历代药王及药王庙探源. *Zhonghua yishi zazhi* 中华医史杂志 26(2):65–72.

———. 2005. Yaolin waishi 药林外史. Taipei: Dongda.

Zhengtong Daozang 正统道藏 (1444–1445). 1985. Bai Yunji 白云齐 and Qiu Changchun 丘长春, eds. Taipei: Xinwenfeng chuban gongsi.

Zhongguo zhongyi yanjiu yuan tushiguan 中国中医研究院图书馆, ed. 1991. *Quan'guo zhongyi tushu lianhe mulu* 全国中医图书联合目录. Beijing: Zhongyi guji chubanshe.

Zhou Baozhu 周宝珠. 1997. *"Qingming shanghe tu" yu Qingming shanghe xue* 〈清明上河图〉与清明上河学. Kaifeng: Henan daxue.

Zhou Fengyu 周风梧, Zhang Qiwen 张启文, and Cong Lin 从林, eds. 1981–1985. *Ming laozhongyi zhi lu* 名老中医之路 3 vols. Jinan: Shandong kexue jishu chubanshe.

Zhou Yongming. 1999. *Anti-Drug Crusades in Twentieth-Century China*. Lanham, MD: Rowman and Littlefield.

Zhu Chao 朱潮 and Zhang Weifeng 张慰丰. 1990. *Xin Zhongguo yixue jiaoyu shi* 新中国医学教育史. Beijing: Beijing yike daxue and Zhongguo xiehe yike daxue lianhe chubanshe.

Zhu Fuping 朱福平. 1998. *Bian Que xingyi tu Han hua xiangshi* 扁鹊行医图汉画像石. Zhongguo wenwu bao 中国文物报, December 16: 4.

Zhu, K. 2002. The Development of Acupuncture in Argentina. *Chinese Acupuncture and Moxibustion* 22(6):401–403.

Zhu Liangchun 朱良春, ed. 2000. Zhang Cigong yishu jingyan ji 章次公医术经验集. Changsha: Hunan kexue jishu chubanshe.

Zombolas, Ted. n.d. The Acupuncture of Master Tung Ching Chang. www.zaclinic.com /Pdf/TungStyleOrthodox.pdf (accessed 3/12/10).

Zoroya, Gregg. 2008. Pentagon Researches Alternative Treatments: Therapies Target PTSD, Injuries. *USA Today* (October 8).

图书在版编目（CIP）数据

中国医药与治疗史：插图版／（美）艾媞捷，（美）
琳达·巴恩斯编；朱慧颖译. —杭州：浙江大学出版
社，2020.1
（新史学译丛）
书名原文：Chinese medicine and healing: An
illustrated history
ISBN 978-7-308-19764-9

Ⅰ.①中… Ⅱ.①艾… ②琳… ③朱… Ⅲ.①中国医
药学—医学史 Ⅳ.①R-092

中国版本图书馆 CIP 数据核字（2019）第 272770 号

中国医药与治疗史：插图版
[美] 艾媞捷　　[美] 琳达·巴恩斯 编　　朱慧颖 译

责任编辑	王志毅
文字编辑	焦巾原
责任校对	张利伟　王　军
装帧设计	罗　洪
出版发行	浙江大学出版社
	（杭州天目山路148号　邮政编码310007）
	（网址：http://www.zjupress.com）
排　　版	北京大观世纪文化传媒有限公司
印　　刷	北京时捷印刷有限公司
开　　本	635mm×965mm　1/16
印　　张	30
字　　数	362千
版印次	2020年1月第1版　2020年1月第1次印刷
书　　号	ISBN 978-7-308-19764-9
定　　价	88.00元